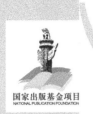

国家出版基金项目
NATIONAL PUBLICATION FOUNDATION

新　中　国
地方中草药
文　献　研　究

（1949—1979年）

『十三五』国家重点出版物出版规划项目

国家出版基金资助项目

土单验方卷 2 （中）

张瑞贤　张　卫

刘更生　　蒋力生

主编

SPN
南方出版传媒　广东科技出版社
北京科学技术出版社

目　录

中草药新医疗法汇编

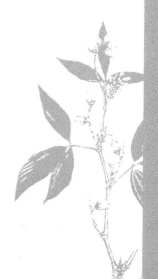

提　要

石家庄市文教卫生工作委员会编。

1970 年 9 月出版。64 开本。共 245 页，其中前言、目录共 12 页，正文 223 页，插页 10 页。精装本，红色塑料套封。

石家庄市文教卫生工作委员会举办了中草药新医疗法展览会，并从展会资料中筛选出一部分，编成此书。

本书分为中草药，土方、验方，新医疗法 3 部分。本书首先介绍了石家庄市本地多有生长、采集方便、药店不备而疗效好、新发现的和老药新用的草药 40 种，按照别名、植物特征、采集、性味功能、临床应用等项分别对每种草药进行简要说明，并加以附注。其次介绍了用于治疗传染科，内科，儿科，妇科，癌瘤，外科，皮肤科，眼科，耳、鼻、喉科常见疾病的土方、验方 143 个，按照方名、主治、处方（组成）、制法、用法等对每个方剂进行说明。最后介绍了新医疗法，按照主治、方法、疗效等对每项新医疗法予以说明。

目　录

一、中草药

1

1949

新　中　国
地方中草药
文　献　研　究
(1949—1979年)

1979

2

剂型改革

二、土方、验方

传染病

3

1949
新中国
地方中草药
文献研究
(1949—1979年)
1979

内 科

呼吸系统

消化系统

4

5

1949
新 中 国
地 方 中 草 药
文 献 研 究
(1949—1979年)
1979

6

7

1949

新 中 国
地 方 中 草 药
文 献 研 究
(1949—1979年)

1979

8

9

1949

新 中 国
地方中草药
文 献 研 究
(1949—1979年)

1979

10

一、中草药

我们的祖国医药学宝库是 极 其 丰 富
的。

我
市地处平原，毗邻山区，生长大量药材，
是一个取之不尽的天然药库。广大医务人
员

攀高峰，越峻岭，虚心向老药农学
习，积极采集中草药，认真学会识别中草

1

1949

新中国
地方中草药
文献研究
(1949—1979年)

1979

药，使用中草药，在实践中辨别那些是有用的，那些是无用的，努力把中草药提高一步。

这次展出我市广大████师生和医务人员采集、发掘的中草药共 **220** 多种；现将其中本地多有生长，采集方便，药店不备而疗效高，新发现的和老药新用的草药共 **40** 种，以及剂型改革方面的经验，推荐给大家，供采集和临床应用中参考。

痢 止 草

别名： 植物学名徐长卿，本地亦名单柱草、野竹子，南方名英雄草、对叶草。

植物特征： 直立草本，高 1～2 尺，少分枝，有节。本地产折断后未见有白色乳汁，但镜检有乳管构造。叶对生似柳叶而窄长。夏秋间枝顶及近枝顶处开淡黄绿

2

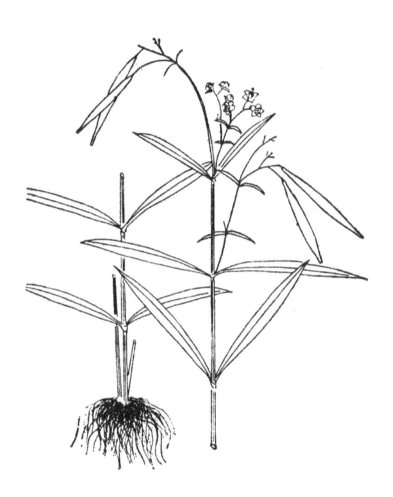

痢 止 草
（萝藦科·徐长卿）

3

1949

新 中 国
地 方 中 草 药
文 献 研 究
(1949—1979年)

1979

色小花，菁朵果纺锤形，先端长有尖，内藏多数带长毛的种子。根呈绳索状须根。

采集：药用全草，夏秋采集，洗净晒干备用。

性味功能：辛温。止痢止泻，解毒消肿，去风止痛，温经通络。

成份分析：经初步分析，本品含有强心贰类和少量吗啡等成份。抑菌物质成份待查。

抗菌试验：试管中对痢疾杆菌、伤寒杆菌、副伤寒杆菌、金黄色葡萄状球菌、白色葡萄状球菌、绿脓杆菌等均显示抑菌作用。

临床应用：本草经记载：可治"蛊毒，疫疾邪恶气"，还可治晕车晕船等。河北民间：治鼓胀、牙痛等症。山东民间：多用治皮肤病、淋巴腺炎、蛇咬、气管炎、闪腰岔气、止痒止痛。江苏民间：用根煎水

4

治痧症、肚痛、胃气痛、食积霍乱。贵州民间：用为妇科专药，可通经活血，治红崩白带。广东等省：治毒蛇蛟伤、风湿骨痛、止胃气痛、跌打肿痛、带状疱疹、肝硬化腹水、月经不调、痛经等。

本地民间用以治疗痢疾，故习惯名痢止草，我市现已广泛用于治疗痢疾、肠炎、牙痛及抗感染等。

用法用量：内服：每用2～4钱水煎或研细末冲服；外用：可水煎作为洗剂或鲜品捣烂外敷；含漱：治疗口腔疾患；注射剂：用生药制成20%注射剂，每支1毫升，肌注，每日1～2次。

1949
新 中 国
地方中草药
文 献 研 究
(1949—1979年)

1979

黄 花 草

别名：麦蒿草

植物特征：杂草类草本，基叶丛生，叶形如青蒿，羽状分裂，从基部抽出十数细茎，茎上无叶，只在分岔处略有小叶 1～2 片，茎上部分岔枝，开小黄花，结细角果，长 1 寸 3 分左右，子黑色，小如车前子。

采集：四、五月采全草，阴干备用。

性味功能：苦辛凉，清热解毒。

临床应用：咽喉肿痛（咽炎，扁桃体炎），每次用 3～5 钱水煎服。

附注：本品与《中国药用植物图鉴》所记载黄花草不同。与作葶苈子用的麦蒿种子的颜色不同。

本品是国棉三厂医务人员采药时，老药农所介绍，当地农民久用此草治病，疗效很好，参看验方喉病部分。

6

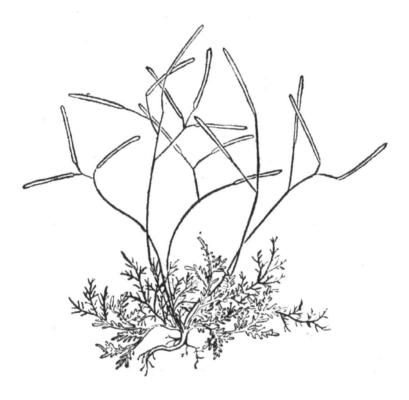

黄 花 草

7

1949

新 中 国
地 方 中 草 药
文 献 研 究
(1949—1979年)

1979

土 大 黄

别名： 羊蹄，牛舌棵，牛西西。

植物特征： 多年生草本。高二、三尺。基部生叶长圆形，有长柄，茎生叶较小。茎稍生多数淡绿色小花，结翅状果。根肥大，黄色，有分歧，断面黄色或黄棕色，有一或二层深色环纹。

采集： 九至十月采根，切片晒干用。

性味功能： 苦寒。清热解毒，止血通便。

临床应用： ①急性肝炎，用三至五钱加茵陈一两，水煎服；②大便秘结有实热者，三至五钱水煎服，或加元明粉三钱冲服；③肺热咯血，三至五钱煎服；④痈疽肿毒癣疥，内服外敷都可，或煎汤外洗，或醋磨汁外涂。⑤肺病咯血，溃疡病吐血，

8

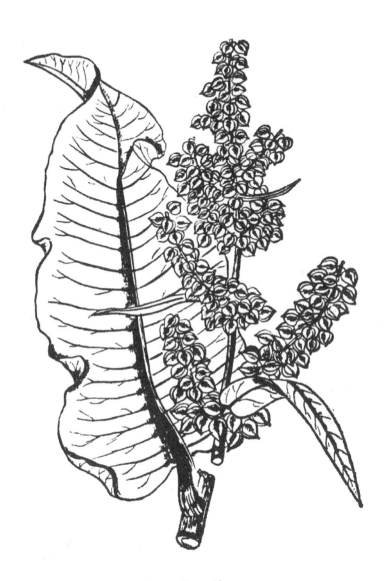

土 大 黄

（蓼科，酸模属巴天酸模）

9

1949
新中国
地方中草药
文献研究
(1949—1979年)
1979

鼻衄，二便下血，血小板减少性紫癜病，月经过多等症,每次用三至五钱,水煎服，每日一至二次。外伤出血，或用鲜品捣烂外敷，或用干品为末外敷。

本品在本地山区多有生长，是个值得研究推广的草药。

附注： 本品近发现有良好的止血作用。河北新医大学第二医院展出本品标本及药理作用，成份分析和临床疗效总结。治疗功能性子宫出血有效率92.3％；咯血，有效率88.3％；对其它各种出血都有较好的疗效。

甜葶苈草

别名： 独行草,芝麻眼草,小烧饼草,辣辣菜。

植物特征： 一年生或二年生草本。茎

10

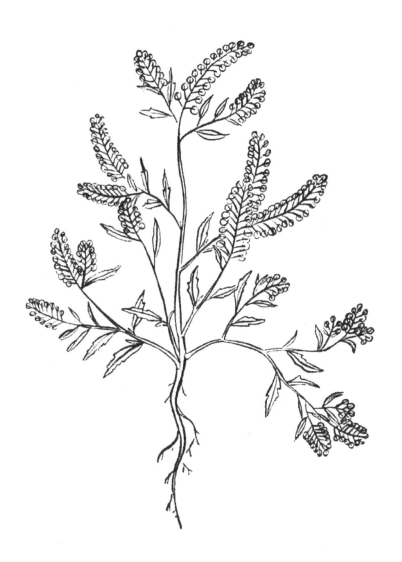

葶 苈 草

（十字花科，腺茎独行菜）

11

1949

新 中 国
地 方 中 草 药
文 献 研 究
(1949—1979年)

1979

直立，多分枝，高数寸至尺余。叶互生无柄，下部叶窄长，边缘有稀疏的齿状缺刻，茎上部叶狭小。花小，白色，果柄细长，果扁圆，种子细小，深杏黄色。

采集：五、六月间采全草阴干，切碎段备用。

性味功能：性寒味微苦辛。清热去湿，止泻痢。

临床应用：细菌性痢疾，肠炎，每用干全草一至二两水煎服，每日一至二次。

附注：本品一向用子，叫甜葶苈子。有的地区农民用全草治痢泻，疗效很好。一九六〇年，外地曾有358例的临床观察总结，用本品治疗痢疾治愈率90％，肠炎治愈率100％。无不良反应。此草在本地区生长很多，采用方便，应推广利用。

12

龙　葵

别名：苦葵，天茄子，野茄棵，老鸦眼睛草。

植物特征：草本，高一、二尺，枝叶全棵象辣椒秧，叶缘波状缺裂。花小白色，常4～10朵花簇生花梗上。花梗下垂，浆果球形，成熟后色黑紫，有光泽。

采集：药用全草，夏秋间采，洗去泥土，切段阴干，或鲜用。

性味功能：苦酸，寒，有小毒。清热解毒，利水消肿。

临床应用：

①疗疮肿毒：五钱至一两煎服，并用鲜草捣烂和蜂蜜调敷；

②小便不利，淋浊，白带：五钱至一两煎服。用鲜草量加倍。另外也可用于咽肿痛，痢疾等。最近有的地方试治癌瘤。

13

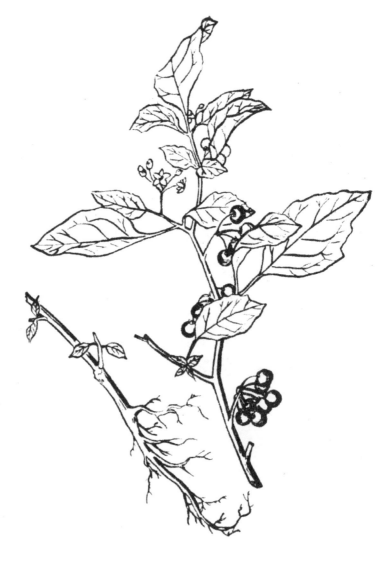

龙　葵

（茄　科）

14

龙葵治疗一例胃癌病情简介

周××，女性，38岁，本市郊区留营村人。于一九六九年二月间患呕吐，不能进食约三个月。体质消瘦，卧床不起。经冀二院检查诊为幽门梗阻。于五月十三日在全麻下做胃空肠吻合术，发现胃窦及幽门处有$8×5×4cm^3$大小肿物。肝门静脉、腹腔后主动脉旁及胃网膜，均可见大小不等的肿物。病理切片报告为腺癌转移至淋巴结。关闭腹腔，伤口一期愈合。仍进食不佳，呕吐，消瘦不能起床，患者乃要求回家，自服龙葵全草每天干的约 2 两，鲜的约 4 两，水煎服，每日一剂分2～3次服。症状很快好转，连服五个月之久。现询访患者，营养中等，无贫血现象，食欲良好，饮食及体力恢复正常，至现在已十五个多月，行动自如，能料理一般家务。

15

1949

新 中 国
地 方 中 草 药
文 献 研 究
(1949—1979年)

1979

玉　簪

别名： 白鹤仙，玉珍花，玉珍棒。

植物特征： 多年生草本，高尺余至二尺余，叶大，卵形，有长叶柄，丛生，夏日叶间抽圆茎，上部开花，花白色，也有带淡紫色的，气味芳香。

采集： 十月采根，花期采花。

性味功能： 根甘辛寒有毒。清热散肿毒。

临床应用： 外敷治乳痈，疔疮，顽固性溃疡，蛇虫咬伤。花主治癣疥，皮肤外伤。并能催脱牙，牙摇动欲脱落，用根捣汁点之。

用香油浸花三个月后，取油外涂治烫伤有效，详见150页。

16

辣 蓼

别名：水蓼，水红花，狗尾巴花，水蓬棵子。

植物特征：湿地、沟边自生草本，茎直立，色红，节膨大，叶互生，上面中脉旁常有人字形黑印，开穗状小花，淡红色。子扁圆，黑褐光泽或钝三角形。

采集：夏秋季采全草，洗净，切段，晒干用，也能鲜用。

性味功能：辛温。清利湿热，消滞止痢，杀虫止痒。

临床应用：

①治痢疾肠炎：每用干草一两（鲜草加倍）水煎服。

②风湿性关节肿痛用干草一两（鲜草用二两）水煎服，并可水煎熏洗患处。

17

1949

新 中 国
地方中草药
文 献 研 究
(1949—1979年)

1979

③湿疹等皮肤病煎水洗患处。

附注：蓼有数种，辣蓼以叶略宽、叶面有人字形黑斑者为正品。叶狭长无斑者为水蓼，或称细叶蓼，全草可利水，根也可治痢。

木　槿

植物特征：落叶灌木。叶互生，多三裂，边有锯齿。夏秋间开紫、白色花，五瓣、短柄、象蜀葵(熟季花)，晨开晚谢。蒴果长圆形，种子肾形，黑褐色，被绒毛。

采集：六七月采花，八九月采子。根、皮随时可采。

性味功能：甘、平。清热凉血。

临床应用：

①头面及全身生癣：用皮水煎外洗，或轧成粗末，白酒或醋浸泡数日，用以外

18

擦；

②痔疮肿痛：用根煎汤熏洗；

③花治大便下血，赤白痢，白带等症：每用一至三钱、水煎服；子治咳喘，偏正头痛：每用五分至一钱，为末服；黄水疮：用子煅炭存性为末，香油调外敷。

蛇 莓

别名：三爪龙，疗疮药。

植物特征：多年生伏地草本。茎细匍匐地面，有柔毛。叶以三小叶合成，互生，有长柄，夏初叶腋各生一长花梗，花黄色五瓣，果熟则红，由多数小圆果聚成半圆形。根肉质较粗壮。

采集：四、五月采全草，洗净晒干备用、或用鲜草。

性味功能：甘淡凉。清热解毒。

19

1949

新 中 国
地 方 中 草 药
文 献 研 究
(1949—1979年)

1979

临床应用：

①细菌性痢疾；

②感冒发热，咽喉肿痛；

③腮腺炎；

④毒蛇咬伤；

⑤小儿惊痫，口噤，捣取汁适量灌之。

每用干品五钱至一两，鲜品加倍，水煎服。腮腺炎，毒蛇咬伤可捣鲜草外敷。

牡　蒿

别名：齐头蒿、水辣菜。

植物特征：菊科艾属草本植物，高二、三尺、叶互生，上部有缺刻，夏季枝梢上缀小花，淡褐色，略呈穗状。

采集：夏秋间采全草，晒干，鲜用随时采集。

性味功能：温，苦，微甘，清凉解

20

毒，除阴分伏热。

临床应用：

①风湿痹痛、头痛：根一两水煎服。

②寒湿浮肿：根1～2两煎汤，黄酒2两冲服。

③疥疮湿疹：煎汤洗。

④喉炎扁桃体炎：1～2两水煎服。

⑤毒蛇咬伤：鲜草捣烂外敷。并用鲜全草1两，配细辛，金银花各4～5钱，大黄7～8钱，煎汤加烧酒1两，早晚饭前各服一次。

附注：体质弱者细辛大黄药量应酌减。

委 陵 菜

别名：蛤蟆草，翻白草。

植物特征：多年生草本。高一、二尺，

21

1949

新　中　国
地 方 中 草 药
文 献 研 究
(1949—1979年)

1979

全株有白柔毛。根生叶丛生，向上斜展。奇数羽状复叶，基叶长大，小叶15～31个，茎叶较小，小叶也少，小叶边缘有三角缺刻状粗齿，叶表面有短毛，背面密生白绵毛。茎端开多数小黄花。瘦果卵圆形，光滑无毛，褐色。

采集： 春季采收全草，在苗已长成尚未抽茎时割取，洗净晒干备用。

性味功能： 甘，微苦，性平。清热解毒。

临床应用： 阿米巴痢疾：每用一两水煎服；痔疮肿痛：用二两煎汤熏洗。

附注： 本品形状略与翻白草近似，翻白草的叶缘为钝锯齿，此草为三角深缺刻状粗齿，背面都有白毛，故别名也叫翻白草，有的地区当作翻白草用，实是同名异物。

22

山 棉 花

别名： 打破碗花花，重庆白头翁，秋牡丹。

植物特征： 多年生草本，高2～3尺。茎叶都有稀短柔毛。根生叶为三出复叶，有长柄，叶片形态变化较大，通常3～5裂，叶缘有锯齿；茎叶小，生于花下，形成总苞状。花枝从总苞中长出，花白色或淡紫红色，背后密生丝状毛。果成密集的球果状，密生白色长丝状毛。

采集： 6～8月花未开放前，采收全草，晒干或鲜用。

性味功能： 味苦性寒，有小毒，杀虫。

临床应用：

①治疗各种顽癣：鲜的茎叶捣烂，取浆汁外涂。

23

1949
新 中 国
地方中草药
文 献 研 究
(1949—1979年)
1979

②杀蛆虫：将新鲜茎叶捣烂，投入粪坑中。另外也可用治瘰疬，跌打损伤等。

鼠 曲 草

别名：毛耳朵，佛耳草，米曲。

植物特征：一年生草本，高尺余，基部常有分枝，全棵有白色绵毛，叶匙形或倒披针形，长寸余至二寸，顶生头状淡黄色筒状花冠。

采集：药用全草，夏季采集，晒干切碎用。

性味功能：甘平。去痰，除湿，平咳定喘。

临床应用：

①咳嗽、哮喘：用五钱至一两，水煎服。②风湿性筋骨痛：用五钱至一两煎服；或用二两为粗末，白酒一斤，浸泡七天后每次服三钱，每日服二次。

24

丽春花

别名：锦被花，龙羊草。

植物特征：茎有刺毛，高一二尺，形状象罂粟，叶互生，有羽状深裂，花蕾斜垂，开时向上，深红色。

采集：春季采花阴干。夏季采根。籽成熟时采。

性味功能：新鲜花有麻醉性，苦味。镇咳，止泻。

临床应用：根治黄疸，捣汁一酒盅空腹顿服，花用作镇痛，催眠药。

萝　藦

别名：雀瓢，羊婆奶、婆婆针线包，斫合子。

25

1949
新 中 国
地 方 中 草 药
文 献 研 究
(1949—1979年)
1979

植物特征：多年生蔓草，春季从旧根生苗，缠绕他物生长。叶为长心脏形，软厚有光泽大者四寸许，折其茎叶有白汁流出。夏季叶腋生穗一，二寸，丛生五瓣小花，外白内淡紫中有白绒、结长圆形三、四寸的蒴果，成熟时舟状绽裂，中有白绒长寸许，每根绒下一籽，遇风飞散。

采集：六至七月收籽及籽上白绒，叶鲜用。

性味功能：甘，温，无毒。籽补虚劳益精气。绒止血，叶敷肿毒。

临床应用：

1.虚损劳弱，配枸杞根皮、五味子、柏子仁、炒枣仁、生地等量为末，每服一钱，每日三次。

2.外伤出血：一切创伤取白绒敷患处。

3.肿毒痈疮：鲜叶捣烂外敷。

4.蝎螫虫咬：用白汁涂患处。

26

四 叶 参

别名：羊乳。

植物特征：多年生缠绕草本，折断有乳汁。叶常四枚在短侧枝顶端簇生，椭圆形，大小不等，长达三寸，无柄。花单生侧枝顶端，钟状，乳青色，有紫色斑点，径约一寸，蒴果扁圆锥形，种子有翅。根粗长，圆锥形或纺锤状，有少数须根。

采集：药用根，全年可采。

性味功能：性温味甘。能消肿、下奶。

临床应用：

1.急性乳腺炎初起：四叶参，蒲公英各五钱，水煎服。

2.产后体虚缺奶：四叶参五钱或一两，水煎服。

27

1949

新 中 国
地 方 中 草 药
文 献 研 究
(1949—1979年)

1979

鸭 跖 草

别名：竹叶草，鸭脚草。

植物特征：一年生草本，高一尺左右，茎圆肉质多汁，多分枝，下面匍匐地面，有节，节生不定根、全草被疏毛。叶互生如小竹叶。花腋生或顶生，紫兰色，三、四朵在一个花苞内。

采集：春夏二季采全草，鲜用或干用。

性味功能：味淡性寒、利水消肿、清热解毒、凉血止血。

临床应用：

1.尿道炎、膀胱炎及各种感染发烧，用全草二两水煎服。

2.腮腺炎、鲜草一至三两绞汁服。

3.急性肾炎：浮肿小便少、鸭跖草六

28

钱水煎服。

4.急性风湿性关节炎,小便少,鸭跖草（切碎），赤小豆各一两煮烂吃。

摩来卷柏

别名：岩柏草、山扁柏。

植物特征：卷柏科植物、生长在阴湿岩壁上。小草本，茎较长，分枝较稀，叶稀疏贴于茎枝上。

采集：夏秋季采全草用。

性味功能：性平、味微甘。清热利尿、消肿和血。

临床应用：1.湿热黄疸（急性传染性肝炎）全草一两，水煎服，每日一剂，连服10～15日。2.胸胁腰部挫伤，全草一两、黄酒、水各半煎取汁，分两次服。3.全身浮肿，全草一两至二两水煎服代茶常饮。

29

1949

新 中 国
地 方 中 草 药
文 献 研 究
(1949—1979年)

1979

问 荆

别名： 节节草、笔头草。

植物特征： 多年生草本，营养茎与生孢子囊茎不同；营养茎夏季生出，高五寸至二尺，有棱脊 6 —15条，节上有轮生小枝，小枝有时再分枝；生孢子囊穗的茎，早春出生，不分枝，无叶绿素，顶端生孢子囊穗。叶退化，连成有齿状管、齿黑色、有灰白色边。

采集： 药用全草，夏秋季采割、晾至八成干，捆成小把，晒干。成品绿色不带根。

性味功能： 性平味苦，能利小便。

临床应用： 尿道炎，小便涩痛，问荆三钱水煎服。

30

蜀 葵

别名: 熟季花, 秫秸花、端午花。

植物特征: 二年生草本。高三至五尺, 全株有星状毛。茎下部木质化, 不分枝。叶互生, 近圆形, 通常3—7浅裂或波状浅裂, 边缘有圆齿, 脉掌状5—7条。花单生叶腋, 五至七月开放, 直径二至三寸, 花萼杯状, 花瓣5片或重瓣、色紫红, 淡红或白。果为扁球形多心皮的分果, 八至十月成熟, 每心皮有一粒种子。

采集: 药用花和种子, 夏末采花, 初秋采果。

性味功能: 性寒滑, 味咸。能利小便, 通大便。

临床应用: 1.大小便不畅, 蜀葵花三钱水煎服。2.咽中有异物感(梅核气), 吞

31

1949
新中国
地方中草药
文献研究
(1949—1979年)
1979

咽不畅：蜀葵花三钱，开水沏，当茶喝。

3.带下、脐腹痛、面色萎黄：蜀葵花一两，阴干研末，每服一钱，开水送服，每日二次。4.疮疖痛肿：鲜叶捣烂外敷。5.尿路结石：蜀葵子三两，研末、每服二钱，开水送服，每天二次。

梓　实

别名：臭梧桐角。

植物特征：落叶乔木，树皮灰褐色。单叶对生或三片轮生，宽卵形长四至八寸，不分裂或有三浅裂，蒴果秋季成熟，长圆柱形、深褐色长七寸至一尺许，种子扁平，两端有白色长毛。

采集：药用果实。秋季果实成熟时摘下，阴干或晒干，捆成小把。

性味功能：性平味甘。能利小便。

32

临床应用： 慢性肾炎，浮肿，蛋白尿，梓实五钱水煎服，（常用量三至五钱）。

荠 菜

别名： 菱角菜。

植物特征： 草本，高数寸至尺余。基叶丛生，羽状深裂，茎叶无深裂。春夏间生小花，白色，结三角形扁果，子极细小。

采集： 四、五月间采全草，晒干用或用鲜草，子五、六月熟后即采。

性味功能： 甘淡微凉、清热凉血，利水，止泻。子甘平无毒、明目和胃。

临床应用： 1.腹泻痢疾；2.肾炎水肿；3.咳血尿血；4.产后出血过多，月经过多；5.视纲膜出血。6.高血压。每用干草1—2两鲜品加倍水煎服。子治腹胀蓄水，青盲障翳，每用2—3钱水煎服。

33

1949

新　中　国
地 方 中 草 药
文　献　研　究
(1949—1979年)

1979

土 黄 芪

别名： 锦鸡儿(植物名)，金雀花。

植物特征： 豆料植物，小灌木，高三、四尺。枝条丛生，有刺。偶数羽状复叶，互生、四叶组成，上两片大，下两片小，革质、倒卵形。初夏开黄色蝶形花。结荚果。

采集： 药用根皮和花。根在 9 —10 月采，去外层黑褐粗皮，取黄白色根皮阴干用。夏季采花，阴干用。

性味功能： 根微甘、性平、花甘温，细嚼根皮有生豆味。根能补益，渗湿，催乳，活血。花能补虚损，去风湿。

临床应用： ①腰肢关节疼痛，用根皮五钱至一两，水煎服。或用花浸酒服。②劳伤乏力、阴虚盗汗、浮肿，头痛、眩晕、耳鸣、劳嗽寒咳、遗精等症：均用根皮五

34

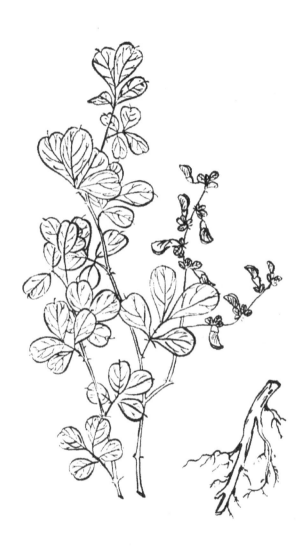

土 黄 芪

（豆科、锦鸡儿）

中草药新医疗法汇编

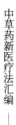

1949
新 中 国
地方中草药
文 献 研 究
(1949—1979年)
1979

钱至一两水煎服。③妇女带下，经少、乳少、子宫下垂(配升麻)，习惯性流产，子宫出血(配茅根、血余炭)等症，每用根皮一至二两水煎服。④小儿疳积：用干花为末(配炒鸡内金、焦谷芽)，同鸡蛋一枚煮熟蘸药末(每用一钱)食之。

附注：井陉矿区横西大队介绍，当地生长很多，采取本品代替黄芪，试治习惯性流产，子宫脱垂、产后出血等数例、效果良好(参看土单验方部分)。

穿 山 龙

别名：野山药，穿山薯蓣、穿地龙。

植物特征：多年生缠蔓草本。叶互生、有长柄、叶掌状，3—5浅裂，叶尖端多细毛。小花黄绿下垂。果实椭圆，有三宽翅，熟后黄褐。根茎圆柱状横生、弯

36

、有长须根。

采集：药用根茎、秋季或春初采挖，去净泥土，须根及外皮，趁鲜切段晒干用。

性味功能：苦、平。舒筋活血，利关节。

临床应用：1.风湿性关节痛：五钱至一两，水煎取汤、加红糖适量口服。或穿山龙二两，白酒一斤，浸泡七天后取服，每服药酒一两，每天两次。2.大骨节病：服法同上，3.闪腰岔气、扭伤作痛：用本品五钱水煎服。

附注：酒量小的可用酒一斤泡穿山龙四两，每次服药酒半两即可。

石　松

别名：石松子

植物特征：多年生草本，根茎长，匍

37

1949

新 中 国
地 方 中 草 药
文 献 研 究
(1949—1979年)

1979

匐生根，或直或斜，上生分枝，长数寸及尺，叶小细长而尖、如鳞片状，密生茎上。孢子生于直枝上，成熟时色黄白，囊中的子叫石松子。

采集：药用茎、根，采无时，秋收孢子。

性味功能：苦、辛、温、无毒。去风湿，健筋骨。

临床应用：久患风湿性关节冷疼，皮肤麻木不仁、泡酒常服。气力衰弱，全身发痒，服法同上。

孢子粉末为撒布剂及丸衣用。

葎　草

别名：勒草，拉拉秧。

植物特征：一年生草质藤本，全株有倒生刺毛。叶对生有长柄，叶片多为掌状

38

五深裂，裂片卵状椭圆形边缘有锯齿。

采集：药用全草，秋初割下晒干。

性味功能：性寒味甘苦，能清热解毒。

临床应用：

①肺结核：萆草1两，水煎服。

②消化不良：萆草三钱，水煎服。

③脓疱疮：萆草三两，煎汤外洗。

④风湿性关节炎，捣烂加蜜敷最痛处。

野葡萄藤

别名：山葡萄

植物特征：木质藤本，外形似葡萄，嫩枝有细毛，卷须与叶对生，叶较葡萄叶小。花淡黄色。果球形，熟时紫兰色。

采集：药用茎藤。全年可采。

性味功能：甘平。利水消肿、去风湿。

39

1949

新 中 国
地 方 中 草 药
文 献 研 究
(1949—1979年)

1979

临床应用： 1.脚气水肿、小便不利。2.风湿性关节炎。3.肝炎、胃热呕吐。4.止痛、胃痛、痛经。

以上病症用一至二两、煎服。

附注： 本品与家种葡萄很相似，果实可食、酸多甜少、滋养止渴、可造酒。另有白蔹，别名称野葡萄蔓，应注意区别。

草本威灵仙

别名： 九层塔，九盖草。

植物特征： 多年生草本，常自生于山野。茎方形、高达3尺。叶广披针形、先端尖，边缘有细锯齿，5—7片轮生、上下成层。夏季于稍顶开淡紫色小花，排列成穗状花序，花冠筒状，末端四裂，雄蕊二枚。花后结蒴果，内藏多数种子。

采集： 一般在农历4—5月或8—9

40

月间采根。

性味功能： 性温无毒，味微辛咸。利尿、镇痛、去风湿。

临床应用： 关节神经痛、肌肉痛及痰饮，积聚等症，每次3—5钱，水煎服。

金丝如意草

别名： 银粉背蕨（植物学名），金线草，铜丝草（土名）。

植物特征： 多年生草本，全株高五至二十厘米。根部丛生细暗褐色须根，质坚韧。叶柄长，黄褐色或紫褐色，类似铜丝。叶片较厚韧，表面暗绿色，背面白色密布粉状物，叶呈三角形、深五出分裂，裂片再作羽状深裂，主脉明显，于背面凸出，呈紫褐色。孢子囊群生于叶背边缘，反卷的叶缘成为假囊群盖把它包住。

41

1949

新 中 国
地方中草药
文 献 研 究
(1949—1979年)

1979

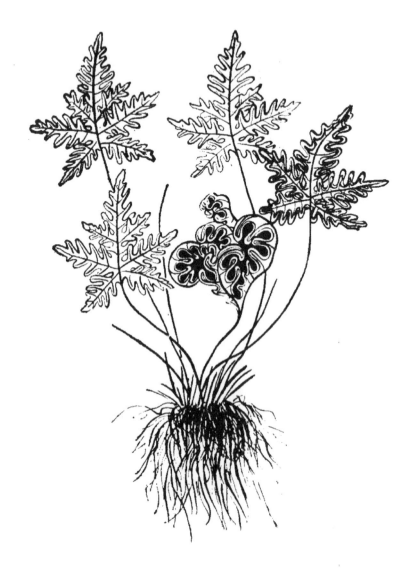

金丝如意草
（蕨科、银粉背蕨）

42

采集：药用全草，夏采晒干用（多簇生山地石隙间）。

性味功能：甘凉，活血、止嗽。

临床应用：咳嗽，妇女病，瘫痪。

用法：三至五钱，水煎服。

旋　花

别名：面根藤、粉根藤、拉拉苗。

植物特征：本地到处皆有，为多年生蔓草，地下根茎色白横生而长，蔓匍匐地面或缠绕他物上。叶长柄象戟形。花有长梗、生于叶腋，花漏斗形(喇叭花)比牵牛花小，淡红色。果球形，内含种子四粒，光滑，略似白丑。

采集：秋季掘采根茎。

性味功能：甘平，健胃消食。利二便。

临床应用：1.胸痞食少：采根茎每次

43

1949

新中国
地方中草药
文献研究
(1949—1979年)

1979

一两煎服或蒸食。**2.糖尿病**：采根茎蒸食；
3.骨折创伤：采根茎蒸食，可促进愈合。

铃　兰

别名：君影草，草玉铃，铃铛花，

植物特征：多年生草本、地下根茎黄白色。叶二至五片(多为二片)，有长柄、叶长椭圆形，平滑，头尖，基部狭窄，互相抱含成鞘状，下面微带粉白色，长三至六寸、宽一至二寸。花茎长六至七寸，不及叶高，总状花序偏向一侧，生十朵左右白色钟形花。浆果球形，熟时红色。

采集：药用全草（以根茎及叶柄效力强），春秋采收，晒干备用。

性味功能：甘、苦、温。强心利尿，有毒。

临床应用：心脏病引起的心跳过速，

44

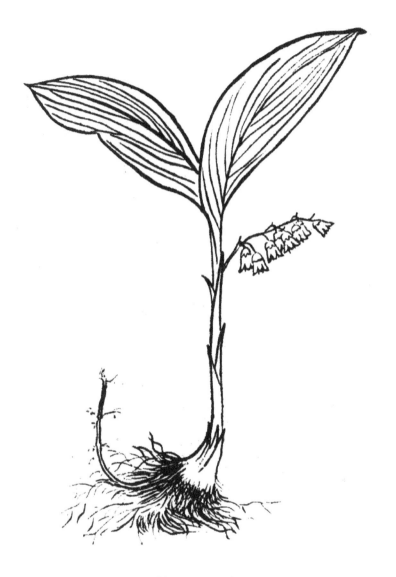

铃　兰

（百合科、君影草）

45

1949

新 中 国
地 方 中 草 药
文 献 研 究
(1949—1979年)

1979

心力衰竭、心脏性水肿等症。

用法：①煎剂：一次用量0.5克，一日量1.5克。②精制君影草素：每次内服0.05克，每二小时一次，一日用量0.5克。③注射剂：一次0.005—0.05克，皮下注射。

附注：本品含铃兰毒甙，国内外皆有铃兰毒甙注射剂。

据报导铃兰的根部效力比毛地黄叶强23—25倍，叶柄为10—15倍，叶为7—8倍；并证明似无积蓄作用。本品又富有耐久性，虽搁放经年，性质不变。

本地区平山、灵寿等山区都有生长，尤以平山窟窿山大水泉附近较多。

采收时要与山葱、藜芦注意鉴别。有毒，服用时注意剂量。

46

红花夹竹桃

别名：柳叶桃。

植物特征：常绿灌木，直立高数尺。叶短柄，常为三叶轮生，革质，线状披针形。枝顶聚伞花序，桃红色或白色，有香气(庭园多有栽种以供观赏)。

采集：全年可采，药用叶，摘下后用净布拭净、晒干,或于60度的温度下烘干,为极细末备用。

性味功能：苦温有毒。强心利尿，催吐(含有夹竹桃甙)。

临床应用：心力衰竭，心跳过速，胸闷气短,浮肿、脉结代不整等症。第一天：内服0.3～0.4克(一分左右)，分二至四次服（每次二厘或二厘五）。第二天服0.2克至0.3克，三至四次分服，服时装胶囊吞

47

1949
新 中 国
地 方 中 草 药
文 献 研 究
(1949—1979年)
1979

咽，维持量每天0.05～0.1（二厘至三厘），服至心跳每分钟在70次上下时即可停药。

毒性反应：有少数病人服后有恶心、呕吐、腹泻等反应，停药后即消失。

附注：此药有剧毒，必须掌握好用量。红花夹竹桃治疗心力衰竭、近年屡有报道，据临床观察优于洋地黄，毒性反应小，积蓄作用少，服后对浮肿、脉率、肝肿大、肺部湿性囉音等均有明显好转。

猪 毛 菜

别名：扎蓬棵。

植物特征：一年生草本，高2～3尺，茎多数由基部分枝，叶互生线状，圆柱形，肉质、先端有小刺，花多生于枝顶长穗状，或单生于叶腋。果实球形，果皮透明，后变为干膜质。

48

采集：六至七月间采收全草、晒干。

性味功能：味淡性平。降低血压。

临床应用：高血压，单味 1～2 两，煎汤代茶，每日两次煎服，如有效可连服五、六个月。

唐 菖 蒲

别名：搜山黄，菖蒲花。

植物特征：鸢尾科植物唐菖蒲。多年生草本。根须状。球茎扁圆形，有膜被。花茎直立，不分枝，基部为叶包被。叶互生，对列，鞘状，线形，长约1尺5寸余，宽约 6 分余，质硬，脉平行。花十余朵，排列浅疏穗状花序，从二苞片间伸出。蒴果开裂，三室，种子扁平，有翅。

采集：秋后采集根茎。

性味功能：性凉,味苦。清热,解毒。

49

1949
新 中 国
地 方 中 草 药
文 献 研 究
(1949—1979年)
1979

临床应用：

①疮毒：用搜山黄根茎适量捣烂，拌蜂蜜等分，敷患处。

②痧症：搜山黄2钱研末，吞服，用开水送下。

③咽喉红痛：将搜山黄根茎研成末，加冰片少许，每次取一分吹入喉中。每日二、三次。

海蚌含珠

别名：铁苋菜，血见愁。

植物特征：大戟科植物，郊野自生小草，叶互生，象菱形，两面糙。茎有纵纹有毛，夏季生褐色小花，花序腋生，雌花序生于叶状苞片内，苞片展开时肾形，合时如蚌，故有"海蚌含珠"之称；雄花序生于雌花序的上部，呈穗状。

50

采集： 夏秋季采收全草，晒干，或趁鲜切段晒干。

性味功能： 味苦涩凉。能清热解毒利尿，止血止泻。

临床应用：

①治菌痢：用干草一至二两（鲜加倍）水煎服。各种肠炎、腹泻均可应用。

②全草煎服还可治疟疾，哮喘，吐血，小儿高热，便血，跌打损伤等。

③外敷或熏洗治湿疹。

④治吐血下血，单味水煎服（干的3～5钱，鲜的1～2两）。

⑤治小儿疳积，单味水煎服。或加猪肝同煮后吃猪肝并喝汤。

附注： 地锦（雀卧单）也叫血见愁，与此同名异物，都能治血病。

51

1949

新　中　国
地 方 中 草 药
文　献　研　究
(1949—1979年)

1979

白屈菜

别名：土黄连，牛金花。

植物特征：茎直立，高二至四尺，分枝稀疏，疏生细长白毛，内有橙黄色苦汁。叶互生羽状全裂，裂片倒卵形边缘有缺刻及钝齿，叶轴与叶背生细长白毛。

采集：药用全草，夏季采割，阴干。

性味功能：性温味苦酸，有小毒。可镇痛。

临床应用：溃疡病、慢性胃炎、胃痛：白屈菜2～3钱，水煎服。

虎耳还魂草

别名：还魂草，九倒生。

植物特征：多年生草本，无茎，叶轮生于根茎，无柄，叶片卵形或倒卵形，长

52

五分至寸余，宽三至五分，最上层的叶小，先端圆或短尖，基部狭，边缘有钝锯齿，羽状脉，干后皱缩，叶面不平，两面均被白色柔毛和黑褐色斑。花柄数枚腋生，高二至三寸，数花伞房状排列；花筒状，微呈二唇形，淡紫色，蒴果线形，长三至六分，成熟时二裂；种子纺锤形。

采集：秋后采集全草。

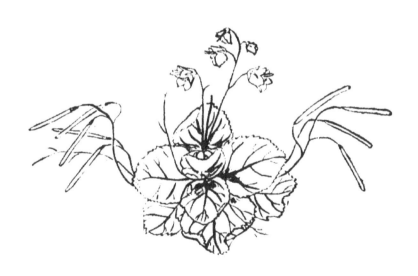

虎耳还魂草

（苦苣苔科、马铃苣属）

53

1949

新 中 国
地 方 中 草 药
文 献 研 究
(1949—1979年)

1979

性味功能：性平，味淡。治小儿疳积及跌打损伤。

临床应用：

①治小儿疳积：用叶一钱，加胡椒五粒，蒸猪肉吃。

②治刀伤：将叶适量捣烂，敷伤处。

③治跌打损伤：用虎耳还魂草二两，浸酒半斤蒸服，每服三钱。

附注：虎耳还魂草与虎耳草不同，应区别。

南 瓜 子

植物特征：本品为蔬菜"南瓜"的种子。南瓜皮淡青绿色，老时米黄色，应与倭瓜（北瓜）、西葫、冬瓜区别。

采集：成熟种子。

性味功能：甘温。驱虫，下乳。

54

临床应用：

①驱绦虫：南瓜子仁二两，早晨空腹细嚼咽下。一、二小时后，再煎槟榔三两（成年人量，儿童酌减），取汤顿服，大便时坐凳架上，下放净水盆，便于盆内。见虫下必待头出再起身（切勿扯断），用水冲净粪便，细看虫头是否打下，如未打下，隔一、二周再照服一次。

②乳少：用净仁五钱研烂加白糖适量，开水送服，每日早晚各服一次。

猫 眼 草

别名： 肿眼棵，打碗棵，打盆打碗。

植物特征： 多年生直立草本，含白色有毒乳汁，高 1～2 尺。叶互生线形。花聚生茎顶，淡黄色或淡绿色。

采集： 药用全草，六、七月间采，晒

55

1949

新 中 国
地 方 中 草 药
文 献 研 究
(1949—1979年)

1979

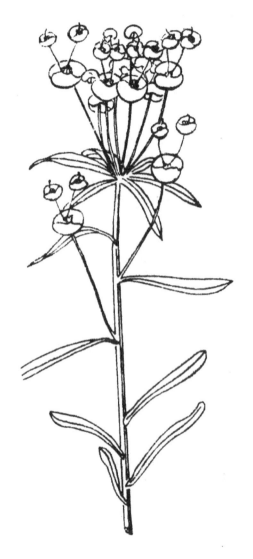

猫 眼 草

（大戟科、大戟属）

56

干备用。或用鲜草熬膏用。

性味功能：苦，微寒，有毒。外用拔毒、止痒。

临床应用：

①颈淋巴结核已破溃者，猫眼草膏外敷。

②顽癣发痒：干全草为末香油调涂患处。

注意：用此药外敷后拔出脓水，待脓水净后即停用此膏。改用生肌长肉药，如生肌散等。

附：熬猫眼草膏法：用猫眼草全鲜草切碎20斤，加水约六、七十斤，熬一小时（水少可再加一些），约剩20斤药汁，将汁滤出，渣再加水四、五十斤，熬一小时滤去渣，两次药汁合在一处，双层纱布过滤，先用大火浓缩到起泡，改用小火，勤用竹板铲底以防焦化，熬到起大鱼眼泡时，以

57

1949
新 中 国
地 方 中 草 药
文 献 研 究
(1949—1979年)
1979

较厚的白纸条插入，立即抽出，以纸不湿透为度，冷却瓷器贮放备用。

毛 茛

别名：毛建草，天灸。

植物特征：本品为毒草类多年生草本。茎叶都有毛，高2，3尺，单叶掌状分裂，叶从根出，并抽花茎，分枝开花于茎端，色黄或白，五瓣或复瓣，结实为干果，多而小集成球状。

采集：六、七月采全草阴干备用。鲜用随时采。

性味功能：辛、温、有大毒。

临床应用：

①恶疮，痈肿，结核，疼痛未溃：取鲜叶捣烂外敷。

②疟疾，结膜炎：捣烂贴内关穴，一

58

夜则起疱，可代灸（故名天灸）。

③灭蛆虫、孑孓：全草切碎撒入粪池或水沟内。

附注：本品有剧毒，切忌内服，只可作发泡灸用，及作农药用。

59

1949
新 中 国
地 方 中 草 药
文 献 研 究
(1949—1979年)
1979

剂 型 改 革

中草药剂型改革就是好

60

一、剂型改革的几种类型：

1．煎剂：在流行病传播时，根据情况合作医疗站集体大锅煎药。如紫草汤，感冒汤，分发服用，预防疾病流行，治疗多发病。

2．粉剂：把常用的中草药单味分别轧成细面备用，共制成粉剂74种。

用法：按医生处方配合，用水冲服。

3．合剂：按协定处方把几种单味粉剂配合一起，制成合剂，已制成46种。

用法：按协定处方名称，遵照医嘱服用。

4．蝌蚪丸：有的病宜服散剂，但群众多有反映服时不易咽下，我们创制了蝌蚪丸，工具和制作方法简单，成品质松保存了散剂优点，又克服了难咽的缺点。

制法：把散剂加水和成面团，用蝌蚪

1949
新 中 国
地 方 中 草 药
文 献 研 究
(1949—1979年)
1979

床（瓜馅擦床）擦成蝌蚪，再把擦成的蝌蚪放在一个容器内略加摇荡后，成为颗粒状，晒干备用。

5．水丸：为进一步改进剂型，最近自制了简易手摇水丸机，将部分合剂制成水丸，服用方便。

二、剂型改革的好处：

1．节省药品：改革剂型后，用药量减少，可以节余更多的药品，储药备战。

2．节省开支：剂型改革后，用药剂量减少，节约了开支、有利于巩固合作医疗。

3．便利群众：配方快，减少了病人等候取药时间。直接内服散剂、丸剂，克服了群众煎药浪费时间现象██████████████████████████████████████。

剂型改革后，疗效毫未受到影响，深

62

受群众欢迎。

我们在剂型改革方面仅仅迈开了第一步，还有不少缺点，有待于今后在工作中进一步改进和摸索。

（石市郊区大郭村合作医疗站）

中草药注射液制法及疗效介绍

在伟大领袖毛主席"六·二六"光辉指示照耀下，我站全体医务人员发扬自力更生的 ▇ 精神，自制中草药注射液十余种，首先在医务人员自己身上反复试验证明无副作用后再给患者使用，都收到了满意效果，深受广大贫下中农欢迎。现将土法制中草药注射液介绍如下：

一、酒精提蛋白法。以100％葛根液为例：

1．将葛根200克用蒸馏水洗两遍，装

63

1949

新 中 国
地 方 中 草 药
文 献 研 究
(1949—1979年)

1979

入烧瓶，加蒸馏水500毫升，煎10分钟，两次煎液合并，用四层纱布，垫棉花过滤，称为粗滤液。

2．将粗滤液置火上蒸发至150毫升（如少于150毫升就不要再蒸发了）放冷，加95％酒精300毫升，放置24小时，这时蛋白已凝固析出，用四层纱布加棉花过滤沉淀之蛋白，将药液置火上蒸发脱酒精（蒸气最好通过冷凝器，回收酒精）药液蒸发至120毫升以下，嗅之无酒精味为止，放冷，加蒸溜水稀释至200毫升，用五层定性滤纸反复过滤三次以上，直到药液完全澄清为止，称为："细滤液"。

3．将"细滤液"装入安瓿，每支2毫升，用酒精喷灯封口、经高压灭菌，最后灯光检查，药液澄清无杂质，即可使用。

二、水煎法：以100％石膏液为例：

将石膏块500克用蒸馏水洗去污物，粉

64

碎，装入烧瓶，加蒸馏水500毫升置火上煎15分钟，倒出药液，用四层纱布加棉花过滤，药液加蒸馏水至500毫升，放冷，用五层定性滤纸反复过滤三次以上、至药液完全澄清为止。装安瓿量及消毒法同上。

　　品种及疗效列表如下

65

1949

新 中 国
地 方 中 草 药
文 献 研 究
(1949—1979年)

1979

品 名	药 物 及 浓 度	制 法
1063注射液	100%石羔粉	水煎法
止泻注射液	100%龙骨 0.3%普鲁卡因	水煎法
滑利注射液	100%滑石	水煎法
7069注射液	100%葛根	酒精提蛋白法
止呕注射液	50%竹茹	酒精提蛋白法
204注射液	100%羌活 0.3%普鲁卡因	酒精提蛋白法
696注射液	25%仙鹤草 25%土大黄 0.3%普鲁卡因	酒精提蛋白法
降压注射液	50%夏枯草 0.3%普鲁卡因	酒精提蛋白法
镇疼注射液	30%没药	酒精提蛋白法
龙沙注射液	50%麻黄根 0.3%普鲁卡因	酒精提蛋白法

注：100%指100毫升溶剂中含中药原药100克。

其它百分比量同。并非指有效成分含量。

（郊区槐底生产大队合作医疗站）

66

主　治	用　法　与 用　　　量	禁　忌	疗　　效
感冒发烧风火 牙疼口舌生疮	肌注 0.4 毫升 日 1 — 2 次	胃寒腹疼 者忌用	经治千余人对感 冒初起疗效好
寒性腹泻 （非菌痢性）	肌注 2 — 4 毫 升日 1 — 2 次	小便不利 忌用	经对五人使用均 获痊愈
小便淋浊	肌注 2 — 4 毫 升日 1 — 2 次	孕妇忌用	经对 3 例观察效 果满意
感冒发烧	肌注 2 — 4 毫 升日 1 — 2 次		经对 500 例使用 效果满意
呕　　吐	肌注 2 — 4 毫升 日 2 次或多次		对 4 例患者使用 均获痊愈
湿　　疹	肌注 2 — 4 毫 升日 2 次		治疗湿疹 3 例均 获痊愈
子宫出血 鼻　出　血	肌注 2 — 4 毫 升日 1 — 2 次		对 3 例子宫出血 1 例鼻出血治疗 均获痊愈
高　血　压	肌注 2 — 4 毫 升日 1 次		对 5 例高血压患 者使用效果满意
风　湿　疼	肌注 4 毫升日 1 次		对 4 例风湿病人 治疗效果满意
自汗盗汗	肌注 4 毫升日 1 — 2 次		治疗 1 例汗出不 止患者效果很好

67

1949

新 中 国
地方中草药
文 献 研 究
(1949—1979年)

1979

二、土方、验方

发掘、推广土方验方，是落实**毛主席**"六·二六"指示，响应**毛主席**关于**中西**医结合的号召，创造我国新医药学的一个极为重要的内容。无数生动的事实，雄辩的告诉我们：土方、验方对防治疾病的作用是很大的，除了能治疗一般常见的**疾病**

68

外,对一些西洋医学认为只能"吃点试试"的"不治之症",也有独到的功效。

在"九大"团结胜利的旗帜鼓舞下,我市████医务人员和广大████群众热情发掘、贡献土方、秘方、验方███████████

███████████████████

███████████████████

███████████████████

████。现将经过我市各医疗单位临床实践证明,确有疗效的土方验方加以选录,推荐给大家。有些处方虽用之有效,但病例不多,尚待继续探索,亦一并介绍,抛砖引玉,以期共同提高。

1949

新 中 国
地方中草药
文 献 研 究
(1949—1979年)

1979

传 染 病

流行性乙型脑炎

方名：石膏板兰汤。

主治：乙型脑炎（偏热型）。

处方：生石膏1～5两、知母1～3钱、板兰根3～5钱、金银花5～8钱、连翘1～3钱。

加减法：抽搐昏迷加勾藤3～5钱、全蝎1～3钱、菖蒲、玉金各1～3钱；呕吐加鲜芦根1～2两；口渴引饮加天花粉3～5钱；津液耗损加元参、小生地各3～5钱；热退抽止神识清醒后减去石膏，加元参，生地，石斛，玉竹之类以恢复津液。

用法：水煎，早晚各服一次。儿童酌减。

禁忌：忌进油腻辛辣食物。

70

疗效：治疗45例，治愈率89％。

（新医大学）

流行性脑脊髓膜炎

方名：忍冬甘草汤。

主治：预防脑膜炎。

处方：忍冬藤、生甘草各3钱。

用法：水煎，日服三次。

方名：青叶饮

主治：预防脑膜炎

处方：大青叶1两

用法：水煎，分二次服。

痢　疾

方名：痢止草汤

主治：细菌性痢疾，急性肠炎。

71

1949

新 中 国
地 方 中 草 药
文 献 研 究
(1949—1979年)

1979

处方： 痢止草2～4钱（鲜草加倍）。

用法： 水煎服，每日二次。

禁忌： 腥冷油腻。

疗效： 治疗痢疾15例，痊愈14例（1例改服其它药），多数服1～2次即愈。治疗急性肠炎110例，完全治愈。

附注： 痢止草的植物形态，可参看草药部分痢止草。

（国棉三厂）

方名： 治痢散

主治： 红、白痢疾。

处方： 白萝卜子（炒黄为末）3钱、白糖或红糖适量。

用法： 红痢加白糖，白痢加红糖适量开水冲服。

疗效： 无极县郭庄公社马村邢××，患红痢、用磺胺类药无效，用此方一次即

72

愈。

附注：因萝卜子轧面服，泻下力较强，体弱者慎用。

（工农兵中医院）

方名：石榴皮饮。

主治：红白痢疾，多日未止。

处方：石榴皮4～6钱。

用法：水煎服，可酌加白糖。

（郊区北宋）

方名：高粱苗汤

主治：红痢。

处方：高粱苗（去根晒干）1两。

用法：水煎，加白糖1两，内服。

（郊区振头）

方名：苦参槐花汤

73

1949

新 中 国
地 方 中 草 药
文 献 研 究
(1949—1979年)

1979

主治：赤白痢疾。

处方：苦参、槐花 各3钱、地榆炭4钱

用法：水煎服。

（河北新医大学）

方名：止痢方。

主治：痢泻日久不止。

处方：红枣1个去核、白矾5分。

用法：把白矾装入枣内，火上烧焦，研细末开水送服。

附注：痢疾初期勿用此方。

（河北新医大学）

方名：银花散

主治：小儿赤白痢疾。

处方：银花2两炒黄研末。

用法：一日二次，每次服1～2钱

疗效：下乡时用此方治小儿痢疾多人

74

效果良好。

（工农兵中医院）

传染性肝炎

方名：治黄汤

主治：急性黄疸型肝炎。

处方：茵陈5钱、板兰根5钱、忍冬藤1.5两、蒲公英5钱、当旧4钱、焦白术3钱、白芍3钱、草薢3钱、苓皮4钱、甘草1钱、金钱草4钱。

加减法：腹胀加草果3钱、马斗令3钱、厚朴3钱；食欲不振加焦三仙1两、鸡内金3钱；呕吐加藿香3钱，半夏3钱；肝区痛加元胡3钱、川楝子3钱。

用法：水煎服，每日一剂。

疗效：治疗26例，治愈24例，治疗时间1～2个月。

75

1949
新 中 国
地 方 中 草 药
文 献 研 究
(1949—1979年)
1979

附注：急性黄疸型肝炎，祖国医学谓为湿热蕴蒸所致。以上加减法宜于湿重于热者。尚有热重于湿，脉数症实，舌苔黄厚者，拟补以下加减法以供参考：

胸腹胀满较甚加大黄2～3钱；黄染深重、茵陈加倍；尿赤少加竹叶，木通；呕吐恶心加鲜芦根2～4两；热很盛脉洪大而数者减去当归、白术，加栀子3钱。

（印染厂）

肝 炎 三 方

方I：苦丁香（即苦瓜巴）散

主治：急性黄疸型肝炎。

处方：苦瓜巴1两。

用法：烘干轧末，每用0.2克（约 6 厘左右）吸入鼻内。

附注：此药吸入鼻后约二小时，鼻中

76

滴出黄液，可低头待其滴尽（约六小时左右）。7～10天用一次，以黄疸消失为止。用后多有无力，鼻干、食欲不振，头昏等反应。

方Ⅱ：公英甘草煎

处方： 蒲公英3钱（鲜草用1两）、甘草2钱。

用法： 水煎服，每日一次。

方Ⅲ：肝炎1号

处方： 茵陈1两、板兰根1.5两、金银花5钱、龙胆草5钱。

用法： 水煎服，每日一剂。

疗 效 对 照 表

药　　　名	苦丁香散	蒲公英十甘草	肝炎1号
例　　　数	9	21	50
功能恢复平均天数	22.8天	20天以内	29.6天

（新医大学第二医院）

77

1949

新 中 国
地 方 中 草 药
文 献 研 究
(1949—1979年)

1979

方名：肝炎 5 号

主治：慢性肝炎，脾虚、气血不足型。

处方：生黑矾，大枣去核，生栀子、神曲、冰糖各 4 两。

制法：共为细末密丸、每丸一钱。

用法：每日服二次每次一丸,饭后服。

禁忌：忌鱼腥、油腻食物。

疗效：治疗46人，治愈29人，好转11人，无效 6 人。治愈病例中一般 2 ～ 3 个月肝功能恢复正常。

（工农兵中医院）

慢性肝炎八方

方 1：健脾肝宁片

主治：慢性肝炎，脾虚型者。

处方：白术 3 钱,生山药 3 钱,人参 5 分,厚朴 2 钱，莪术 2 钱，玉金 2 钱，栀子 2 钱，

78

茯苓2钱，板兰根2钱，砂仁1钱，

　　制法：将方剂提炼加赋形药（山药粉）制成片剂，每片0.5克。

　　用法：每次八片，一日三次。

　　方2：育阴肝宁片

　　主治：慢性肝炎，阴虚型者。

　　处方：首乌2钱、紫河车3钱、寄生3钱、栀子2钱、板兰根3钱、姜黄2钱、人参5分。

　　制法：将方剂提炼加赋形药（山药粉）制成片剂，每片0.5克。

　　用法：每次八片，每日三次。

　　方3：清热肝宁片

　　主治：慢性肝炎、郁热型者。

　　处方：银花3钱、连翘3钱、生栀子3钱、青黛5分、三棱3钱、丹参2钱、姜黄2钱、丹皮2钱、木香2钱。

1949

新 中 国
地 方 中 草 药
文 献 研 究
(1949—1979年)

1979

制法：将方剂提炼加赋形药（山药粉）制成片剂，每片0.5克。

用法：每次8片，一日三次。

方4：益气肝宁片

主治：慢性肝炎，气虚型者。

处方：黄芪2钱，白术2钱，山药2钱，三棱2钱，莪术2钱，栀子2钱，丹参2钱，板兰根3钱。

制法：将方剂提炼加赋形药（山药粉）制成片剂，每片0.5克。

用法：每次八片，一日三次。

方5：琥珀安神丸

主治：慢性肝炎兼有神经衰弱失眠者。

处方：南星3钱、远志3钱、勾藤8钱、琥珀3钱研细。

80

制法： 煎汤取浓汁调和琥珀末酌加炼蜜为丸。

用法： 每次服一钱，临睡前服。

方6： 定痛丹

主治： 肝区疼痛显著者。

处方： 乳香5两，没药5两，五灵脂5两，毕拨3两。

用法： 水泛为丸，每日服二钱。

方7： 茵陈消黄丹

主治： 慢性黄胆型肝炎，有热者。

处方： 茵陈2两，栀子2两，大黄1两。

制法： 研极细末水泛为丸。

用法： 每次服一钱。

方8： 冰黛散

主治： 慢性肝炎转氨酶高者。

1949
新　中　国
地方中草药
文　献　研　究
(1949—1979年)
1979

处方： 青黛 5 分，冰片 3 厘，共为细末。

用法： 一次冲服。

疗效： 以上 8 方分型辨证施治，共治疗 480 例，有效率达85%以上。

（河北新医大学）

肝昏迷治疗体会（摘要）

暴发型传染性肝炎，类似祖国医学文献中的"急黄病"。是由于热毒深陷厥阴所致。抢救时，须抓紧时机，辨别脉证，分清主次，及时投药。

治疗原则：（分三个步骤）

一、昏迷期：首先要用重剂清热醒神药物来消除脑症状，缩短昏迷期，常用"局方至宝丹"或"安宫牛黄丸"。

二、神智清醒后：主要是清除毒邪，减轻症状，维护和恢复肝功能。重用清肝、解

82

毒、利胆、化郁，兼以消除腹水的药物。常用的药物有：山慈菇、青黛、板兰根、广角、玳瑁之类，以清热解毒；二丑、川大黄、紫芽大戟之类，以逐水排毒。

处方举例（方一）： 山慈菇6钱，紫芽大戟3钱，二丑面2钱，板兰根6钱，山栀子4钱，三棱3钱，大腹皮5钱，泽泻5钱，地肤子4钱，丹皮5钱，丹参4钱，茵陈5钱，大黄3钱，水煎服。

另用广角粉1钱，青黛1钱，梅片5厘，玳瑁粉1钱，朱砂3分，射香5厘，同研冲服。

三、病情趋向稳定时：可予疏肝化郁，健脾和胃药物，以扶正去邪，巩固疗效。如：白术、山药、丹参、木香、三棱之类。

处方举例（方二） 炒白术3钱，生山药3钱，二丑1.5钱，大腹皮3钱，三棱3钱，丹参4钱，丹皮3钱，木香3钱，姜黄2钱，水煎服。

1949

新 中 国
地 方 中 草 药
文 献 研 究
(1949—1979年)

1979

另用吉林参面 5 分冲服。

疗效：用以上方法抢救三例暴发型传染性肝炎的肝昏迷患者，都转危为安。附例如下：

冯××，41岁，男，天津大学瓦工。于1968年 4 月 4 日，发现黄疸两周，深度昏迷一天。周身黄染，肚腹膨胀，舌质紫蓝，脉弦大而空。

即用局方至宝丹 2 丸顿服，次日神志已清。继用方例（一）煎服，结合西药安体舒通，双氢克尿塞，治疗五天后腹水大减，黄疸渐退，精神好转，脉转弦细，症已脱险。改用疏肝化郁，健脾和胃的方剂，调理三个月，肝功能复查已基本正常，现恢复工作已半年，一般情况良好。

（河北新医大学）

84

方名：七〇一

主治：急慢性肝炎。

处方：板兰根7两，龙胆草1两，元胡2两。

制法：共为细末，蜜为丸重三钱。

用法：每次服1～2丸，每日三次。

（工农兵门诊部）

麻　疹

预防麻疹二方

处方1：紫草2钱，甘草1钱。

用法：水煎服，每日一剂分2～3次服，连服三、四日。

处方2：蝉蜕1钱，苇根1把，绿豆1把。

用法：水煎服，一日2～3次，连服

85

1949
新中国
地方中草药
文献研究
(1949—1979年)
1979

3～4日。

附注：麻疹流行时节可预服上二方之一，以作预防。如小儿已发烧，有发疹症象，改用芫荽一棵，苇根10寸，煎汤频服以表疹。

（河北新医大学）

百 日 咳

方名：小儿止嗽散

处方：生马斗铃1两，砂锅焙黄研末。

用法：每次1～2分，红糖水冲服，一日三次，此为4～5岁小儿用量，视年龄大小可适当增减。

（河北新医大学）

方名：棉枝汤

86

主治：百日咳。

处方：棉花枝（嫩枝）3两剪碎。

用法：水煎分三次服，每日一剂。

疗效：农村巡回医疗时治疗四例，效果良好。

附注：棉花枝上喷洒农药者勿用。

（工农兵中医院）

腮 腺 炎

方名：复方蒲公英汤

主治：流行性腮腺炎。

处方：蒲公英3钱，黄芩3钱，柴胡3钱，板兰根4钱，生石膏5钱。

用法：水煎服，每日一剂。3～5岁小儿可分三次服。

疗效：三年来治疗180例，效果甚好，除有三例并发感染用抗生素治疗外，余例

87

1949

新　中　国
地方中草药
文　献　研　究
(1949—1979年)

1979

均用上方 1 ～ 3 日痊愈。

（国棉六厂）

方名：板兰根汤

主治：预防腮腺炎。

处方：板兰根 3 — 5 钱。

用法：腮腺炎流行时可服此方，水煎，一日分二次服，连服三天以预防发病。已发病的，可酌加用量每日煎服 1 ～ 2 次。

（河北新医大学）

方名：蚯蚓外敷方

处方：活蚯蚓40条，白糖 1 两。

用法：把蚯蚓洗净，加入白糖，放一天化为粘糊状。涂患处，每日 1 ～ 2 次。

（郊区大郭村）

方名：仙人掌外敷方

88

处方：仙人掌一块。

用法：捣烂贴患处。

（郊区）

肺 结 核

方名：猪肾汤

主治：浸润型肺结核。

处方：牛夕2钱，猪肾4两（即猪腰子）。

用法：同煎至猪肾熟为度，每天吃一次。

禁忌：烟酒及刺激性饮食。

疗效：治疗21人，17人明显好转。

张××，女，47岁，社员，东固城村人，患肺结核已三年，卧床不起，食少发烧，呕吐气短，曾用抗痨药物无效。服此方十天后，食欲增加，精神好转。连服一个月后能下床活动，理家务。三个月后经

89

1949

新 中 国
地 方 中 草 药
文 献 研 究
(1949—1979年)

1979

透视检查，病灶缩小，进入钙化期。现能参加集体劳动。

在服药期间并结合针灸。取穴：天突，大椎，肺俞，肾俞，点刺前后胸五道。

附注：过去曾有人用此方治疗慢性肾炎，现用于治疗肺结核也取到一定疗效，但例数尚不多，有待临床进一步观察。

（第十三中学红医班）

方名：白芨散

主治：肺结核空洞咯血。

处方：白芨1两，江米1两，同轧细末，分作3份。

用法：每用以上药末一份，加水做粥食之，每日二次至三次。

（河北新医大学）

90

内 科

呼吸系统

感 冒

方名：上感1号汤。

主治：上感初起无汗者。

处方：板兰根5钱，元参3钱，薄荷1钱，麻黄1钱。

用法：水煎分三次服。

方名：上感2号汤。

主治：上感头痛发烧有汗者。

处方：板兰根5钱，元参3钱，薄荷1钱，桂枝1钱。

用法：水煎分两次服。

方名：上感3号汤。

主治：感冒，头痛，发烧。

91

1949

新 中 国
地 方 中 草 药
文 献 研 究
(1949—1979年)

1979

处方：板兰根5钱，元参3钱，薄荷1钱，荆芥1钱。

用法：水煎分两次服。

（国棉三厂）

"类中暑"症

方名：槐米汤。

主治：烈日下劳动时，全身发烧，无汗或少汗，心慌，口干，无力，皮肤潮红，伴有烧灼感。（暂名类中暑症）

处方：槐米3钱，红糖适量。

用法：将槐米微炒，加红糖水煎服，每日2～3次。

附注：气血俱虚并服生脉散（党参、寸冬、五味子），劳动时出现症状即服益元散（滑石、甘草、朱砂）。

（类中暑调查小组）

92

支气管炎

方名： 雏雀定喘方。

主治： 虚喘。

处方： 新孵无毛小麻雀。

用法： 在灶中灰火烧熟整食，一次二至三个。

（工农兵中医院）

方名： 海蛤散。

主治： 痰热咳嗽（无外感者）。

处方： 海蛤煅研细末。

用法： 每晚服 3 钱，用童便半茶盅，兑开水送下。

方名： 二仁止咳方。

主治： 虚寒咳嗽。

处方： 核桃仁 3 个，杏仁（去皮尖炒）1 钱

93

1949

新 中 国
地 方 中 草 药
文 献 研 究
(1949—1979年)

1979

为末。

用法：同嚼服，每晚一次。

（以上二方：河北新医大学）

哮　喘

方名：麻黄柏叶煎。

主治：支气管哮喘。

处方：麻黄2钱，生柏叶2钱，生石羔3钱，甘草2钱。

用法：水煎服。

禁忌：烟、酒、辛辣刺激及腥冷过咸的饮食。

疗效：用此方治疗489人次，效果良好。

例：周××，男，41岁，正定县，从小患有气管炎，哮喘，多方治疗无效，用此方水煎分三次服，喘咳大见好转，连服

94

十剂，以后没再复发。

（第十三中红医班）

肺　炎

方名：大板兰汤。

主治：腺病毒肺炎。

处方：板兰根、金银花各2～5钱，大青叶3钱，元参、桑皮各2～3钱，百部、甘草各1～2钱。

用法：水煎服。

疗效：治疗31人，效果显著。

（新医大学）

矽　肺

方名：六八一粉。

主治：矽肺（ⅠⅡⅢ期）。

95

1949

新 中 国
地方中草药
文 献 研 究
(1949—1979年)

1979

处方： 卤干粉1.5～2克。

用法： 药粉先用温开水适量溶解后服用。每日三次内服。

疗效： 治疗矽肺患者110例，观察时间六个月。可缓解症状，改善血矽含量，提高肺活量，增强体力。

（矽肺防治小组）

消化系统

呕　吐

方名： 芦根灶土汤。

主治： 干哕呕吐，或单纯性呕吐，或其它病兼有呕吐水药不存，影响服药治疗者，以及妊娠呕吐。

处方： 鲜芦根2～4两，灶心红土块（又名伏龙肝）1～2两。

96

加减法：偏热症加竹茹3钱，略偏热，呕吐较甚者加竹茹3钱，半夏3～4钱，生姜3～5片；寒吐吐液清沏，脉迟缓，身凉无热者只用灶心土2～3两，加半夏，生姜；伤食呕吐胃腹胀满与焦四仙合用。

用法：水煎分数次服，其它疾病兼呕吐不能服药者，服此方止吐后，继治原病，或先煎这两种药30分钟后去渣用汤再煎其它药。

（河北新医大学）

胃　病

方名：温胃丸。

主治：胃痉挛、胃酸过多，消化不良。

处方：胡椒0.15克，大枣1个，桃仁1.8克，山药1克，（此为一丸量）将大枣煮熟去皮核，余药为末合为丸。

97

1949

新 中 国
地方中草药
文 献 研 究
(1949—1979年)

1979

用法：每服一丸，日服二次。

（国棉三厂）

方名：复方瓦楞子散。

主治：胃溃疡，胃疼。

处方：瓦楞子1斤，莨菪散16克，陈皮1两，甘草1两。

用法：每次服一钱，每天服三次。

（郊区肖家营）

方名：姜枣散。

主治：胃痛（因寒者）。

处方：红枣、鲜姜。

用法：红枣去核，内放切碎的鲜姜，放在炉上烤干，研末，每日三次，每次一钱。

（郊区城角庄）

98

方名：牡蛎粉。

主治：胃溃疡，十二指肠球部溃疡。

处方：牡蛎粉6钱。

用法：将牡蛎研成细粉，每天三次，每次2钱内服。

疗效：治疗40例病人，痊愈5名，显效22名，好转11名，无效2名。

（工农兵门诊部）

方名：瓦橘片。

主治：胃溃疡，胃炎（烧心、吐酸、胃脘痛）。

处方：煅瓦楞子200克，橘红100克，甘草100克，乌贼骨100克。

用法：共研细末制成片剂，每片0.5克，每次5片，每日三次，饭后服。

（工农兵中医院）

99

1949

新 中 国
地 方 中 草 药
文 献 研 究
(1949—1979年)

1979

腹泻、便血、便秘

方名：止泻汤。

主治：消化不良性久泻，大便溏次数多，完谷不化，证现虚寒者。

处方：白术3钱，车前子3钱，五味子3钱，诃子肉3钱，肉豆叩3钱，干姜5钱，焦三仙9钱

用法：水煎服，结合针灸。

针灸穴位：上脘、中脘，天枢，气海，足三里，四缝。中等刺激，加艾灸。

疗效：患者尹××，63岁，患慢性消化不良性腹泻已四十年，经针一次，服药三剂，腹泻停止，肚痛消失而痊愈，随访无复发。

（矿区）

100

方名：焦玉米轴。

主治：久泻。

处方：玉米轴。

用法：烧焦研成面，每日三次，每次1～2克。

（郊区北宋）

方名：枣树皮粥。

主治：久泻虚弱。

处方：枣树皮。

用法：用砂锅炒焦轧为细末，每用三至五钱，加入红高粱粥内食之。

（郊区）

方名：椿根皮汤。

主治：便血。

处方：椿根白皮 1 两，红糖 1 两。

用法：每日一剂水煎服。

（工农兵中医院）

101

1949
新 中 国
地方中草药
文 献 研 究
(1949—1979年)
1979

方名：糖醋。

主治：便秘。

处方：好醋10毫升，红糖适量。

用法：将好醋熬开，放入红糖融化，一次服下，大便即下。

（郊区北高营）

胆系感染

方名：利胆煎剂。

主治：胆系感染所致长期低烧。

处方：当归4钱，知母2钱，黄芩2钱，大黄1钱，公英3钱，地丁3钱，菊花3钱，柴胡3钱，板兰根5钱，茵陈2钱，玉金3钱，陈皮3钱，甘草2钱。

用法：每日一剂，水煎服。

疗效：在门诊用此方治疗50余例，疗

102

效占77％以上。

（河北新医大学第四医院）

腹　水

方名：腹水羔。

主治：各种腹水。

处方：桃树叶 3 斤。

制法：将桃树叶用凉水洗净，加水九斤，小火煎汤，熬至桃树叶烂，过滤去渣，再浓缩成羔。

用法：将羔摊在白布上贴肚脐一至五天，尿利肿消为度。

（工农兵中医院）

方名：消水汤。

主治：各种水肿。

处方：赤小豆、姜皮、神曲、抽葫芦

103

1949

新 中 国
地方中草药
文 献 研 究
(1949—1979年)

1979

各 3～5 钱。

用法： 水煎服。

（河北新医大学）

方名： 蝼蛄散。

主治： 肝硬化腹水。

处方： 蝼蛄二十个去翅。

用法： 焙黄研末，分三次服下，一日二次。

（郊区）

慢性充血性脾肿大
（班替氏综合症）

慢性充血性脾肿大属于祖国医学积聚痞癖的范畴。临床上以脾大，贫血，白血球及血小板减少为其特征。晚期病例可有食管出血的倾向及肝硬变。患者多死于继发

104

性感染，肝功能受损或食管大量出血。我们 ⬛⬛⬛⬛⬛⬛⬛⬛⬛⬛⬛⬛⬛⬛⬛⬛⬛⬛⬛⬛⬛⬛⬛⬛⬛⬛⬛⬛ 运用中医中药治疗"班替氏综合症"获得了初步疗效。现将病例介绍如下：

例一：患者张××，省水利厅工程局工人，1962年10月24日初诊，自述曾经某医院诊断为"班替氏综合症"，建议住院做脾切除手术，因患者不同意，要求中药治疗。

患者形体消瘦，面色青黯，呼吸气急，胃呆纳少，左胁下有痞块，约在肋缘下九横指，触之坚硬如石，推之不移，按之即疼。当时脉大而结。因患者水中作业，寒气侵袭，气血凝滞而成积聚。治宜行气消积，活血化瘀法。用别甲化瘀汤治之：

丹参5钱，香附4钱，赤芍4钱，三棱3钱，莪术3钱，玉金5钱，川朴3钱，青皮3钱，

105

1949

新 中 国
地方中草药
文 献 研 究
(1949—1979年)

1979

枳实3钱，鳖甲1两，牛夕5钱，川楝子4钱，川军3钱，桃仁3钱。

二诊：上药每日一剂，连服十七剂。至十一月十日，结脉基本消失，痞块缩小而软，重按亦无痛感。上方 加 苏木3钱，肉桂3钱，以助温开之势。

三诊：连服上药十剂，患者自诉："最后两剂，服后腹中剧痛，漉漉有声，良久即大泻一次，排下之物形如药水，奇臭难闻。泻后即觉特别舒适"，望 其 形 色，诊其脉象，均表现良好，痞块已不能触及，惟左肋肌肤比右肋稍有紧张感。遂改丸剂缓缓调理，以收全效。

鳖甲3两，龟板2两，香附1两，牛夕8钱，三棱5钱，莪术5钱，玉金5钱，肉桂5钱，元胡6钱，青皮7钱，大黄5钱，厚朴5钱。姜黄4钱，枳壳5钱，山楂5钱，神曲6钱，

共为细末，炼蜜为丸，每丸重五钱，

106

每日早晚一丸，白水送下。

经治两月，基本痊愈。

例二：患者胡××，阜平县干部，患"班替氏综合症"，亦以上法治疗两个多月，服药三十余剂，痞块消失四分之三，以后带丸药一料出院疗养，后来信说已痊愈，身体健康。

临床体会：

积之成因多由气滞血瘀所致，气滞非行不通，血瘀非攻不破，故治疗上宜行气破血之法。但亦必须根据病人体质的强弱和病情的轻重以及发病时间的长短来斟酌。初起正气尚旺，邪气较浅、不妨攻破。但攻破之中只宜缓解，不宜过急。稍久病气较深，正气较弱，宜攻补兼施。病久，正已伤者，当重补轻攻，或先补后攻，按病情辩症施治，方获预期效果。

（新医大学）

107

1949

新 中 国
地 方 中 草 药
文 献 研 究
(1949—1979年)

1979

泌 尿 系 统

方名： 黄柏汤。

主治： 肾盂肾炎。

处方： 黄柏6～8钱

用法： 水煎服，每日一次。

（新医大学）

方名： 金钱草汤。

主治： 尿路结石。

处方： 金钱草5钱～2两。

用法： 水煎服，每日一剂。

（新医大学）

108

血液、循环系统

高 血 压

方名：车前降压汤。

主治：高血压症 对兼有痰热者更宜。

处方：车前草（全草）3～4两（干者减半）切碎

用法：水煎服，每日二次，连续服用，血压接近正常后，改为每日一剂分二次服，以巩固之。

方名：莞蔚降压汤。

主治：高血压症 对肾性高血压及产后高血压更为相宜。

处方：益母草 2～3两（鲜草用3～4两）切碎。

109

1949

新 中 国
地方中草药
文 献 研 究
(1949—1979年)

1979

用法：水煎服，每日一剂，顿服或分二次服，急性肾炎兼高血压加茅根1～2两。初得发热无汗可再加浮萍3钱。

方名：清降汤。

主治：高血压症，有目赤头眩等肝热症状兼大便不畅者。

处方：决明子8钱，杭菊花5钱，怀牛膝5钱。

用法：水煎，早晚分二次服。

（以上3方：新医大学）

心 脏 病

方名：心力衰竭验方。

主治：心力衰竭。

处方：卷柏1两，茯苓1两，葶苈子5钱，焦四仙各3钱，赤芍5钱，大枣3枚，擘

用法：水煎服，每日1～2次。

110

疗效：病例：患者古××，女，38岁，心慌气短，下肢浮肿，不能平卧，心率160次/分，服此方一剂后症状减轻，三剂后心率恢复正常，症状基本消失，随访无复发。以后继用此方治疗八例，效果良好。

附注：卷柏又名万年松，为治疗妇科调经的常用药。用本品治疗心力衰竭的报导尚不多见，此方辅以渗湿安神定悸作用的茯苓收效良好。但方中葶苈子，焦四仙。赤芍，对气血很衰弱的病人，可以减量或不用。也可酌加党参、丹参、桂枝、甘草等药以调补气血。

（井陉矿区"六·二六"医院）

方名：定心散。

主治：心慌气短，惊悸怔忡。

处方：朱砂3钱(单研极细)，柏子仁3钱，益智仁2钱，百合4钱（三药共为细末）。猪心1个。

111

1949

新 中 国
地方中草药
文 献 研 究
(1949—1979年)

1979

制法： 将以上药末和匀，装入猪心窍内、蒸至猪心熟烂，切作八份。

用法： 每次吃一份，每日吃二次。

禁忌： 忌烟酒、及过咸食物，治疗期间注意休息。

疗效： 一般连吃十二天（三个猪心）症状即消失。治疗18人，效果良好。

病例： 郎××，男，成年。心悸数年，不能多活动，冬季更觉气短。吃了两个猪心心悸消失，又吃了一个猪心，活动随意，现已两个多月未复发，并参加了集体劳动

（第十三中学红医班）

再生障碍性贫血

根据临床观察，本病一般可分为四个临床类型，治疗时必须分清类型，辩证施治，方能获得显著效果。

112

一、肾阴虚型

症状：口舌干燥，心中烦热，夜寐盗汗，遗精，鼻、齿龈出血，皮肤可现瘀斑，毛发枯焦，两颧潮红，眩晕耳鸣。

脉舌：初期病情较轻，脉多弦数无力，随病情加重，脉象多现虚数。病情轻时舌红而燥，重时舌红少津或光亮而干。

治法：宜大力养阴，辅以健脾和胃之法，同时要注意退热止血，如服药脉见浮数，可能有发热出血倾向，应早期采取防止措施。

方名：育阴健脾养血汤

处方：元参8钱，龟板胶3钱，全当归6钱，大生地8钱，炒白术3钱，生山药3钱，阿胶2钱，海螵蛸4钱，五味子5钱，何首乌4钱，茜草根3钱，灵磁石3钱。

用法：水煎服。

113

1949

新 中 国
地 方 中 草 药
文 献 研 究
(1949—1979年)

1979

犀角粉2分，血竭2分，朱砂2分，同研冲服。

二、肾阳虚型：

症状：面色苍白晦暗，手足厥冷，少腹时觉冷痛，畏寒便溏，食欲不振，消化不良。

脉舌：脉现沉细而迟，或细微无力，常以右尺为甚，舌淡苔薄白。

治法：宜补肾扶阳法：

方名：扶阳补血汤：

处方：紫石英3钱，灵磁石3钱，炒白术3钱，生山药5钱，人参1钱，肉桂1钱，破故纸4钱，全当归4钱，鹿角胶2钱，巴戟天3钱，何首乌4钱，甘草1钱。

用法：水煎服

三、肾阴阳俱虚型

114

症状： 肾阴，肾阳两虚之证同时并见。

治法： 〈1〉辨清阴阳两方面虚弱程度，以先治疗主要方面为主。

〈2〉阴阳并补，促使双方趋向平衡。

处方： 扶阳补血汤酌加益阴之品：龟板5钱，生地5钱，苁蓉6钱，寸冬5钱。

四、脾肾阳虚型：

证状： 食欲不振，消化不良，恶心呕吐，畏吃冷食，腹部胀痛，喜按喜暖，大便溏泄，完谷不化。

脉舌： 脉沉细或细而无力，右关尤甚，舌苔淡白而腻，或舌淡无苔，（命门火衰、脾阳失运的症象）。

治法： 温肾回阳健脾法：

方名： 温肾回阳汤

1949

新 中 国
地 方 中 草 药
文 献 研 究
(1949—1979年)

1979

处方： 紫石英3钱，肉桂2钱，炒白术3钱，生山药4钱，补骨脂5钱，大附子2钱，全当归4钱，人参1钱，阳起石3钱，鹿角胶3钱，广木香3钱，紫丹参3钱。

服药后症状减轻或消失。血象不稳定者，宜加鹿茸粉2分，吉林参3分，血竭1分，同研细末冲服。

病例一：

杨××，男，40岁，石家庄市国棉一厂，从六九年二月发现大便出血，因量少未引起注意，至八月十一日中午一时许，忽然大便出血增多，约有多半茶杯，颜色鲜红并感周身无力，心悸，失眠，随即到医院检查，诊断为再生障碍性贫血。后在某医院进行治疗，无显效。病情继续发展，血象迅速下降，化验结果：

血红蛋白5克％

红细胞210万

116

白细胞 3800

血小板 7万

于10月7日又大便出血，约半茶杯，色鲜红，11月26日来我院治疗，经中医辨证认为肾阴阳俱虚，采取阴阳并补法。

紫石英3钱，全当归4钱，肉桂1钱半，何首乌5钱，云茯苓3钱，阿胶2钱，鹿角胶2钱，紫河车3钱，灵磁石4钱，五味子5钱，粉丹皮4钱，甘草1钱，水煎服。吉林参5分，辰砂2分，琥珀5分，同研冲服。

开始时配合维生素B_{12}，丙酸睾丸酮，后单用中药治疗。经历一个多月的治疗，患者体力自觉有所恢复。精神好转，睡眠安静，食欲增加。但于70年1月20日大便又有少量出血，改为养血止血之法。

海螵蛸5钱，何首乌3钱，紫丹参4钱，鹿角胶钱半，炒白术3钱，生山药5钱，五味子3钱，桑寄生5钱，复盆子3钱，全当归5钱，

117

1949

新 中 国
地 方 中 草 药
文 献 研 究
(1949—1979年)

1979

粉丹皮3钱，槐花3钱。水煎服。

另用血竭5分，吉林参5分，琥珀5分，同研冲服。

服药四剂血止。以后又按上方继续服药十余剂，病情日益减轻，血象逐渐上升，70年5月4日化验结果：

血红蛋白　　10.2克%

红细胞　　　300万

血小板　　　10万

从2月20日至今经历四个月的时间，未再发现出血现象。现病人渐觉体力恢复，症状逐渐消失。

病例二

吴××，男，成人，天津中医学院学生。

一九五八年六月份发现口腔溃疡，同时出现气短心跳的症状。七月中旬突然鼻孔大量出血不止，暂时止血后，经中国

118

医学科学院血液病研究所诊断为再生障碍性贫血。当时血像：血色素 3 克，红血球 1 百多万，白血球1000，曾用西药及每天输血，血像不见好转，牙龈仍出血，经用中药按肾阴虚型治疗，一个月后血像稳定并有上升之势。继服三个月之久，血色素升到10克左右，输血次数与剂量逐渐减少，这时由隔日一次，减到每周一次，以至不输。这时配丸药继服，每日三钱，半月之久，血色素14克，血小板10万，红血球450万，白血球5000，这样维持半年后，血常规正常，病愈出院。

临床体会

1. 从临床实践中体会，使用凉润药不如温润滋养药效果好。用补气药不如重用养血药收效快。如气血双补时，应以补血为主，补气为辅。用活血药可以根据病情暂用，不可连续服用。

119

1949

新 中 国
地 方 中 草 药
文 献 研 究
(1949—1979年)

1979

2．在治疗过程中应认真体会脉象的变化。在患者病情稳定时，脉应沉细，如脉象渐浮，或虚大虚数，必须防止出血，此时应加凉血解毒之品，如紫草、蚤休之类。

3．脑出血是造成患者死亡的一个主要原因，所以在用药时可加镇降之品，如代赭石、磁石之类。

4．经治疗后，一般情况好转，食欲好转，出血停止。红细胞、血红蛋白上升时，则可进行调理脏腑。恢复元气。以十全大补丸、归脾汤等更换应用，直至血像恢复正常为止。以后定期复查。

（河北新医大学）

120

血小板减少性紫斑病

方名：固本复原汤。

主治：原发性血小板减少性紫斑病。

处方：大生地1两，白芍4钱，生山药4钱，丹皮2钱，紫草1钱半，旱莲草3钱，生柏叶3钱，阿胶3钱，藕节5钱。

用法：可随症加减，兼鼻、龈衄血者柏叶，藕节加倍，再加生小蓟4至6钱；消化不良食欲不振者加焦谷芽，焦内金；有热者加板兰根，焦枝子；配丸药用时加鹿角胶、紫河车各三钱。

成人每日一至二剂。水煎服，十岁上下儿童每日一剂分二次服。

疗效：用上方治疗四例患者，都取到明显效果。

例一 王××，男，9岁，住王串场

1949

新 中 国
地 方 中 草 药
文 献 研 究
(1949—1979年)

1979

张家胡同25号，1966年4月12日住院治疗。

来院前八天，右足跟部碰伤，伤口不大而出血达六小时才止，当时未加注意。后发现两下肢出现红斑很多，两膝关节痛，不能站立，经某医院检查为血小板减少性紫斑病。来院时上肢、臀、腰、下肢红斑密布，大者如豆，小者如黍。体温正常，无寒热感。舌尖深红，苔白薄，面色黯黄。脉细数少力。血小板计数88,000。

用以上方，曾去丹皮，茜草改为仙鹤草4钱，。

服二周后症状完全消失，血小板升至183,000又继服12天血小板升至228,000，饮食体力皆恢复正常，面色润泽，体重增加，计住院28天，基本治愈出院。

例二 王××，男，18周岁，住天津新大路104号。

122

1968年1月24日晚初诊。发育不良，矮小，如十三、四岁。面色萎淡。指甲、舌质皆淡。语音稚嫩如儿童，下肢时出紫斑，鼻衄、龈衄，疲乏脚软，脉细软不振。处方配丸药如下：山药4两（牛乳拌蒸），焦白术1两，焦谷芽1两，炒鸡内金3钱，当归1两，大生地2两，白芍1两，阿胶珠8钱，旱莲草8钱，龟板8钱，菟丝子1两，茜草6钱，共为细末水泛小丸，早晚各服2钱。服完一料后来述：紫斑早已消失，未再出现。面色指甲皆转红润。食欲大增，体形增胖，语音好转。原方去旱莲草，茜草改加制黄精1两，丹参6钱，鹿角胶5钱，紫河车5钱，嘱仍配丸药照服以促进体干发育。70年5月患者家属来述，患者继服此丸药数料，明显发育增强，今年见面已高同一般人，身体壮健，劳动良好。

体会： 经治的几例紫斑病都无发热及

123

1949
新 中 国
地 方 中 草 药
文 献 研 究
(1949—1979年)
1979

内里实热现象，与温病发斑不同。脉证皆现虚象，治疗自当以补阴养血为主。脾胃运化水谷，为血液生化之源，方药亦必顾及。紫河车，鹿角胶全是血肉之品，于甘凉滋阴方中佐此温煦峻补的药，更能助起再生的能力，实有相得益彰的功效。

（河北新医大学）

中医治疗血小板减少性紫斑症一例

谢××，女，26岁，石家庄服务公司干部。

患者于1970年4月8日，因常患鼻衄，腿部发现紫斑，住某医院，通过治疗无效，血小板计数为34,000，于4月27日，来我校用中药治疗。

检查：面部苍白，微现浮肿，脉浮数无力。舌质淡，苔白薄。腿部内侧有出血

124

点。伴有头部眩晕，恶心纳呆，失眠多梦，四肢无力，诊断为血小板减少性紫斑症。

处方： 大生地8钱、杭芍5钱、当归5钱、白术5钱、党参4钱、生甘草1钱、生龙牡各4钱、广玉金钱半、茺蔚子3钱。

按上方加减共服八剂后，经检查血小板计数39,000，并每日吃红枣10～20个。

面肿已消，纳食较好，腿部出血点未见增加，惟睡眠不佳，头尚眩晕脉数少力。

处方： 大生地8钱、杭芍5钱、当归4钱、茺蔚子3钱、白薇4钱、竹叶3钱、夜交藤4钱、白术4钱、石斛4钱、柏子仁3钱、陈皮2钱、络石藤3钱。

按上方加减服药24付，经检查，血小板计数增至125,000，基本治愈，现正在巩固治疗和观查中。

体会： 中医治疗血液病，一般均按祖

125

1949
新 中 国
地 方 中 草 药
文 献 研 究
(1949—1979年)
1979

国医学"肝藏血，心生血，脾统血等"理论指导，再按具体症状予以治疗。如血虚补之，血热清之。或用归脾汤，或用四物汤，或用当归补血汤等方加减，随症治疗。

上述病例为血虚有热，故用养血滋阴，和肝，理脾等药随症治疗。

中药治疗一例
重型风湿性关节炎

患者郭××，男，46岁，栾城陈村公社王村人。两下肢肿疼久治不愈，数月不能走路，自觉膝关节凉，小便不畅有时混浊或黄色，右膝关节粗大，左踝骨粗大，脉右寸关软，尺部搏指，左脉弦略数，扪按膝关节温度正常，风湿久痹，有化热趋势。

126

处方： 秦艽4钱，苍术3钱，独活3钱，防己4钱，萆薢5钱，丹参6钱，金银花8钱，全蝎2钱，地龙2钱，甘草5钱，牛夕3钱，共为粗末，一剂分为二包，每日水煎一包去渣温服。药渣回煎去渣再服一次。服上方六剂，症状显著减轻，能独立行走，关节粗肿明显缩小。原方去银花、苍术，改加木瓜3钱，络石藤4钱，羌活2钱，桂枝2钱，川芎2钱，共为细末，每次服三钱，开水冲服，一日三次。服用十余天后症状消失，已能参加劳动。

体会： 患者右脉寸关无力、是久病中虚，尺部搏指是湿热在下之象。方中甘草用量较大以补中虚兼可缓急止痛，银花以解蕴积的毒热，防己以去血分的湿热，通痹止痛。全蝎、地龙更为通痹止痛的有力药物。另外几种药是治风湿痹症的常用药物，配合适当确能取到显著效果。剂型方

127

1949

新　中　国
地 方 中 草 药
文 献 研 究
(1949—1979年)

1979

面在不影响疗效下，采取煎散的方法，具有节省药材，减低药费等优点，以代替汤剂，实有推广价值。

（河北新医大学）

神经系统

癫　痫

方名：血余煎。

主治：癫痫。

处方：香油2两、头发1团。

用法：把头发炸焦研面，每日一钱，开水送服。

疗效：共治疗 128 人次，效果良好。

（第十三中学红医班）

128

方名：癫痫散。

主治：癫痫。

处方：鸡蛋1个，全蝎1个(活的较好)。

制法：将鸡蛋小头打一小口，把全蝎装入，以纸封口，用泥糊鸡蛋1分厚，烧成炭样（存性），去泥取出鸡蛋轧成细粉。

用法：每日一次，顿服

（郊区谈固）

失　　眠

方名：合欢枣仁茶。

主治：神经衰弱失眠。

处方：合欢花3钱，熟枣仁3钱(打烂)。

用法：水冲当茶饮。

（郊区）

方名：花生叶汤。

129

1949
新 中 国
地 方 中 草 药
文 献 研 究
(1949—1979年)
1979

主治：失眠。

处方：花生叶 3 两。

用法：水煎服。

（河北新医大学）

偏 头 痛

方名：头痛闻药。

主治：偏头痛。

处方：白芷 1 两，冰片 5 分。

用法：研细末，将药吹鼻孔内，左痛吹右鼻孔，右痛吹左鼻孔。

（河北新医大学）

颜面神经麻痹

方名：加味牵正散。

主治：口眼歪斜（面神经麻痹）。

130

处方：豨莶草 5 钱，丝瓜络 4 钱，防风 1 钱，当归 3 钱，全虫 1 钱，姜蚕 1 钱，白附子 1 钱，甘草 3 钱。

高血压者去白附子加 地 龙 4 钱，夏枯草 5 钱，寄生 5 钱。

用法：水煎服。

疗效：患者边××，女，19 岁，面神经麻痹，口歪眼斜，结合针刺治疗 10 次即愈。

附注：针刺穴位：颊车，地仓，四白，丝竹空，翳风，合谷。如目上视，加针阳白，攒竹。如眼闭不住或闭 不 紧 加 针睛明，如口角下垂加针禾髎，人中，巨髎。口向左歪针右侧，向右歪针左侧，以轻刺为主。

（井陉矿区）

131

1949

新 中 国
地方中草药
文 献 研 究
(1949—1979年)

1979

儿　　科

小儿麻痹

方名：复步汤。

主治：小儿麻痹。

处方：当归3钱，党参3钱，狗脊3钱，川断3钱，甘草2钱，焦三仙9钱，板兰根3钱，发烧加柴胡黄芩。

用法：水煎服，结合针灸。

疗效：患儿刘××，男，患小儿麻痹症，腿软无力，不能行走，经服此方，结合针灸20次，活动正常，行动自如。

附注：针刺穴位：上肢麻痹：肩髃，曲池，内关，外关，合谷，手指握不紧者加刺八邪。下肢麻痹：身柱，环跳，风市，委中，阳陵泉，足三里，绝骨，行间。

132

脚向外翻者：加针三阴交，太溪，照海。

脚向内翻者：加针昆仑、申脉。脚趾向下者：加针八风。腰软不能坐者：加针肾俞。口眼歪斜者：加针地仓、颊车、丝竹空。言语阻碍者：加针风府、哑门、翳风。以上穴均以轻刺为主。

（井陉矿区）

疳　积

方名： 小儿疳积散

主治： 儿童面黄肌瘦，消化不良，虫积。

处方： 焦鸡内金3钱，使君子仁3钱。

用法： 共研细末，分六次服，每日三次。

（河北新医大学）

133

1949

新 中 国
地 方 中 草 药
文 献 研 究
(1949—1979年)

1979

方名： 化积散。

主治： 小儿疳积，面黄肌瘦，发聚毛焦，四肢枯细，虫积腹疼。

处方： 生牵牛子 5 钱，槟榔 5 钱，陈皮 2 钱，生甘草 2.5 钱，

病久体弱者加山药 6 钱，鸡内金 4 钱。

用法： 共为细末。 5～6 岁儿童每服一钱， 2～3 岁小儿每服 5 分。每日早晚各一次，适量加糖，开水调服。

附注： 服此药可下积滞甚多，积滞下净，胃纳剧增，一般不过二料即可全愈。

（河北新医大学）

方名： 黄柏冰片散。

主治： 小儿口疮。

处方： 黄柏 1 两，冰片 1 钱。

用法： 黄柏微炒为细末，加入冰片研匀每日三次擦患处。

（郊区谈固）

134

小儿湿疹

方名：湿疹膏。

主治：小儿湿疹。

处方：枯矾、松香、滑石粉各等分。

用法：共研细末，用香油调药末，涂患处。　　　　　　（印染厂）

妇　科

经 带 病

方名：血见愁煎。

主治：月经过多。

处方：血见愁5钱。

用法：水煎服，每日1－2次。

方名：棕炭散。

主治：经血过多，崩漏不止。

处方：陈棕2两炒黑，研细末分四包。

135

1949

新 中 国
地 方 中 草 药
文 献 研 究
(1949—1979年)

1979

用法：每服一包，每日二至三次，开水送。

疗效：治愈多人。此是止血治标之方。血止改服胶艾四物汤（川芎1钱，阿胶5钱，甘草1钱，艾炭1钱，生地5钱，当归、白芍各3钱）随症加减以巩固之。

方名：白带验方。

主治：白带（属寒症者）。

处方：向日葵杆3～4两，红糖1两。

用法：水煎服。

（河北新医大学）

方名：白带散。

主治：白带。

处方：风眼草（椿树角）8两。

用法：将椿树角炒微黄，研为细末，每服2钱半到3钱，黄酒送服，每日二次。

（郊区杜北）

136

恶　阻

方名：伏龙肝煎。

主治：妊娠呕吐（并治大人、儿童呕吐不止）。

处方：灶心红土如核桃大 1 － 2 块。

用法：轧碎水煎30分钟，澄清去渣取汁，多次分服。　　　　（河北新医大）

产后子宫出血

方名：加味土黄芪汤。

主治：产后子宫出血。

处方：白茅根 2 两，土黄芪 1 两，血余炭 5 钱。

用法：水煎服，每日二次。

（井陉矿区）

137

1949

新 中 国
地方中草药
文 献 研 究
(1949—1979年)

1979

习惯性流产

方名： 土黄芪汤。

主治： 习惯性流产。

处方： 土黄芪2两。

用法： 水煎服，每日一次。

疗效： 患者马××，女，43岁，有八年习惯性流产史，69年9月怀孕子宫流血不止，造成头晕，服此方后血止胎保，随访情况良好。

（井陉矿区）

子宫脱垂

方名： 复方土黄芪汤。

主治： 子宫脱垂。

处方： 土黄芪1两，地榆1两，升麻1两。

138

用法：水煎服。

禁忌：高血压者慎用。

疗效：患者毕××，女，41岁，患子宫脱垂十余年，69年8月达三度，用上方连服两剂病愈。

（井陉矿区）

乳 腺 炎

方名：复方瓜蒌汤。

主治：乳腺炎。

处方：公英5钱，瓜蒌1两，防风3钱，荆芥3钱，升麻3钱，当归4钱，忍冬藤1两半，地丁3钱，甘草1钱。

用法：水煎服

疗效：治疗13例，痊愈12例，治疗时间三到五天。

（石家庄印染厂）

139

1949

新 中 国
地方中草药
文 献 研 究
(1949—1979年)

1979

方名：柴芩四物汤。

主治：乳腺炎，发冷发烧、乳房胀痛。

处方：当归3钱，川芎1钱半，赤芍2钱，生地3钱，黄芩2钱，栀子2钱，香附3钱，柴胡3钱，银花3钱，甘草1钱。

用法：水煎服，取微汗。

（郊区医院）

癌　　瘤

方名1：黄药子酒。

主治：食道癌，胃癌，宫颈癌，皮肤癌。

处方：黄药子10小两。好白酒3斤。

制法：把黄药子、好白酒一同装入陶瓷罐内封闭，放水锅内慢火加温，保持60度(摄氏表)，两小时后，将罐放冷水内

140

浸泡七天七夜，过滤即得。

用法：内服，每日服 50—100 毫升，少量多次，以不醉为限。如治疗皮肤癌症时为外用药，黄药子加倍，依上法制成后加等量甘油直接涂布于癌的局部即可。

禁忌：严重肝炎者慎用。

疗效：经门诊病房使用观察数十例，收到不同程度的疗效，有的可见菜花状瘤体萎缩。

附注：结合放射线治疗的五例，服用两周后三例发现肝功能受损。

方名2：癞蛤蟆汤。

主治：消化道肿瘤。

处方：癞蛤蟆一只。

制法：将癞蛤蟆一只，加水 2 斤放在铁锅内煮沸，剩300毫升水，将蛤蟆取出扔掉，把剩余的汤加黄酒 2 两，一次服下。

用法：每日一次，30次为一疗程。

141

1949

新　中　国
地方中草药
文　献　研　究
(1949—1979年)

1979

疗效：此方用于食道瘤40例，进食情况明显改善。

方名3：核桃枝煮鸡子。

主治：食道癌、肺癌。

处方：核桃枝4两，鸡子4个。

制法：核桃枝稍剪碎加水煎30分钟，放鸡蛋煮至熟，去皮，用竹签扎遍小孔，再放汤内煮一小时，早晨空腹一次吃（或分两次吃）。

用法：内服。吃一个月休息七天，再服第二疗程。

疗效：曾用于食道癌、肺癌、颅内肿瘤，配合放射线治疗，一般情况都有所改善。

方名4：乌梅卤水。

主治：食道癌、胃癌、肺癌、阴茎癌等。

处方：硝盐卤水1000毫升，乌梅27

142

个，捣碎。

制法：将卤水内放入乌梅 煮 沸 30 分钟，过滤取汁。

用法：每日服用30毫升，分 3 ～ 6 次内服。

疗效：门诊病房治食道癌80余例，可见吞咽困难改善，食欲增加。

方名5：大蜈蚣抗癌煎剂。

主治：食道癌、胃癌。

处方：大蜈蚣 8 条，生麦芽 3 钱，生水蛭 2 钱，鸡内金 3 钱，生半夏 5 个，野党参 8 钱，芦根 1 两，旋复花 2 钱，海浮 石 5 钱，青竹茹 5 钱，生赭石 1 两，生牡蛎 1 两，南苏子 3 钱。

用法：水煎，每日一剂，分 三 次 服下，隔一小时一次。连服 六 天，停 药 七天，间服抗癌片，总量20～30剂。

疗效：服后一般出现头晕目眩、呕吐腹泻，但多能耐受。一年来我 院 共 治 疗

143

1949

新 中 国
地 方 中 草 药
文 献 研 究
(1949—1979年)

1979

200余例，均收到不同程度的近期疗效。

方名6：三仙丹（水银丹）。

主治：消化道癌（食道癌，贲门癌，胃癌）。

处方：水银、火硝、明矾等份。

制法：把水银、火硝、明矾等药放铁锅内加热升华，得黄色粉末。

用法：用量分0.8克/次，1.0克/次和1.2克/次，每周口服一次，但必须根据体质选用剂量，连服三周为一疗程。服第二疗程须隔一个月。

疗效：服药后改善病人进食情况，缓解梗阻症状，对肿瘤生长可能起到抑制，但尚没有根治例证。

附注：①一般服后有吐泻呕恶，一天即过。②身体过弱者慎用。此药有剧毒，服量必须遵照医嘱。

（新医大学第四医院）

144

方名：食道癌药糖。

主治：食道癌。

处方：急性子1两，硼砂1钱，紫硇砂6分，真熊胆5分，麝香3厘，冰糖1斤。

制法：前五种药研为细末，将冰糖熬至可凝为度，离火约10分钟后，将药末投入搅匀，倾在凉石板上，搓条切成一钱重小块。

适应症：食道癌吞咽困难，水米不得下者。

用法：每饭前口含一块，随化徐徐咽下，不要嚼。

临床体会：病在上中二段，影响饮食下咽者，含后有进食之效，胃热者用后较好。禁忌烟酒及辛辣刺激性饮食。

（河北新医大学）

145

1949

新 中 国
地 方 中 草 药
文 献 研 究
(1949—1979年)

1979

外 科

烧、烫伤

中西结合抢救严重烧伤

方1：清凉油

主治：主要用于 1 ～ 2 度烧伤，防腐止痛。

处方：石灰水，花生油(芝麻油更好)等量。

制法：取生石灰半斤（250克）清水二斤(1000毫升)，灰和水拌搅后，取中层溶液，然后取等量花生油，逐渐加入，边加边搅，渐成糊状即为清凉油。保存期间一周左右。

用法：用新羊毫笔，或鸡毛翎蘸油轻轻涂伤面上。如有水泡，常规处理后再涂

146

药。

附注：此方亦可加少许冰片。

方2：紫草油

主治：主要用于1～2度烧伤，以及大面积烧伤恢复期所遗留的溃疡伤面效果较好，控制感染，生长皮肤，加速伤面愈合。

处方：花生油（或芝麻油）1斤、紫草1两、白芷1两、忍冬藤1两、白腊5钱、冰片1钱。

制法：将紫草，白芷、忍冬藤放油内，加火熬半小时（把药炸焦为度）过滤去渣，趁热加入白腊，溶化搅匀，少凉再加入冰片（研细），搅匀即可，净磁器收贮备用。

并用清热解毒剂内服。

处方：金银花，连翘、公英、板兰根、生地、丹皮，薏米、焦三仙、甘草（以上

147

1949

新 中 国
地方中草药
文 献 研 究
(1949—1979年)

1979

药味按病情酌拟用量）。根据病人不同情况有时加用台参、白术、云苓、滑石、五倍子等。

用法： 水煎服，每日一剂，顿服或分二至三次服。

疗效： 经抢救19名严重烧伤患者，其中大面积烧伤：80％（三度30％，深二度50％）一例。面积70％的二例（三度烧伤面积均在30％左右）。面积45％的一例（三度和深二度交错存在，各占一半）。面积30％〜40％的三例（二度及二度深烧伤）。其余均为头、面部二度以上的烧伤，全部治愈。

在抢救过程中，▆▆▆▆▆▆▆▆▆▆▆▆▆▆▆▆▆▆▆▆▆对于防止休克和防治感染的措施，都采取了先进的方法。例如：防止休克，根据病员的具体情况，尽

148

量控制输液，以防止输液过多组织水肿加重，研究出一个液体量的计算公式：液体总量每烧伤面积1％，体重每一公斤补液一毫升，然后再加5％葡萄糖1500～2000毫升，大面积烧伤的液体总量都不超过7000毫升左右。在晶体液和胶体液的比数是4：1（以上公式计算出的液体总量，其中胶体液占四分之一）。在胶体液中最常应用6％右旋醣酐1000毫升。然后再根据伤员具体情况，烧伤的深度予以全血或血浆，在这样的输液措施下基本上能纠正病员的水电解质紊乱，顺利的渡过休克关。在防止感染，予防和治疗败血症方面，采取了①早期彻底清创。②疮面暴露，电吹风迅速干燥疮面渗液，并在深二度和三度的伤面上反复的涂拭2.5％的碘酒。③早期切痂（伤后一周左右），植皮。④经常变换的突击式的大量使用抗菌药物（不等待细

149

1949

新 中 国
地 方 中 草 药
文 献 研 究
(1949—1979年)

1979

菌培养，全面细致的观察病情变化应用抗菌药物)。⑤结合以上中药内服和外用，使感染迅速控制，加速伤面愈合，促进病员身体和精神的恢复。

（河北新医大学第四医院）

方名： 玉珍油

主治： 烫伤，烧伤，

处方： 玉簪花1斤，芝麻油4斤。

制法： 将玉簪花浸油内三个月后取用。

用法： 将伤面洗净后用浸有药油棉球涂抹，夏天可暴露伤面，冬天可用纱布包扎，每天换药一次，或隔日换药一次。如有水泡，用针刺吸出液体，注意防止感染。

疗效： 治疗12例患者、全部治愈。

附注： 此方适于1～2度中小面积

150

烧、烫伤。

（市工农兵门诊部）

方名： 烫伤膏

主治： 一～二度烫伤，

处方： 寒水石4两、地榆炭2两。

用法： 将上药研为细末，同时以香油调为膏状，外涂伤面。

（工农兵中医院）

方名： 烫伤单方

主治： 烫伤

处方： 大黄、生地各1两。

用法： 上药共为细末，用香油调成糊状，外敷伤面。

（郊区西里村）

151

1949
新 中 国
地 方 中 草 药
文 献 研 究
(1949—1979年)
1979

方名：五谷烫伤散

主治：烫伤

处方：高粱、玉米、谷子、小麦、稷子，等分。

制法：以上五种药分别炒黄为度，研面和匀。

用法：香油调匀如糊状，涂患部，用量按伤口大小而定。

（工农兵中医院）

方名：烫伤散

主治：烫伤

处方：生大黄1两,冰片少许。

制法：生大黄研细面加入冰片研匀。

用法：香油调合，涂于患处。

（工农兵中医院）

方名：壶锈膏

152

主治： 烫伤

处方： 水壶内的水锈研成细粉，过细罗筛，每两水锈粉加冰片3分，香油适量。

用法： 用香油调成糊状，涂敷伤面。

疗效： 用此方治疗82人，有效率100％。

举例： 谈固村第11小队马计平，女，6岁，开水烫伤臀部和双脚，用此方外敷8次即愈。

（郊区谈固公社）

冻　疮

方名： 冻疮土方

主治： 冻伤（一、二度）

处方： 绿豆面适量

用法： 用新鲜井水调绿豆面为糊状，涂抹患处，每天一次。

153

1949

新 中 国
地 方 中 草 药
文 献 研 究
(1949—1979年)

1979

疗效： 用此方治疗 123 人，全部治愈。如冻红未破，敷此药三天即愈。已破者七天治愈。

例： 谈固村蔡云，女，60岁，双脚冻伤，有的地方已破，敷用此方七天全愈。

（郊区谈固公社）

外伤出血

方名： 硫铁止血散

主治： 一般外伤出血，肺出血，胃出血，鼻出血，子宫出血，痔核出血等。

处方： 硫铁矿石

制法： 将硫铁矿石放在火炉内，煅两小时后，取出粉碎研成细末。

用法： 内服每次 6 克（将粉末装入胶囊内）；外用撒布在出血处即可止血。

疗效： 白××，男，39岁，铁路工人。

154

患者经常鼻出血，经用硫铁止血散，第一天减轻，第二天血止，第三天上班，至今未复发。

王××，30岁，女，铁路工人。患子宫出血，用硫铁止血散两天血即止，至今未复发。

（铁路医院）

疮　疡

脱骨疽（动脉栓塞性脉管炎）

治疗脱骨疽经验介绍

方1：补益肝肾活血汤（内服方）

处方：山药5钱当归5钱、生地5钱、牛夕4钱、石斛3钱、苁蓉3钱、黄柏3钱、萆薢3钱、白蒺莉5钱、红花3钱、桃仁3钱、首乌3钱、元胡3钱、甘草3钱。

用法：水煎服（加减法参考以下附

155

1949

新 中 国
地 方 中 草 药
文 献 研 究
(1949—1979年)

1979

例）。

方2：脱骨疽散（外用方）

处方：黄柏3钱、轻粉1钱、冰片3钱、射香5分、银朱2钱、朱砂1钱、乳香3钱、没药3钱、牛黄5分、珍珠1钱。

制法：研极细末，严密收贮备用。

用法：用于已溃的疮面上。先用双氧水将疮口洗净，再撒敷药粉，外用鱼肝油膏敷料包扎，每日换药一次。

禁忌及注意事项：治疗过程中严忌房事、烟酒、寒湿。

为了巩固疗效，愈后将补益肝肾活血汤加减改为丸剂，连续服用二年，以防止复发。

疗效：用以上内服和外敷的药方，共治疗75例，疗程最快的两个月症状消失（包括坏疽），最长的一年治愈。疗效观察列表如下：

156

期别	病程							疗效					备注
	一—二年	二—四年	四—六年	六—八年	八—十年	十年以上	例数	基本治愈	显著好转	好转	中断治疗	因合并症转院	以上疗效是近期观察远期疗效待随访。
早期	1	20	15	4			40	15	15	5	5		
晚期		5	18	7	2	3	35	15	10	5	3	2	
合计	1	25	33	11	2	3	75	30	25	10	8	2	
%								40	33.3	13.3	10.7	2.7	

157

1949
1979

新 中 国
地 方 中 草 药
文 献 研 究
(1949—1979年)

例1．患者赵××、男，40岁，工人，桥东有色金属铸件厂。1967年5月初诊，患脉管炎坏疽已二年不愈，并有遗精症，用补益肝肾活血汤，加牡蛎 煅4钱，莲子4钱，连服10剂，遗精消失，改用原处方，外用脱骨疽散，溃疡很快愈合，恢复正常工作。

例2．郭××，女，70岁，社员，正定县邢家庄人，形成坏疽数月不愈，大便干燥，数日一次，用本方 减 去 山 药。生地，当归都改为1两，苁蓉桃仁都改为5钱，服10剂后大便通畅，继服汤药兼外用散剂，治疗两个月疮口愈合，症状消失。

例3：张××，男，50岁，干部，地理研究所。于1968年8月31日初诊。脉管炎形成坏疽，大便溏稀，一日数次，本方当归减为2钱，苁蓉、桃仁改为1钱，山药加为1两，加黄连1.5钱，云 苓4 钱，结

158

174

合外敷散剂，坏疽渐愈，**恢复**工作。

例4．武××，男，46岁，社员，冀县王海公社野庄头村人。1969年3月19日初诊。患脉管炎坏疽症，兼有发烧口干，本方生地加为8钱，加金银花，元参各1两，服十余剂烧退口和，继续服药兼外敷散剂，症状消失，参加劳动。

例5．刘××，男，43岁，干部，地区水利工作站，1970年4月28日就诊，脉管炎坏疽，体温正常，脉数（有心动过速症120次/分），本方加熟地2钱，杞果2钱，粉丹皮3钱，内服20剂，心搏每分钟80次，继用内服外敷药现正接近痊愈。

按不同的加减法选录以上五例，余例从略。

体会：本病主要因为经络闭塞，气血稽留所致。"不通则痛"，疼痛剧烈，久则筋骨败坏，肉溃骨脱，所以旧名"脱骨疽"，

159

1949

新　中　国
地方中草药
文献研究
(1949—1979年)

1979

本所用补益肝肾，通达经络，活血去瘀的方法治疗，收效尚属满意，患者应███加强体力锻炼，再结合药物治疗，才能收到良好的效果。

（桥东区东马路五七公社卫生所）

方名： 四妙勇安汤加减。

主治： 脉管炎。

处方： 银花3两、元参2两、甘草1两、乳香、没药各3钱。焦三仙9钱。

如无银花可用公英2两、地丁1两、代替。

用法： 水煎服，结合针灸。

取穴：上肢脉管炎：针内关，合谷，重刺留针30分钟。下肢脉管炎：针足三里，三阴交，重刺留针30分钟。

例： 患者耿××，男，42岁，手指脉

160

管炎，红肿疼痛呈青紫色，经用此方配合针疗连服40剂现已痊愈。

（井陉矿区六·二六医院）

痈肿、疮疖

方名：消肿羔。

主治：疮疖初起。

处方：熟季花（又名馒头花、植物名蜀葵花）适量。

用法：捣成膏摊布上贴患处。

（工农兵中医院）

方名：五倍子膏。

主治：搭背疮。

处方：五倍子1两蜂蜜1.5两。

用法：将五倍子轧为细末，用蜜调如膏，外贴患处，一天换一次。　　（郊区）

1949

新 中 国
地 方 中 草 药
文 献 研 究
(1949—1979年)

1979

方名：轻红猪胆膏。

主治：臁疮（下肢溃疡）。

处方：轻粉、红粉、乳香、没药各三钱，猪胆一个。

用法：以上四种药共研细末，用猪胆汁调捣如膏，将药膏摊青布上贴患处。

（河北新医大学）

方名：蜂窝组织炎外用偏方。

主治：蜂窝组织炎、痈疖。

处方：白糖或葡萄糖粉适量。

用法：将糖填满于切口的创面

疗效：可以促使坏组织脱落。十年来在门诊使用此方治疗，收效良好。

（国棉六厂）

162

结 核 病

方名：五倍子膏。

主治：破溃久不收口的鼠疮。

处方：整个大五倍子1枚，钻一孔，将内物倒出，装满蜈蚣粗末。

制法：用毛头纸将五倍子孔塞住，再用方块毛头纸沾水包裹五倍子，共包十层，晒干，放于锅中用麦麸炒，炒至麸焦即换，直至十层毛头纸焦透为度。去纸将五倍子研细末再加射香少许研匀。

用法：用醋调和，摊在油纸上，贴伤口处，日换一次。

疗效：用此方治疗30例，收效迅速，短期痊愈。

（河北新医大学）

163

1949

新 中 国
地 方 中 草 药
文 献 研 究
(1949—1979年)

1979

方名：猫眼草膏

主治：淋巴腺结核，骨结核。

处方：猫眼草

制法：用砂锅加水熬成稠膏。

用法：贴于患处

疗效：耿××，女，31岁，左颈部患淋巴腺结核已有四年，贴猫眼草药膏十余天即愈。

又一例骨结核，左臂，腿膝已破溃三处，脓水淋漓，外敷此膏一个月即愈。

（井陉矿区）

方名：猪苦胆膏。

主治：淋巴结核，骨结核。

处方：猪苦胆100个，青黛2两，黄柏粉2两，蜂蜜2两，轻粉5分，蟾酥2分。

制法：用砂锅或白铁锅熬，先将苦胆刺破（干猪苦胆，用水泡开和新鲜的一

164

样）放在锅内熬开，再放青黛，黄柏粉，轻粉，蟾酥，熬剩一半时再放蜂蜜搅拌均匀成糊状，即可外用。

用法：外敷，每隔 1～2 日，换药一次。

禁忌：辛辣食物。

（铁路医院）

方名：治淋巴结核方

主治：淋巴结核已破溃者。

处方：猪苦胆10个，高粱醋一斤半。

制法：将猪胆汁和醋倾入砂锅内，加火熬炼，随熬随搅拌，先用大火后用小火，随时抛除浮沫，熬至液体变稠，起小泡为度，离火待凉，以贴在疮口上能贴住为标准。

用法：洗净疮口，将药膏摊布上贴疮口。
（河北新医大学）

165

1949

新 中 国
地 方 中 草 药
文 献 研 究
(1949—1979年)

1979

方名： 消核汤

主治： 淋巴腺结核。

处方： 夏枯草1两，地丁6钱。

用法： 水煎服。

（工农兵中医院）

方名： 狼毒枣

主治： 骨结核（骨髓炎亦有效）

处方： 狼毒1斤，干枣1斤。

制法： 放狼毒于铁锅内，浸水过药约2寸，上放笼屉蒸枣，（取好枣不要虫咬者），屉离水面约2寸，弱火煮狼毒，使热气熏枣约3小时即可（如水少可适量加水勿熬干）。弃狼毒取枣。

用法： 由枣一枚开始。每日增加一枚，可增至每次6～7枚，每日三次。如未发现副作用，可继续服到4斤枣。如有副作用恶心头晕等症状，可逐日减少一

166

枚，直至每天吃一枚，然后逐日增加，如此反复几次，直到吃愈。

例：×××，女，15岁，东张千人，右髋关节结核，67年8月份在结核病院两次手术治疗，住院四个月好转出院，一年后伤口又破溃，久治不愈，后服狼毒枣4斤而愈，至今一年半多，伤口未再破溃，已能参加纺棉工作，检查一般情况良好，右髋部伤口愈合，活动稍受限。

（冀医三院）

痔 疮

方名：痔疮洗药。

处方：白矾1两　皮硝1两。

用法：捣碎水煎熏洗

疗效：治疗10人，效果良好。

（十三中学）

167

1949

新 中 国
地 方 中 草 药
文 献 研 究
(1949—1979年)

1979

方名：洗痔方。

主治：痔疮。

处方：无花果树叶10片，猪胆一个

用法：先煎无花果叶，用汤熏洗，拭干后再用胆汁涂患处，每日三次。

（新医大学）

脱　　肛

方名：参芪辣椒汤。

处方：党参2钱　黄芪5钱　陈皮5钱白术2钱　白芨2钱　红辣椒2枚。

用法：水煎服，每日一剂。

疗效：一例连服此方九剂即愈。

（印染厂）

168

败 血 症

方名：清热解毒汤。

主治：脓毒败血症。

处方：金银花1两　连翘3钱　栀子3钱

川贝3钱　山甲珠2钱　皂刺5分　白芷2钱

天花粉3钱　乳香2钱（去油）　没药2钱（去

油）　黄芩3钱　赤芍3钱　大青叶3钱　生

甘草2钱。

用法：一日一次，水煎服。

（工农兵门诊部）

腋 臭

方名：苦栋粉。

主治：腋臭。

处方：苦栋皮1两

169

1949

新 中 国
地 方 中 草 药
文 献 研 究
(1949—1979年)

1979

用法：捣粉外敷。

（十三中学）

破 伤 风

方名：破伤风散。

处方：净蝉蜕（用量按伤口大小而定）

用法：研细面，伤口干者，用冷水将药面调成糊状，涂在伤口上；若伤口湿者，用药面干撒伤口上。

禁忌：患处忌用水洗

疗效：此方为祖传三代秘方，疗效可靠。

附注：伤口湿者，用药面干撒于伤口上，用药后伤口分泌物增加，可拭去再涂，再撒。反复多次，至伤口分泌液停止时为止。

（工农兵中医院）

170

方名：指甲蝉蜕散。

主治：破伤风。

处方：人指甲十几个　蝉蜕3钱（一次量）

用法：焙黄研成粉，每天口服1～2次。

（郊区大郭）

皮 肤 科

神经性皮炎

方名：皮炎糊剂。

主治：神经性皮炎。

处方：全蝎、赤石脂、斑蝥、雄黄、白芷等量。

制法：研成细粉，用醋调成糊状。

用法：每周一次涂患处

171

1949
新中国
地方中草药
文献研究
(1949—1979年)
1979

疗效：治疗 6 例，发病 1 ～30年，皮炎面积 2 × 3公分，全部治愈。

附注：如有水泡针刺吸出，防止感染，注意只许涂患处，健康皮肤切勿涂上药。

（工农兵门诊部）

方名：醋鸡蛋。

主治：神经性皮炎。

处方：生鸡子2个　好醋适量。

制法：将鸡子放入醋瓶内，瓶口密封一周后，用棒搅鸡子化为液体为止。

用法：涂患处，每日 1 ～ 3 次。

（郊区南高营）

牛 皮 癣

方名：姜蒜贴。

主治：牛皮癣。

172

处方：生姜，生蒜。

用法：捣烂，敷患处 1～2 次愈。

（郊区大马村）

湿　疹

方名：蝉退龙骨膏。

主治：湿疹。

处方：蝉退1两　生龙骨5钱，共研为细凡士林1两。

用法：制为软膏，涂患处。

（郊区东岗头）

荨麻疹

方名：复方苍耳子散。

主治：荨麻疹。

处方：苍耳子（炒去刺）1钱　甲珠5分

173

1949

新　中　国
地方中草药
文　献　研　究
(1949—1979年)

1979

全虫 5 分（去尾）。

用法：研末混合，一次服用，服后喝黄酒发汗。

（郊区医院）

眼　科

视神经萎缩

方名：加味逍遥散。

主治：视神经萎缩。

处方：党参 3 钱，当归 3 钱，白术 3 钱，云苓 3 钱，银柴胡 2 钱，升麻 1 钱，白芍 3 钱，丹参 3 钱，赤芍 3 钱，五味子 1 钱，女贞子 3 钱，杞果 3 钱，陈皮 1 钱，熟地 3 钱，甘草 1 钱。

用法：水煎服

附注：视神经萎缩多由肝郁损血，肾

174

水不足所致。所以在治法上多以舒肝解郁，滋阴养血通络的方剂进行辩证论治。

（新医大学第一医院）

青 光 眼

方名：青光眼验方。

主治：青光眼。

处方：菊花4钱 枸杞5钱 谷精草5钱生地4钱 甘草2钱，

用法：水煎服，每日一剂，结合针灸。

疗效：患者崔××，女，63岁，双目失明，诊为青光眼，服上方并结合针刺，十七次后双目复明。

针刺穴位：睛明1寸半，球后1寸半，翳明1寸半，合谷1寸。手法：中度刺激。

（井陉矿区）

175

1949

新 中 国
地 方 中 草 药
文 献 研 究
(1949—1979年)

1979

耳、鼻、喉科

中 耳 炎

方名： 复方木鳖散。

主治： 中耳炎

处方： 木鳖子2两，乌贼骨2两，枯矾1两，

用法： 共为细末，用少许吹耳内。

疗效： 用此方治疗13人次，效果良好。

（十三中学红医班）

鼻　衄

方名： 一味小蓟饮。

主治： 鼻出血。

处方： 鲜小蓟4两，（或干小蓟2两）。

176

用法：将鲜小蓟洗净，水煎去渣当茶饮，或将鲜药捣烂拧汁，开水冲服。

附注：小蓟别名刺儿菜，青青菜，遍地生长，采用甚便。此药可治多种出血，如咯血、吐血、鼻衄、龈衄、便血、尿血等皆可内服。

（河北新医大学）

咽炎、扁桃腺炎

方名：黄花草汤。

主治：咽喉肿痛。

处方：黄花草3～5钱。

用法：水煎服。

疗效：治疗咽喉肿痛患者10例，都在服药4剂以内痊愈。1例咽喉肿痛，发烧十天不退，连服4剂烧退肿消。

（国棉三厂）

177

1949
新 中 国
地方中草药
文 献 研 究
(1949—1979年)
1979

方名： 柳枝汤。

主治： 咽喉疼痛。

处方： 柳树枝 2～3 两。

用法： 水煎服。

（郊区）

方名： 加味消毒饮。

主治： 咽炎，长期咽中干痛，并觉有堵塞感（属于有热的患者，与单纯梅核气不同）。

处方： 生石膏 1 两半，人中白 3 钱，白芷 3 钱，元参 4 钱，薄荷 1 钱半，防风 1 钱半，板兰根 4 钱，甘草 1 钱。

用法： 水煎服。

疗效： 患者邵××，男，束鹿县食品公司职工，慢性咽炎已七年，久治不愈，咽部干燥疼痛较重，并觉咽中堵塞，舌质稍红，苔薄黄，咽部充血，脉弦。服用

178

上方两剂后症状减轻，用此方加减服二十剂，诸症消失。

曾用此方治疗慢性咽炎30例，均获显著疗效。

（河北新医大学）

牙　痛

方名：牙痛贴剂。

主治：风火牙痛。

处方：芥末　樟丹各等分。

用法：同研细末，每用少许，敷患处，外用胶布贴固。

疗效：用此方治疗200人次，效果良好。

（第十三中学红医班）

179

1949

新 中 国
地 方 中 草 药
文 献 研 究
(1949—1979年)

1979

三、新医疗法

新医疗法，是把中西医治疗方法结合在一起而产生的新事物，是创造我国统一的新医学、新药学的良好途径，是现代医

180

学史上新的辉煌的一页。

我市各医疗单位广大医务人员积极向解放军学习，认真推行新医疗法，有些传统的中医疗法得到了很大的发展，广大中西医在互相学习，团结合作中，积累了比较丰富的经验，提高了治疗效果。这些，仅仅是一个开端，希望每个　　医务人员遵照毛主席**"古为今用，洋为中用"**、**"推陈出新"**的教导，在实践中继续努力，不断总结经验，创造更大的成绩，为毛主席争光，为社会主义祖国争光。

埋线、按摩结合疗法

临床治疗：小儿麻痹

取穴：埋线穴位的选择，首先要抓住主要矛盾，例如，足外翻者，先取纠外翻穴，腰部肌肉萎缩，先取环跳等穴。按摩

181

1949
新中国
地方中草药
文献研究
(1949—1979年)
1979

穴位取环跳、血海、跃进、直立、迈进、前进、三里、解溪、跟平等穴位。20天一次，三次为一疗程。

疗效：用以上方法治疗小儿麻痹144例。经随访40例，痊愈16例，基本治愈4例，显效7例，轻度见效9例，无效4例。

（人民医院）

穴位埋线疗法

临床治疗：坐骨神经痛，哮喘。

取 穴 及 疗 效

病　　名	取　　穴	例数	治愈	好转	无效
坐骨神经痛	环跳、风市、承山（埋线）	45	18	20	7
哮　　喘	内定喘、外定喘、肺俞（埋线）	34	27	3	4

（人民医院）

182

穴位切开强刺激羊肠线埋藏

临床治疗：神经性头痛，癫痫，脑炎后遗症，小儿麻痹后遗症。

取 穴 及 疗 效

病　名	取　　穴	病例数	治愈	好转	无效
神经性头痛	风池、内关、合谷	27	15	8	4
癫　痫	大椎、命门、内关	23	10	12	1
脑炎后遗症	第　一　次 大椎、足三里、伏兔（双）、中髎 第　二　次 左曲池、命门、风市（双）、足三里（双） 第　三　次 腰阳关、血海（双）伏兔（双）	18	3	13	2
小儿麻痹后遗症	阳陵、足三里、阳关、血海、梁丘、丘嘘	150	27 18%	118 79%	5 3%

附注：立九穴在环跳穴内下一寸处。　（第三医院）

183

1949

新 中 国
地 方 中 草 药
文 献 研 究
(1949—1979年)

1979

穴位切开强刺激埋线疗法

临床治疗：小儿麻痹后遗症，肢体麻木，抽搐，萎缩。

取穴：上肢取肩贞，曲池。下肢取环跳，阳陵，足三里。

方法：外科常规消毒后，于穴位上切开皮下一厘米，用血管钳轻微按摩一下，再向下分离肌层至神经后进行弹拨强刺激，有麻、胀、热灼感后，放0.5厘米羊肠线埋藏，缝皮即可。

注意事项：避开血管，强刺激神经不可过猛，以免伤断神经。

效疗：从治疗近千病例观察，改善肢体营养，使皮温升高，肢体肌肉增粗，有轻度畸形（内、外翻展）可得到矫正。有效率达87％。

（第四医院）

184

穴位羊肠线结扎法

临床治疗：功能性子宫出血和进行性肌营养不良。

取穴：进行性肌营养不良，上肢：肩贞（双），曲池（双），下肢：抬腿（双），阳陵泉（双），足三里（双），（抬腿穴在腹股沟部中点外开一寸，下四厘米处）。

功能性子宫出血：三阴交、关元、中极。

方法：外科常规消毒后切口，在穴位以羊肠线按肌层深浅不同程度穿针，从出针原针眼回针到进针切口处打结于皮下。

疗效：治疗三名功能性子宫出血的患者，效果良好。一名瘫痪病人和正在治疗中的一名肌营养不良患儿症状好转。

（第四医院）

185

1949

新　中　国
地方中草药
文　献　研　究
(1949—1979年)

1979

割治结扎结合疗法

临床治疗：小儿麻痹

取穴：环跳、三阴交、足三里、血海。

方法：分别割治穴位结扎及穴位强刺激。

疗效：观察169例，痊愈42名，显效60例，好转56例，无效11例。

（工农兵门诊部）

附录　穴位 结扎 埋藏 疗法操作方法：

一、**操作方法**：根据所选的穴位，使病人固定于合适的体位。对穴位及其周围的皮肤作常规消毒后，铺上洞巾，以0.5～1%盐酸普鲁卡因作局部浸润麻醉。

186

然后根据需要，进行下述操作：

①结扎法：以尖头手术刀在穴位旁1厘米处作一小切口（约长0.5厘米左右），以蚊式血管钳垂直分离皮下组织及肌层，觉有酸胀感为止。然后穿上羊肠线的三角园针，顺切口扎入皮下组织，从穴位的一侧绕过穴位，从同一平面的等距离的另一端穿出皮肤，再从穿出处重复扎入，从穴位的另一侧绕过穴位，从切口处穿出，然后二端进行结扎，剪去线头，将打结处塞进切口内，不使暴露皮外，盖上消毒纱布。

②穿线法：以穿上羊肠线的三角园针，从距离穴位约一厘米处穿入皮肤，呈弧形经过穴位深层的软组织，从等距离的穴位另一端穿出皮肤，进出针处相距约二厘米，轻提穴位处的皮肤，剪断二端露出皮肤外的线头，放松皮肤，盖上消毒纱布。

③埋藏法：以尖头手术刀从穴位处切

187

1949

新 中 国
地 方 中 草 药
文 献 研 究
(1949—1979年)

1979

开，切口长约1——1.5厘米，以蚊式血管钳分离皮下组织及肌层，并向四周作环形掏拨，使病人有酸胀感，同时可扩大切口的基底部。将剪成长约0.5厘米的羊肠线10～20段塞入切口的基底部，然后以丝线在切口皮肤上缝1～2针以闭合切口，盖上消毒纱布。

二、适应症与选穴：一般常见病均可采用埋线疗法，但常用于慢性病，如胃，十二指肠溃疡，小儿麻痹后遗症等。穴位的选择原则与针灸取穴基本相同。每次1～3穴。除了常用穴外，敏感穴，压痛点均可选用。

三、注意事项：①凡在神经、血管行经体表浅层的部位不宜用结扎法；肌肤浅薄处只宜穿线法，如胸背部，并须注意不可过深及损伤血管。②结扎，穿线在同一穴位可重复进行2～3次，但每次间隔须在

188

10天左右；埋藏法间隔须在 1～2 个月左右，可根据羊肠线的吸收情况及切口愈合的久暂而定。③埋线后如局部出现酸胀，肿痛，皮肤变色或邻近关节活动受限等现象，只要不伴有畏寒发热等全身症状时，一般不需要特别处理，数日自可消退。埋藏法施术后3～4天，切口内渗出黄色或桔红色液体为正常现象。除每日调换纱布外，不需特别处理。④埋线疗法施术时，应尽量做到无菌操作，羊肠线残端不可暴露皮肤外，以防感染。⑤肺结核活动期，严重心脏病，妊娠期，月经期及普鲁卡因皮肤试验过敏者和正在发热的病人，都应禁忌使用。

新穴取法

纠外翻穴：①三阴交穴下五分。
②承山穴内一寸。

189

1949

新 中 国
地 方 中 草 药
文 献 研 究
(1949—1979年)

1979

跃进穴：髂嵴最高点后下二寸。

直立穴：委中穴上四寸五分，偏内五分。

迈进穴：髀关穴下二寸五分。

前进穴：风市穴上二寸五分。

跟平穴：内外踝联线交跟腱处。

内定喘：大椎穴旁开五分。

外定喘：大椎穴旁开一寸五分。

耳廓割治疗法

适应症： 各种皮肤病。

割治部位： 各种皮肤病均在耳廓耳轮脚或耳屏皮肤上（见附图）割治。

药物及工具： 手术刀片或三棱针。紫皮蒜、黑胡椒、氧化铜（即铜绿）。

药物配制： 蒜与胡椒氧化铜比例2∶1∶1，分别捣烂，混合，搅匀成膏状，

190

叫大蒜胡椒糊剂（**青灰色为宜**），保存在玻璃瓶内密闭备用。

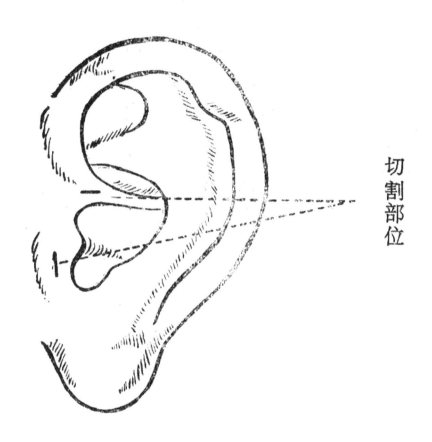

切割部位

方法：用碘酒，酒精将三棱针或刀片及施术部位周围消毒。用三棱针或刀片在耳轮脚或耳屏皮肤上平行划一长约 4～5

191

1949

新 中 国
地 方 中 草 药
文 献 研 究
(1949—1979年)

1979

毫米之切口，深度划破表皮达真皮表面，使之渗出少许组织液与血液，然后将配好的大蒜胡椒糊剂，取黄豆大小 1 团，按放在切割部位，使药物与切口紧密接触，用胶布固定在耳廓上。

疗程： 3～4 天切割一次，每次切割一侧，两耳交替进行，四次为一疗程，体壮者可同时切割两侧。

疗效： 对各种皮肤病均有一定疗效，对神经性皮炎，湿疹，过敏性皮炎，皮肤搔痒症，效果较好。

（附表）

192

病　　　名	例数	痊愈	好转	无效	备　　考
神经性皮炎	7	3	3	1	共治疗100余例，现将记载较详的73例按病名分类统计，因我们经验不足，仅供参考。
过敏性皮炎	10	6	2	2	
皮肤搔痒症	33	30	3		
各 种 癣 症	14	3	6	5	
湿　　　疹	6	2	2	2	
荨 麻 疹	3	2	1		
共　　　计	73	46	17	10	

（铁路医院）

舌根割治疗法

适应症：呕吐，咽下不利，胃脘疼，胸满、不欲食。

割治部位：舌根部（见示意图）即舌中线到两边缘外$1/3$各一处，又舌中线到边缘内$1/3$一处。

193

1949
新 中 国
地 方 中 草 药
文 献 研 究
(1949—1979年)
1979

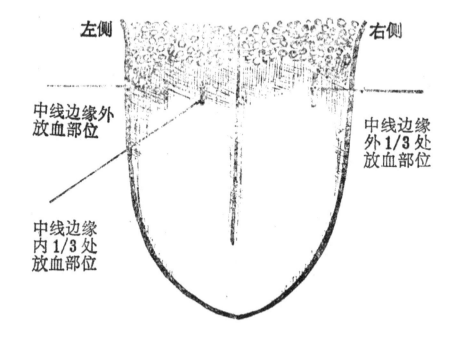

左侧　　　　　　　　　　　　　**右侧**

中线边缘外
放血部位

中线边缘
外1/3处
放血部位

中线边缘
内1/3处
放血部位

割刀制作：

材料：不锈钢

规格：长17厘米，柄呈圆柱形，近刀头处略细，刀刃不宜太利，刀口呈弧形。

方法：割刀消毒后嘱患者坐于医生对面，仰面张口，将舌伸出挺直，医生以左手用消毒纱巾（或净毛巾）捏住舌尖部，

194

右手以拇、中、食指夹持刀柄，呈持笔式，稍用力将刀按于舌割治处，迅速地前后移动，将舌划破渗血为度，刀口长半厘米，深2毫米，再令患者将血吮出，两、三口后可用冷水嗽口止血即可（先割左侧，后割右侧）。若遇有出血多或血不止者可含醋嗽口数次血可止，但醋不可咽下。

注意事项：

①注意割刀消毒。

②割治前要向患者讲清治法，以防精神紧张，便于配合治疗。

③割治要轻快，防止患者恶心、舌缩，影响割治或大量出血。

禁忌：

①油腻、酸辣食物。

②血液病患者及孕妇不适用。

体会：

①本法简便易行，节约开支，对巩固

195

1949
新　中　国
地 方 中 草 药
文 献 研 究
(1949—1979年)
1979

合作医疗，解除病人痛苦是较好的疗法。

②除血液病外，凡呕吐不欲食见舌红，苔黄或黄黑且干者都能收到良好效果。对其它病都能起到促进好转和恢复作用（如肝硬化，慢性肝炎，急性肾炎，胃溃疡，胃癌，食道癌等）。均能使症状减轻，饮食增进；但癌症和肝硬化后期不宜应用。

疗效：临床应用数年，凡属本法适应症者，均收到显著效果。附病例表如下

196

舌根割治病例表

姓 名	性别	年龄	主要症状	其它病	疗 效
刘××	女	58	胃脘满闷、呕吐不食、发烧、卧床不起。	兼有感冒	割治后，当夜呕吐减轻，第二天能进早点（半流食）又配服发散药烧退病愈。
潘××	女	34	冷烧、胃疼、呕吐饮食不存。	十二指肠溃疡	割治一次后疼减吐止，能进饮食，后又割治四次，基本治愈。
张××	男	34	胃脘满闷不思食		割治一次后，自觉胸脘畅快，食欲大振。
王××	女	52	胀饱、食少、满闷反复发作、日久不愈		割治一次，胀消食增而愈。

（新医大学）

197

1949

新　中　国
地 方 中 草 药
文　献　研　究
(1949—1979年)

1979

割治、火针、中药综合治疗淋巴结核

临床治疗：一般用于颈部淋巴结核，但腋下淋巴结核亦可用此法治疗。已溃未溃均可割治。

部位：选舌下腺开口处先作局麻，将软组织剪去黄豆大小一块，在剪去部位上提毒散少许，再用 3％生理盐水口含止血。只割一侧，男左女右。

注意事项：手术过程应以外科规则操作，尽量选准舌下腺开口处。叫患者吃饭后再割治，割后停食一顿，以防止感染。只割一至二次，如二次不效即改用其他方法治疗。

火针用法：主要是配合割治疗法，一般用于未溃结节。亦可单独用此方法刺较

198

大之结节。

方法： 用酒精消毒局部，再用酒精灯烧红大号家用针，速刺结节中心，二至三针。深浅应根据结节大小而定，一般每周针一至二次较好。

注意事项： 烧针要红，针刺要快。

内服药处方： 夏枯草 5 钱、寸冬 3 钱、当归 3 钱、元参 3 钱，水煎服，每日一次，可以连服二至三个月。

已溃及未溃之淋巴结核均可服用，配合割治、火针、外敷药，为综合治疗，但小结节之多发性淋巴结核，也可以此药单独治疗。

外敷药：（治已溃淋巴结核）

淋巴结核消毒膏： 市售提毒散四瓶，香油半斤，松香四两，先熬油至滴水不散，再放松香溶化，熬至滴水成珠、离火片时，撒入提毒散搅匀，摊成膏药，外贴患处。

199

1949

新中国
地方中草药
文献研究
(1949—1979年)

1979

结核散：市售提毒散 4 瓶，外用磺胺结晶粉 6 袋，冰片 0.5 克，链霉素粉 1 克。以上药混合研匀，用于溃面及有漏道者，外敷或作药捻插入深部。

禁忌：狗肉、猪头肉、鸡肉、无鳞鱼、北瓜 100 天。

疗效：有的单用割治，有的结合火针，也有的兼服汤药，及外敷药，以割治为主。根据临床实践及患者反映：疗效较好，方便省钱，便利于广大贫下中农。经治 100 余例，有效率约 80%。一般在三个月即治愈。

（青园街卫生所）

敲打疗法

临床治疗：神经性头痛

方法：用长 8 寸，直径 5 公分小木棒

200

一个，叩打患者足跟部（涌泉穴后五横指处），酸麻感由足跟传至大腿、腰、胸、腋下，感应越大效果越好。

疗效： 治疗19例，全愈 8 例，好转11例。

（市工农兵门诊部）

针吸拔罐

临床治疗： 类风湿性关节炎，消化性溃疡。

拔罐部位： 骨膜刺激疗法，在下肢骨骼内侧内踝上三寸处起，每隔二横指拔一罐，共六罐，用醋作内液。

疗效： 治疗类风湿性关节炎 134 例，显效40％，好转55％；

治疗消化性溃疡45例，显效53％，好转47％。

201

1949

新 中 国
地 方 中 草 药
文 献 研 究
(1949—1979年)

1979

针吸拔罐的操作方法：

（1）水罐的制作：选大小不等的小口瓶（如青霉素瓶或链霉素瓶），瓶口带着橡皮塞和铝盖，将瓶底磨去，边缘要磨平、备用（必须磨平滑、无缺损、以免划伤皮肤）。

（2）操作方法：在选用的水罐内，装入配制的液体约半瓶，紧紧地扣在选定的治疗点上，用注射器、针头从橡皮塞中央刺入瓶中，抽出部分空气，使瓶内产生负压，瓶口即吸紧皮肤。所用药液，应具有刺激性，如醋及辣椒等。

注意事项：孕妇的下腹部不宜用此法。

（河北新医大学）

202

足踝放血止痛疗法

临床治疗： 急性关节炎（风湿性及类风湿性）关节红肿热痛。

方法：

（1）在一侧足内踝下区（健患侧均可）选择最细的毛细血管，用三棱针放血一至三毫升。

（2）一次仅放一侧，三天后再用同样的方法取另一侧放血。

（3）局部热消后，改用针刺，取八邪，八风，不留针。曲池，阳陵泉留针15—20分钟。

如患者脊柱炎时加针大杼，和局部相应俞穴。

临床体会：

（1）足内踝下区放血后，十分钟内可

203

1949

新 中 国
地 方 中 草 药
文 献 研 究
(1949—1979年)

1979

得到止痛效果，不需再配其它穴位，若针治其它穴位，常常影响治疗效果。

（2）凡关节局部发热疼痛，均可采取此法。

（3）任何部位关节炎均在足内踝下区放血。

疗效：用上法治疗10余例，疗效显著。

（河北新医大学）

经络综合疗法

临床治疗：胃溃疡，慢性胃炎，支气管炎，哮喘，神经衰弱，坐骨神经痛。

取穴：胃、十二指肠溃疡：中脘，胃俞，脾俞，地机，足三里，梁丘，商曲。上穴分三组交替使用，每穴注射5％的元胡液一毫升。

204

支气管炎，哮喘：膻中，孔最，中府，肺俞，风门，定喘，丰隆。以上穴分三组交替注射,每穴注入 5％当归液 1 毫升(如感发热时用三黄液或栀子液)。

神经衰弱：安眠(1)安眠(2)上郄门，神门，风池，天柱，心俞，厥阴俞。以上穴分三组交替注射，每穴注入 5％当归液 1 毫升。

坐骨神经痛、腰腿痛：环跳，新环跳，肾俞，阳陵泉，阴陵泉,悬钟,承山，承扶。以上穴分三组交替使用,每穴用当归液 2 毫升,如风湿性者与川芎液交替使用。

注意事项：注射时防止损伤内脏，防止注入血管。

疗效：附表如下：

1949

新　中　国
地方中草药
文　献　研　究
(1949—1979年)

1979

病　　　　　　名	药液名称	病例	治愈	好转	无效
溃　疡　病	5％元胡液	30	19	9	2
神经官能症	5％当归液	35	9	23	3
支气管炎、哮喘	5％当归液	35	14	21	
腰　　腿　　痛	5％当归液	43	14	24	8
坐骨神经痛	5％川芎液				

附中草药注射液制法：(以当归为例)

取当归110克，先用水冲洗二至三次，再用蒸溜水冲洗一次，洗净后放入2000毫升烧瓶内，第一次煎煮加水700毫升，煎30分钟，第二次加水300毫升煎25分钟，将两次煎液用四层纱布过滤后，混合在一起，再加热浓液至140毫升，冷却到40℃时加95％酒精240毫升，摇匀静置24小时，然后用十二层纱布将浸出的蛋白滤出，再加热将药液中酒精蒸溜出来，再加生理盐水至2000毫升，用四号细菌漏斗过滤两次分

206

装消毒而得。消毒条件是十二磅压力，温度100℃，30分钟，其它中药制法基本与此相同。 （商业医院）

临床治疗：动脉拴塞性脉管炎

取穴：阳陵泉、阴陵泉、悬钟（即绝骨）、承山，水泉，太冲。

方法：上穴交替使用，每次用二穴，每穴注入 5 % 当归液 1 毫升。

附例：李××，男，57岁，患脉管炎曾治疗多次无效，后来我院治疗，当时痛疼剧烈，夜不能入睡，足背动脉微细，足趾皮肤干黑。经治疗二次后疼痛减轻，睡眠良好，治疗五次后疼痛基本消失，足背动脉改善，九次后两足温热，能骑自行车，十二次后两足坏死皮肤脱落，足背动脉搏动良好症状完全消失。继用此法治疗四例，都收到较好效果。 （商业医院）

207

1949

新 中 国
地 方 中 草 药
文 献 研 究
(1949—1979年)

1979

临床治疗：瘫痪

取穴：用针刺常用穴位，每次取两穴，用5％当归液，5％红花液，维生素B1，维生素B12，按一般穴位注射用量，并配合快针疗法。

疗效：一例患者治疗四十次，基本治愈。　　　　　　　（河北新医大学）

临床治疗：三叉神经痛。

方法：在三叉神经分布区选三点（见图）每点注射 5％当归液0.3毫升至0.7毫升，二至三天一次。

疗效：良好，如患者刘××，男，久患三叉神经痛，经治三次即愈。

（国棉六厂）

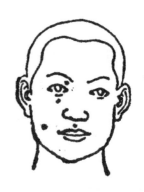

208

经络综合疗法疗效简介

病　名	药名	穴　　　　位	用量	疗　　效
风湿性腰腿疼	5%当归液	主穴：肾俞、阳陵泉、阴陵泉、环跳、足三里	0.2～0.5	治疗30人，治愈24人，好转4人，无效2人。
气管炎、哮喘	5%当归液	主穴：肺俞、孔最 配穴：身柱、定喘、膻中、内关	0.2～0.5	治疗53人，治愈40人，好转8人，无效5人。
神经衰弱	5%当归液	主穴：心俞、身柱、厥阴俞、风池 配穴：太阳、内关	0.2～0.5	治疗6人，治愈5人，好转1人。
慢性胃炎十二指肠溃疡	5%元胡液	主穴：脾俞、胃俞 配穴：足三里、中脘	0.2～0.5	治疗17人，治愈15人，好转1人，无效1人。
肾结核	5%当归液	肾俞、膀胱俞、三阴交、中极	0.2～0.5	治疗11人，治愈9人，好转1人，无效1人。
泌尿系感染	5%当归液	同肾结核用穴 加肾热穴与肾俞交替用	0.2～0.5	治疗6人，治愈5人，好转1人。
神经衰弱	5%川芎液	同当归液	0.2～0.5	治疗82人，治愈66人，好转15人，无效1人。

209

1949

新 中 国
地 方 中 草 药
文 献 研 究
(1949—1979年)

1979

病　名	药名	穴　　　　位	用量	疗　　效
风湿性腰腿疼	5%川芎液	主穴：肩髃、外关、曲池、环跳、阳陵泉、梁丘 配穴：内外膝眼	0.2～0.5	治疗37人；治愈33人；好转3人；无效1人。
感冒发烧	5%柴胡液	肌肉注射	2c.c.儿童酌减	治疗140人；治愈133人；好转7人。
肠炎、高血压	5%三黄液	肠炎用穴：大小肠俞、配足三里 高血压：曲池、风池、配身柱、足三里	0.2～0.5	治疗37人，治愈33人，好转3人，无效1人。
高血压、心脏病	10%六八一液	高血压：取穴同上 心脏病主穴：心俞、厥阴俞 配穴：内关	0.2～0.5	治疗11人，显效9人。

附注：以上用穴每次取两穴，交替使用。肾热穴在第七、八胸椎棘突间旁开5分。

（谈固公社卫生所）

210

水针疗法

水针疗法治疗神经衰弱、泌尿系感染

用法：选准穴位，快速进针，提插 2 至 3 次，有明显酸麻胀感后，推药。

取穴：神经衰弱可选：内关、足三里、心俞、厥阴俞、太阳。泌尿系感染：肾俞、肓俞、中极、关元，三阴交。

用药： 2% 奴夫卡因 2 至 3 西西，加强地松0.5西西，V—B₁ 1 至1.5西西，当归液 2 至 3 西西， 5% 葡萄糖 1 至 2 西西，选其中一种即可。

疗效：我厂神经衰弱者占全厂病员总数51%，应用水针疗法后降至19%。

（国棉三厂）

211

1949
新 中 国
地 方 中 草 药
文 献 研 究
(1949—1979年)
1979

水针疗法治疗神经性皮炎

方法：在大椎、曲池、血海注射维生素$B_1$2毫升，维生素B_{12}2毫升。

疗效：一例注射7次即愈，现已三个月未复发，屡用此法效果良好。

（印染厂）

自奶注射治疗奶少

主治：用自奶5毫升在三角肌注射。如无自奶，也可用初产妇乳汁。严格消毒，防止感染。

（谈固公社）

212

新针疗法

聋 哑

方法： 耳门透听官，听会，中渚，廉泉，哑门。

疗效： 效果良好,有的两个多月即愈。

（第十三中学红医班）

慢性痢疾

取穴： （采用快针疗法）三里，天枢、水分、气海。

方法： 间日一次，每十次为一疗程。

疗效： 治疗13例，均已痊愈。

（人民医院）

213

1949

新 中 国
地 方 中 草 药
文 献 研 究
(1949—1979年)

1979

小儿"顽固"性消化不良

取穴：主穴：足三里，合谷、四缝。

配穴：肠鸣，腹胀配三脘（上、中、下），呕吐配内关。

针法：

①术前常规消毒。

②快进针，慢送针。

③捻转退，退针后，按压针孔，根据患儿具体情况，分别以扎，提，捻转，强，中，弱刺激手法；一般每穴扎，提、捻转 5 至10次。

④四缝刺入皮下为度。

⑤五次一疗程，可连续针两个疗程，隔日一次，一般以针三次有效，继续治疗。

注意事项：

①对"肠道外感染"引起的腹泻，高烧者应先治疗感染，待降温后，再行新针

214

治疗为宜。

②根据患儿病程和并发症，既往治疗史等，给以相应的药物治疗。

疗效：一年多来不完全统计治疗近百例，治愈率达90％。

病例摘要：患儿刘××，男，1岁，现住铁路四局一幢，69年8月腹泻,在某地医院用多种抗菌素治疗未愈，11月来我所就诊,一日腹泻5至6次,稀水绿便乳瓣，予以新针疗法治疗两次好转，四次痊愈，随访至今未复发。

（东方红区东大街公社卫生所）

快速针刺疗法

快速针刺疗法治疗小儿麻痹症

临床资料：

①在元氏县农村用新针疗法共治28

1949

新 中 国
地 方 中 草 药
文 献 研 究
(1949—1979年)

1979

例。

②患儿出现麻痹症之前，都有发烧病史，一般在发烧第 2 至四天出现瘫痪。

③患儿年龄为 2 至 5 岁。

④麻痹部位，都在下肢，其中大多数为一侧下肢，两下肢均瘫痪者占少数。

操作方法与注意事项：

①取穴：通常用环跳，阳陵泉、绝骨，昆仑四穴。在 治 疗 中，根 据病情需要配合秩边、殷门，风市上、足三里、承山、阴陵、三阴交、太溪等穴。

②用针：刺上述各穴，一律用26号针。

③手法：

1、进针宜深，尽可能透穴；如阳陵透阴陵，绝骨透三阴交，昆仑透太溪。

2、进针后，一般用大幅度捻转和提插手法，以加强针感。

3、间日一次，十五次为一疗程，麻

216

痹症状未全解除者，可再针一疗程，此期应间 2 至 3 日针一次。

体会：

①用快速针刺疗法治小儿麻痹症，根据临床观察，从发现瘫痪后即行针治，或瘫痪一两月，采用新针疗法，证明均有较好疗效。

②针治愈早，效果愈好，一般烧退后即用针治最好。若病经半年以上，腿变细，发凉的，收效则慢；但针一个疗程后，亦较前有进步。

③较粗的针和强刺激手法，对于促进瘫痪的恢复，有相当作用，在开始治疗的 1－5 次尤为重要。若用细针和轻手法往往疗效不显。

④取穴环跳内下一寸处（立九穴）感应更灵敏，更强。初针此穴，行手法时，可见患肢足趾蠕动，针两次后，患肢收缩。

217

1949
新中国
地方中草药
文献研究
(1949—1979年)
1979

⑤患儿站立不住，或能站住而腿不能抬，不能迈步者，配合足三里，秩边，风市上一寸；行走时脚跟不着地者，配合承山；足外旋者，除刺昆仑、绝骨，阳陵泉外，加刺绝骨上二寸处，同样用强刺激手法。上述病情，经针治 3 至 6 次后，一般都能纠正，个别须多针几次。

疗效：在**28**例中，针 3 至 7 次即恢复正常的有**17**例。 5 例针一疗程亦能站立行走。有 3 例瘫痪 6 至 7 个多月，经针治一疗程亦能站住，扶着桌子能移动；另外 3 例，瘫痪近两年。针治两疗程后，无甚进展。

（河北新医大学）

呃　逆

取穴：中魁穴（中指背侧中节上横纹中央）。

218

疗效：一例经针一次症状消失。数月未见复发。

（印染厂）

美尼尔氏综合症

取穴：

主穴：风池、印堂、中脘、天枢、蠡沟。

配穴：呕吐者加针内关，脐周围硬块大者加针气海，风池须深刺1.5至 2 寸深，针尖向对侧眼底方向刺。针感由头顶至前额外眼角处为佳。

疗效：治疗20例，有效者18人。

（河北新医大学）

风湿性关节炎

风痹：疼痛特点，呈线状上下窜痛，无定处。取穴：肩髎、天井，支沟、环

219

1949

新 中 国
地 方 中 草 药
文 献 研 究
(1949—1979年)

1979

跳、风市，阳陵泉。

寒痹： 疼痛特点：呈片状固定不移，着凉加重。取穴：肩髃，曲池，手三里，髀关，伏兔、足三里等。

湿痹： 疼痛特点：酸沉作痛、阴雨加重，取穴：臑俞、小海，支正、秩边、委中、承山。

疗效： 多年来运用分经取穴法治疗痹症收到满意的效果。

附注：

①风寒湿痹常同时存在，故取穴时可根据具体情况，一次可同时取两经穴位，但应分清主、次及偏上偏下的不同部位，如上肢痹症湿重同时夹有寒邪，则取小海，支正，配以合谷，相反寒重于湿，则取曲池，手三里配以支正。

②在痛疼部位的远端取穴效果最好。

（河北新医大学）

220

飞蚊症、鼻塞、舌短言语不利三症的治疗

取穴： 风府

手法： ①直刺风府得气后再深刺一分，作提插手法，至患者眼前异物消失后即可起针。

②直刺风府得气后再深刺一分，作提插手法，至患者鼻通畅后即可起针。

③直刺风府得气后再深刺一分，作提插手法，至患者舌发麻后，叫患者吐舌，能伸出唇外后起针。

疗效： 上述三症针刺风府可收显效。

（河北新医大学）

过敏性哮喘

取穴： 大椎，天突，定喘，孔最，心俞

疗效： 一般三次即愈。

（印染厂）

221

1949

新 中 国
地 方 中 草 药
文 献 研 究
(1949—1979年)

1979

急性喉炎

取穴：天突，内关。

疗效：次日好转。

（印染厂）

电光性眼炎

取穴：四白，合谷。

用法：快速进针，有酸、麻、胀感，两眼流泪，闭眼 5 至10分钟，睁眼后，即可视物。痛减轻。

疗效：一般针两次即可痊愈。

（国棉三厂）

艾灸治疗异常胎位

取穴：两脚小趾甲稍外侧（小趾甲外侧至阴穴），用艾卷或香烟熏10至15分钟，一日一次，连熏三天为一疗程。

222

疗效：灸治160例，成功率达84％，失败例中，胎儿姿势以腿直臀位较多，足位次之。无痛苦，无禁忌症。

（妇产科医院）

灯火爆法治腮腺炎

方法：灯心草2～3寸长，香油适量，用灯心草沾油点着，镊子夹持，于角孙穴点烧，动作要快，有爆响声即止。

穴位：于耳尖上入发际取之，

临床体会：1969年冬季至1970年春季，栾城县某大队流行腮腺炎，全村200余户，大多数儿童都发病，用此法治疗收效良好，很少用药，简便易行，适合备战需要，有的一次即愈，有的2～3次治愈，颇受当地群众欢迎。

（河北新医大学）

223

山西省医药卫生展览
技术资料选编

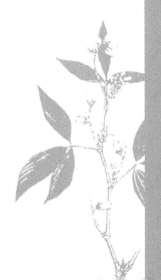

提　要

山西省医药卫生展览会编。

1971 年 3 月出版。共 203 页，其中前言、目录共 9 页，正文 193 页，插页 1 页。

纸质封面，平装本。

　　本书分为 3 个板块。第一板块分为内科部分（包括儿科、传染病）、外科部分、妇产科部分、肿瘤部分及地方病部分。每部分下分别介绍主治（疾病名称）、辨证分型、方药、制法、用法、疗效、病例及处方来源等。注项中简要介绍了处方中主药的科属、中文名、拉丁学名及药用部位。对外科疾病的治疗，本书大多采用内治与外治相结合的方法，并介绍了一些麻醉及手术方法，如小夹板固定、白内障针拨套出术等。第二板块新医疗法，主要介绍新针疗法、埋线疗法、割治疗法、穴位注射疗法、水针疗法、电兴奋疗法、卤碱疗法、灯草灸角孙穴治疗流行性腮腺炎、耳后放血治疗湿疹、挑痔疗法等。第三板块兽医兽药部分，也按内科病、外科病分别介绍一些常见兽病的防治方法。

山西省医药卫生展览

技术资料选编

一九七一年·太原

目 录

内 科 部 分

1949

新　中　国
地方中草药
文献研究
(1949—1979年)

1979

· 2 ·

外 科 部 分

1949
新　中　国
地 方 中 草 药
文 献 研 究
(1949—1979年)
1979

妇 产 科 部 分

肿 瘤 部 分

地 方 病 部 分

新 医 疗 法

1949

新 中 国
地方中草药
文 献 研 究
(1949—1979年)

1979

兽 医 兽 药 部 分

1949

新中国
地方中草药
文献研究
(1949—1979年)

1979

内科部份

（包括儿科、传染病）

内　　科

主治：急性黄疸型肝炎。

方药：肝炎草五钱。

用法：水煎服，每日一剂。

疗效：治愈20余例急性黄疸型肝炎患者。

病例：玄×，男，10岁，因患急性黄疸型肝炎于1970年3月17日入院，入院时症状较重。肝功：转氨酶283单位，麝浊15单位，麝絮（卅），黄疸指数15单位。入院后即服用肝炎草汤治疗。服药5天后，自觉症状明显减轻，肝功：转氨酶45单位，麝浊7单位，麝絮（廿），黄疸指数5单位；服用一个月后症状消失，肝功：转氨酶43单位，麝浊5单位，麝絮（＋），黄疸指数3单位，痊愈。

注：肝炎草为龙胆科，獐牙菜属植物,当药Swertia chinensis (Bge.) Franch.的干燥全草。

中国人民解放军5972部队卫生队

主治：黄疸型肝炎。

方药：柳根白皮150克。

用法：将鲜嫩柳根从土中掘出洗净，剥去外层表皮，抽去木心,取其白皮切成二寸长的短片。称取150克柳根白皮，加水750毫升，煎成约450毫升，一日三次分服，连服一周。

病例：武××，男，36岁，因食欲不振，乏力，周身发黄而入院。经检查周身黄染，肝大肋下5厘米，压痛，扣打痛，肝功能化验异常，黄疸指数30单位。经用柳根治疗，小便增多，食欲增加，黄疸很快消退。一周后，黄疸指数复查

1949

新　中　国
地方中草药
文　献　研　究
(1949—1979年)

1979

为10单位。后痊愈出院。

武乡县人民医院

主治：黄疸型肝炎，二便不通，胸腹胀满，头眩口渴。

方药：茵陈五两　栀子三两　大黄一两　滑石一两　木通五钱。

制法及用法：将上药混合粉碎，炼蜜为丸。丸重一钱、二钱两种。

成人每四小时服一丸（二钱丸）。

小儿三岁以下每四小时服半丸，三岁至十岁每四小时服一丸（均为一钱丸）。

阳泉矿务局医院

主治：急性肝炎。

方药：理肝丸1号：茵陈四斤　板兰根五斤　大枣二斤　胎盘粉一斤　生姜七两　赤芍二斤。制成蜜丸，每丸重二钱。

理肝丸5号：茵陈四斤　板兰根五斤　大枣四斤　胎盘粉一斤　生姜七两　鸡内金六两　百合二斤　乌药二斤　枳壳一斤　豆蔻八两。制成蜜丸，每丸重二钱。

用法：每服一丸，每日三次。

疗效：治疗急性肝炎80例，治愈71例（88.3％），明显好转4例（5％），好转3例（3.7％），无变化2例（3％）

中国人民解放军276医院

主治：急、慢性肝炎及肝硬变所致的水肿。

方药：木通　车前子　通草各等量。

制法：制成注射剂，每毫升相当于上述药物1克。

用法：供肌肉注射，每次2毫升，每日2～3次。

疗效：临床观察6例，利尿作用良好。

阳泉市贫下中农医院

主治：慢性肝炎

方药：柴胡一两　白草蔻四钱　草果仁五钱　槟榔五钱　青皮三钱　厚朴五钱　五加皮五钱　枳壳五钱　三棱三钱　莪术三钱　香附三钱　当归一两。

制法：研成細末

用法：每服 1～3 錢，每日三次。

疗效：通便，食欲好轉，肝功能恢复，病人反映好。

太钢医院

主治：肝炎，腮腺炎（治疗及预防）。

方药：50％板兰根注射液（201注射液）。

制法：取板兰根洗净泥土，切片加适量蒸溜 水 煎 煮 2 次，过滤，合并滤液，浓縮，置冰箱冷藏24小时，过滤；加95％乙醇，置冰箱24小时过滤，回收乙醇，加0.45％氯化鈉調节至等渗，并加水至足量，用 G—3号垂熔玻璃漏斗过滤，分装，热压灭菌供用。

用法：肌肉注射，成人每日 2 次，每次 1 毫升。

疗效：晋中地区人民医院用以治疗及预防腮腺炎，效果显著。

解放軍276医院治疗肝炎30例，治愈24例，明显 好 轉 2 例，无效 1 例。

晋中地区医院、中国人民解放军276医院

主治：肝硬变、肝炎

方药及用法：

一、治疗肝硬变伴有黃疸。巩膜发黄，全身橘黄色，口干，舌苔黑燥，精神萎糜，不思飲食，恶心，便秘，肝 肿大，有腹水及全身水肿，脉緩有力。以清热利湿为主，用四苓白虎湯加减：

白术三钱　云苓五钱　生石膏五钱　泽泻三钱　猪苓三钱　車

1949

新 中 国
地 方 中 草 药
文 献 研 究
(1949—1979年)

1979

前子一两　知母三钱　黄柏三钱　茵陈二两　生甘草二钱。水煎2次分服。

　　加减：舌苔黑燥加大黄二钱　桃仁二钱；

　　尿色深红加瞿麦一两　萹蓄五钱；

　　小便涩加滑石一两　木通三钱　栀子仁二钱；

　　腹大有青筋加大腹毛五钱　川朴五钱；

　　胃脘痛加三棱二钱　莪术二钱；

　　不思食加炒麦芽五钱　枳壳三钱；

　　腹泻绿色加黄连五钱；

　　热不退加黄芩三钱　柴胡二钱；

　　精神烦燥加炒枣仁三钱；

　　肝区疼痛加青皮三钱　陈皮四钱　郁金三钱；

　　腿足肿加牛膝三钱　防己五钱；

　　腹部虚肿不消，用陈胡芦一两煎服；

　　黄疸严重，服苦丁香二分　每周一次。

　　恢复期：用六君子汤加归芍煎服。

　　二、治疗无黄疸型肝炎，分四种情况配方治疗：

　　1.肝盛脾虚型：脘腹痛，食不化，四肢无力，口苦，目眩，小便黄，脉弦有力。用主定金铃泻肝助脾汤：

　　酒炒金铃子三钱　元胡二钱　麦芽四钱　白芍三钱　柴胡一钱半炙草一钱。煎服。

　　2.脾实肝虚型：右胁痛疼显著，并有头昏、疲乏，恶心，口淡或吐酸水等。用加味二陈汤：

　　陈皮二钱　半夏三钱　云苓三钱　郁金三钱　神曲三钱　藿香三钱　柴胡二钱　香附子三钱　炙草二钱。煎服。

　　3.肝脾不和型：两胁疼痛，脘腹胀，郁怒心烦，嗳气，恶闻油气，恶心呕吐，舌苔黄腻，脉弦缓滑等。用逍遥散加减：

当归三钱　白芍三钱　云苓三钱　白术三钱　柴胡三钱　炙草二钱　煎服。

4.**肝脾两虚型**：头晕目眩，困倦无力，食欲不振，胁疼不止，心悸吐酸水，胸痞腹胀，大便稀，小便清黄，脉弦濡，舌苔淡白。用归芍六君子汤加减：当归三钱　白芍三钱　党参三钱　云苓三钱　白术三钱　炙草二钱　陈皮三钱　半夏二钱　煎服。疼甚加草决明三钱。心悸加炒枣仁三钱。

另附二方：

1.**肝脾素虚**：气血不足，疲乏无力，腹胀便稀，肝脾肿大，右胁肝区疼痛。用自定舒肝饮：

血丹参三钱　白术三钱　白芍三钱　藿香二钱　郁金三钱　醋炒青皮三钱　柴胡三钱　炙草二钱　煎服。

2.**右胁疼痛放散腰背部，头晕腹胀，夜间恶热出汗。**用清肝饮：

丹参三钱　白芍三钱　萸肉二钱　醋炒青皮三钱　郁金三钱　生牡蛎四钱　炒麦芽四钱　炙甘草二钱　煎服。夏枯草配红糖当茶饮。

疗效：治疗肝硬变患者5人，治愈3人，好转2人；治疗慢性肝炎15人，治愈9人，好转6人。

病例：丁××，男，32岁，1960年患肝炎，肝大二指，1969年12月开始服用中药，共服32剂，痊愈。

芮城县学张公社水峪大队卫生所

方名：强肝丸

主治：慢性肝炎，脂肪肝等。

方药：当归三至五钱　白芍三至五钱　丹参五钱至一两　郁金三至五钱　党参三至五钱　黄芪五钱至一两　黄精三至五钱　泽泻三至五钱　山楂三至四钱　神曲三至四钱　山药三至五钱　生

1949
新　中　国
地方中草药
文　献　研　究
(1949—1979年)
1979

地三至五钱　　板兰根三至五钱　　蔡芜三至四钱　　茵陈三钱至一两　　甘草三至四钱。研細末制成水丸。

　　用法：每服三錢，一日二次，早晚飯前服，白开水送下，每服六天停一天。6—8周为一疗程，停一周再第二疗程。

　　疗效：本方經动物实驗証明具有明显的抗脂肪肝和恢复肝功能的作用，經临床应用，患者食欲增进，自觉症状减輕，肝功能逐渐恢复正常。

山西省中医研究所

　　方名：健肝湯

　　主治：轉氨酶升高

　　方药：柴胡二钱　　白芍四钱　　瓜蔞四钱　　山梔钱半　　紅花一钱　　焦山楂四钱　　生甘草一钱半。

　　用法：水煎每日一付

　　疗效：治疗103例，除一例合并感染无效外，其余均能使轉氨酶降低。

　　病例：王××，男，18岁，1967年11月来門診。主訴食欲不振，恶心乏力，临床診断为急性无黄疸型肝炎。治前轉氨酶264单位（我院正常值为45单位以下），未用其他中西药物，服健肝湯8付，降为正常（16单位）一般情况恢复良好。1968年春参軍入伍。

山西省中医研究所

　　主治：潰瘍病

　　方药：烏賊骨三两　　川貝母四钱　　广木香三钱　　砂仁三钱　　肉豆蔻二钱　　人参四钱　　陈皮三钱　　三七参一钱半　　元胡三钱　　甘草三钱

　　制法：研成細末

• 6 •

用法： 每服一錢，每日二次。

太钢医院

主治： 胃酸过多，烧心，吐酸水。

方药： 鷄蛋壳三两　香附三两　海螵蛸二两　甘草一两。制成片剂，每片重0.5克。

用法： 日服三次，每次服四片。

疗效： 效果較好，經使用95％有效。

沁水县王必公社杨家河大队

主治： 胃痛、胃酸过多，消化不良。

方药： 黄柏六两　黄芩六两　香附半斤　蒼术二两　海螵蛸五两

制法： 上薪共研細末，炼蜜为丸，每丸重三錢。

用法： 每服一丸，每日三次。

疗效： 据患者反映效果較好。

沁水县王必公社杨家河大队

主治： 脾胃不和，消化不良，腹痛胀滿，小儿腹泻、贫血、月經不調，慢性肝炎等症。

方药： 黑矾丸　煆黑矾十斤　全当归　川芎　煆蛤粉蔡芃各一斤，茵陈八两　香附七两　水泛为丸，如桐子大。

用法： 成人每服15粒，每日三次，飯前用米湯水或白开水送服。小儿用量酌减。用药粉和入面粉做成馒头食之。

病例： 徐××，患慢性肝炎八年之久，曾多次住院治疗未愈，面黄肌瘦，消化功能极差，胁肋疼痛难忍，少食乏力，肚腹膨胀如鼓。經服黑矾丸一月后，胀消痛除，食欲漸增，体重增加，精神好轉。50天后基本痊愈，肝功能恢复正常。

沁县郭村公社开村大队

主治： 消化不良及吐泻、腹痛。

1949

新 中 国
地 方 中 草 药
文 献 研 究
(1949—1979年)

1979

方药： 苟地焦。

用法： 水煎服，成人每次一两；小儿每次五錢。

疗效： 治疗消化不良157例，治愈142例，治愈率90％。

阳城县润城公社下伏大队

主治： 胃炎、溃疡病及胃扩张引起的胃脘疼痛、憋胀，不欲飲食，消化不良等。

方药： 川楝子三钱　吴萸一钱半　炒麦芽五钱　白芍五钱草蔻三钱　元胡三钱　胆草一钱半。

胃寒者加高良姜三錢，制香附四錢。

太原市中医研究所

主治： 胃痛。

方药： 木香一钱　狼毒五分。

用法： 研为細末，开水冲服。每日二次，每次一剂。

疗效： 治疗10例，均痊愈。

病例： 李××，男，42岁，胃痛已十余年，1968年3月連服三剂，一年多未犯，后又复发，又服三天，每天二次，治愈。

武乡县

主治： 腹痛。

方药： 醋炒小茴香一两。

用法： 水煎溫服。

病例： 谷××，女，成年，右下腹部痛已二、三年，触之有掌大块物，用本方一剂即愈。

武乡县韩北公社烧高角大队

主治： 慢性胃炎

方药： 大米二两烧成炭。

用法： 将大米用水浸泡后，用麻紙五、六层包好，烧成

· 8 ·

炭，研細末，早晚分二次，飯前用姜水冲服。輕者一剂，重者連服三剂。服葯后一周內以流食为主，勿食生冷油膩等物。

疗效： 民間方、群众反映效果良好。

平順县西沟公社

主治： 胃下垂。

方药： 童鸡（母鸡較好）一只　干姜　公丁香　砂仁各一钱。

用法： 将童鸡杀死，去毛清洗，保留心、肺、肝。切成小块，象平时炖肉一样煮好后，加入干姜、公丁香、砂仁（皆研細粉）。分二次服，每三天服一只鸡，一般用1—5只鸡即能收效。

疗效： 經数例胃下垂患者試用本法皆治愈。

病例： 陈××，女，36岁，久患胃病。胃脘疼痛，呕吐，腹胀，消瘦，胃造影确诊为胃下垂。經用本方食鸡五只，病告痊愈。

平順县

主治： 細菌性痢疾。

方药： 鮮馬齿莧二两。

用法： 水煎取汁，分三次服；服用时用开水冲热，赤痢加白糖一两，白痢加紅糖一两。

疗效： 群众反映效果良好。

平順县王家庄公社

主治： 細菌性痢疾。

方药： 鮮紅花棵全草一两或干品三至五錢。

用法： 水煎服。紅痢用白糖三錢做引；白痢用紅糖三錢做引；体虚弱者一律用紅糖做引。

疗效： 經过十例观察，均系用葯一次痊愈。

• 9 •

1949
新 中 国
地 方 中 草 药
文 献 研 究
(1949—1979年)
1979

稷山县茅村公社东蒲大队卫生所

注：紅花棵为大戟科植物铁苋菜 Acalypha australis L.的全草。

主治：慢性痢疾。

方药：肉桂三钱　黄蓮四钱　黄柏四钱　栀子四钱　砂仁二钱 白头翁五钱　木香三钱　香附三钱　干姜四钱　薤白五钱　附子三钱。

制法：研成細末。

用法：每次1－2錢，每日三次。

太钢医院

主治：痢疾腹痛及一般小腹疼痛。

方药：肚痛草根三钱。

用法：水煎服。

疗效：治愈一百余例腹痛，效果良好。

注：植物米源有待調查。

阳城李圪塔公社口河大队卫生所

主治：小儿腹泻（腸炎、消化不良）

方药：藿香一钱半　枳壳一钱半　陈皮一钱　蒼朮一钱半 川朴一钱　云苓一钱半　黄芩一钱　竹叶八分　灯心二分　焦楂二钱 乌梅两个　甘草八分。

加减：

一、舌苔黄厚，指紋紫，脉数，腹痛，便泻不暢、黄褐色有粘液。加葛根一钱　黄連八分　白芍一钱　檳榔一钱。

二、苔白潤，舌质紅，指紋淡紫，水样便，尿少。加猪苓一钱　泽泻八分　滑石粉一钱。

三、舌质两边紅，指紋靑，綠色便，夜啼，煩躁不安。加鈎藤一钱　薄荷八分　胆草少許。

四、舌尖红、肛门红。加木通四分。

五、苔淡白，指纹淡红，脉缓，泄泻已久。加党参一钱半山药三钱　扁豆一钱半　干姜四分　肉桂少许。

六、自汗，盗汗。加山药四分　黄芪二分　白朮一钱半乌梅加重。

七、兼呕吐。加竹茹八分　黄连八分　半夏八分　生姜两片；玉枢丹单服。

八、指纹青黑而粗，脉缓有力，便臭如败卵，腹痛，手足心热，苔白厚腻。加莱菔子一钱　槟榔一钱；苔黄厚腻者再加川军八分。

腹泻数周或数月治疗无效者，可用白朮一钱半　山药三钱党参一钱半　云苓一钱半　乌梅两个　白蔻仁少许　甘草等，汤剂或散剂服之。

疗效：治疗数千例，多数患儿服一两剂即愈。

太原市中医研究所

用途：预防痢疾、治疗肠炎。

方药及制法：白头翁一斤　黄连二两　杭白芍三两　广木香二两。研细末制成水丸。每丸三钱。

用法：日服二次，每服二丸。

晋城县巴公公社东四义大队

主治：蛲虫病。

方药：75%酒精棉球。

用法：夜间肛门发痒时，将酒精棉球塞入肛内，每晚一次，连用数次即愈。婴儿及对酒精过敏者勿用。

疗效：数人应用后反映效果显著。

平顺县西沟公社

主治：急、慢性支气管炎所致的喘息。

• 11 •

1949

新　中　国
地 方 中 草 药
文　献　研　究
(1949—1979年)

1979

方药：麻黄注射液（每毫升相当于麻黄1克）。

用法：肌肉注射，每次2毫升，每日2—3次。

疗效：治疗3例，止喘，止咳作用良好。

阳泉贫下中农医院

主治：上呼吸道感染、肺炎、口腔炎、痢疾及肠道细菌感染等。

方药：黄芩　黄连　黄柏各100克　金银花　连翘各150克。

制法：制成注射剂，每毫升相当于上述药物1克。

用法：供肌肉注射，每次2毫升，每日3—4次。

疗效：治疗17例，均有明显的疗效。

阳泉贫下中农医院

主治：百日咳、肺炎、支气管炎、流感、细菌性痢疾、肠炎、伤寒，外用治阴道滴虫等。

方药：20％大蒜注射液。

制法：选蒜、剥蒜、称重、洗蒜、切片，捣成蒜泥，放置2小时，用布包裹压榨取汁。残渣加少量水浸4小时再压汁。合并两次汁液，置蒸馏瓶内水浴加热减压蒸馏，至馏出液无色透明，接近无味为止（残渣为微棕色膏状物）。加水调节馏出液浓度成20％，并加入奴佛卡因（使含奴佛卡因0.5％），溶解，过滤，分装，熔封，100°C30分钟灭菌，检漏、灯检即得。

用法：供肌肉注射，每次量：一岁2毫升，二至三岁2.5毫升，四至六岁3毫升，七至十岁4—5毫升，成人5—10毫升。

注意事项：

1.注射时准备好副肾素，以防止奴佛卡因过敏。

2.本品宜存放冷暗处，以2—4°C为佳。

• 12 •

疗效：治疗百日咳173例，有效率85.77％；治疗肺炎1例，四天痊愈；伤寒1例，十二天痊愈；重症支气管炎1例，六天痊愈；7例流感，两天內痊愈。

注：

1．原料以紫皮蒜为佳。

2．已制成滴眼剂、栓剂、软膏、擦剂、流膏、冲洗液等剂型。

稷山县人民医院

主治：咳嗽吐粘稠黄痰。

方药：炙冬花四钱　焦山楂五钱　金銀花二钱　甘草二钱。

用法：水煎二次，混合分二次服。每日一剂。

病例：陈××，男，成年，咳嗽吐痰，咽痒声哑，經用本方一付即愈。

武乡县韩北公社烷高角大队

主治：慢性支气管炎、支气管哮喘。

方药及用法：樟核头5个（約2.5两重），熬10次，服5天，日服二次。或用5个樟核头熬成半碗水，然后加豆腐4两再熬，約剩100毫升左右，豆腐变成油炸过似的发棕色，服湯吃豆腐。

病例：武××，45岁，62年8月患感冒后，并发气管炎，气喘，經治无效，同年10月經太原×医院诊断为慢性气管炎，支气管哮喘，肺气肿，住院50多天，症状好轉，出院半月又复发，如此反复发作，后服用上述偏方40余次痊愈，迄今未复发。

注：樟核头即白松松塔。

清徐县高白公社
洛池渠卫生所赤脚医生　武步亮

1949
新 中 国
地方中草药
文 献 研 究
(1949—1979年)
1979

主治：哮喘、支气管炎。

方药：瓜蒌一个，去皮，内放入枳附子二钱，用湿麻纸包好，烤至焦黄，研末。

用法：每早晚服5—6分，开水送下。效果良好。

阳曲岱盂公社卫生院

主治：寒候痨，虚痨，咳嗽，气喘，肺结核。

方药：龟板　鳖甲　白槟榔各四两　肉苁蓉　补骨脂夏季各二两，冬季各二两半。

制法及用法：先将龟板，鳖甲用开水煮沸两次，把肉撕下使龟板，鳖甲呈现白色为宜，在煤焦火上烤，在烤的过程中，用三年以上的陈醋徐徐往上滴，成为黄色为止（烧焦的必须刮去，烧成炭不能用）；与上述各药合在一起研成细末。服时，先将药锅内水煮沸，加入药粉五钱再煎，吃少量饭后，以黄酒为引将药服下。

注：本方是秘方，据反映效果较好。

武乡县大有公社姜井凹大队

主治：小儿咳嗽（上呼吸道感染、支气管炎、肺炎、百日咳）

方药：桑皮一钱半　黄芩一钱　杏仁一钱半　白前一钱半紫苑一钱　竹叶八分　灯心二分　川贝一钱半　云苓一钱半　陈皮一钱　枳壳一钱半。

加减：

一、风寒咳嗽，畏寒微热，无汗，鼻塞，流清涕，频咳，指纹浮红，苔薄白，脉浮紧。加炙麻黄八分，前胡一钱半，生姜两片。

二、风热咳嗽，身热微恶寒、出汗，烦躁不安，口干咽红，鼻塞流浊涕，指纹深紫，苔微黄，脉浮数。加芦根二

• 14 •

錢，桑叶一錢半，連翹一錢半，牛子一錢半，桔梗一錢。

三、食积咳嗽：咳嗽气促，夜間尤甚，口臭，胸腹脹滿，拒按，便瀉或便閉，舌苔厚膩，指紋紫滯，脉緩有力。加苏子一錢，萊服子一錢，焦四仙四錢，川朴一錢。

四、肺虚咳嗽：咳嗽不利，喉中痰鳴、面白易出汗，汗出不止，动則尤甚，舌淡苔薄，脉緩。加黄芪一錢半，款多一錢。

五、肺閉暴喘（包括肺炎）：发烧，咳嗽，气喘，痰多，声如拉锯，面靑，脉数，指紋靑紫，舌紅黄苔厚。加灸麻黄八分，花粉，天竺黄一錢半，藏青果一錢，檳榔一錢，竹瀝水二錢，川軍少許。

六、咳嗽（百日咳）：陣发性咳嗽、气促，有回声。呕吐，咳时面紅，微浮肿。加百部一錢，苏子一錢半，萊服子一錢半，檳榔一錢，千层豆一錢，半夏一錢。

便干或便秘閉者加川軍八分，目赤者加白茅根二錢，炒栀子一錢，丹皮一錢。

疗效：治疗数千例，疗效很好。

注：以上用量为 1—3 岁用量。

太原市中医研究所

主治：小儿伤风咳嗽。

方药：茯苓二两　川貝母二两　梨三斤　蜂蜜一斤。

制法：1.茯苓，川貝母加水两碗，煎煮成一碗，过滤。

2.将梨切成片加适量水，煎煮一小时，过滤。

3.合并上两滤液，加入蜂蜜，慢火煎熬成稠膏（苓貝秋梨膏）。

用法：每次服一食匙，每日三次，温开水送服。

病例：李××，女1岁，伤风咳嗽不止，經服本方数日

•15•

1949

新 中 国
地 方 中 草 药
文 献 研 究
(1949—1979年)

1979

即愈。

武乡县韩北公社烧高角大队

主治： 肺化脓症。

方药： 勒馬回三至五錢。

用法： 水煎服，每日二次。

病例： 曹×，男，35岁，患肺痈，开始采用中西医方法兼治，皆无效。最重时每日吐淡血五、六碗，依墙壁日夜长坐不能安睡。后采勒馬回六、七苗煎半茶杯服之，当日即觉輕快，繼續每日服六、七苗，共服百十苗后，脓痰全无，飲食增加，痊愈

万荣县卫生办公室

主治： 重感冒（对常見重感冒一般解热药物 治疗 无效者）

方药及制法： 将猪粪用砂鍋炒黄，粉碎，加水 煮后过滤，再煮再过滤，装瓶备用。

用法： 服用量视病情輕重而定，病輕者服量少些，病重者服量多些，飯后睡前温服。服后半小时出汗即愈，一般一剂即可，最多三剂見效。

阳泉矿务局医院

主治： 予防流感

方药及制法： 黄 芩三兩　連 克三兩　荆芥 穗一兩麻黄一兩　菊花三兩　生石膏二兩　滑石五兩　蒼术三兩防风二兩　葛根一兩　甘草二兩。制成水丸。

用法： 內服，每日2次，每次5錢。小儿酌减。

晋城县巴公公社东四义大队

主治： 甲状腺机能亢进

方药： 橘皮四钱　半夏三钱　茯苓一兩　厚朴四钱　蒲公

英四钱　麦芽四钱　龙胆草三钱　昆布五钱　夏枯草四钱　海藻五钱　香附四钱　沙参四钱　白芥子三钱　苏子四钱　木香二钱　元参五钱　贝母三钱。

服药期间若患者身体极度消瘦，导常虚弱者，可配合服十全大补汤加附子：

党参五钱　白术四钱　茯苓四钱　甘草三钱　附子三钱　肉桂一钱　生芪一两　当归四钱　生地五钱　川芎四钱　白芍五钱。

用法：水煎服，日服一剂，连服三剂，停药两天。以后连服三剂停药两天。15天为一疗程。十全大补汤可隔日一剂，水煎服，共服一月左右。

病例：

赵××，女，28岁。1969年1月10日发现颈粗，呼吸不畅，当时正在产后40余天。后逐渐身体消瘦，全身无力，汗多，心跳速，性情急躁。检查双侧甲状腺肿大约3厘米，2月3日在大同三院检查，基础代谢＋34%，诊断为甲状腺机能亢进。返回本院后服中药。因体虚于上药中加入红参、生芪、当归、白术等。服至30余剂，感觉精神好转。同时服消瘿五海丸10盒，后连续服到50剂，颈部肿块消失，身体恢复正常而痊愈。

应县人民医院

主治：急性肾炎

方药：以化湿清热利尿为主，加味五苓散为主方：

桂枝四至六钱　云茯苓三至四钱　猪苓三至四钱　泽泻三至四钱　黄柏二至三钱　黄芩二至三钱　大黄三至八钱　车前子一至三钱　酒白术二至三钱　蔻仁一至二钱　藿香一至二钱。

制法：水煎；先拣出大黄，待其他药煎成后，加入大黄共煎数分钟。

• 17 •

1949
新 中 国
地 方 中 草 药
文 献 研 究
(1949—1979年)
1979

用法：①水煎服，每剂煎二次，煎汁并在一起，再分二次服。早晚各服一次，每日或隔日一剂。随症加减：如有感染，体温升高，可加连壳，黄连，黄柏、或速用抗菌素。尿少、尿浊、尿闭者，倍量用泽泻，车前子，重用大黄，必要时加五皮饮。大便不通者重用大黄，加当归，一般病人可用中量大黄，让患者轻泻数次，尤以浮肿者为然，以助利水。腹胀满难忍者加厚朴、萝卜子、陈皮、麦芽。腰、下肢凉，麻木者加附子。血压过高者注射硫酸镁或加产石膏。身虚者加桂枝、大黄（宜小量），必要时加人参、白术。

②卧床休息。一般休息1——2周左右下床活动、尿检恢复正常后，逐步参加日常工作、劳动。

③限制食盐、碱。

④心力衰竭用强心剂。

疗效：治疗40例，除一例死于心力衰竭外，都取得了良好效果。

山西沁源人民医院

主治：肾小球肾炎。

方药：鲜白茅根半斤。

用法：水煎，早、晚两次分服。

疗效：治疗8例，效果良好。

平顺县西沟公社

主治：急、慢性肾盂肾炎。

方药：石韦50克

　　　　制成注射液100毫升。

制法取石韦洗净，加蒸馏水浸没，煎煮2次，每次30分钟。过滤，合并滤液，并浓缩至100毫升。置冰箱中冷藏24小时，过滤，加入等量95%乙醇，放冰箱内24小时。过滤，蒸餾回收乙醇。加入0.45克氯化钠及1毫升苯甲醇，用力振摇，并用注射用水調整体积至100毫升，經G—3号垂熔玻璃漏斗过滤，分装，热压灭菌即得。

用法： 肌肉注射、每日二次，每次1毫升。

疗效： 經临床使用，疗效較好。

晋中地区人民医院

主治： 腎盂腎炎

方药： 小柴胡湯合猪苓湯化裁

①急性发作：人参白虎湯、竹叶石膏湯加减。

三仁湯、杏仁湯、杏仁滑石湯、葛根芩連湯，八正散，萆薢分清飲。

②非急性发作：补腎滋阴（六味地黃、知柏地黃菟絲子丸，腎气丸）或健脾益气（补中益气湯，疏肝益气湯，四君子湯）

方法： 腎盂腎炎的临床表现，特别是尿路刺激症状，似属中医"淋症"范圍，其成因据《巢氏病源》認为是腎虚膀胱湿热所致，故滋阴补腎和清利湿热是治疗对策。临床应分清发病緩急，结合病人脉症特点，权衡湿热輕重，辨清标本緩急，依据邪正消长的主次，有步驟的辨証施治：

①急性发作，或慢性腎盂腎炎急性发作；应分辨湿热輕重，热重者重用苦寒清热，而以淡渗为輔；如往来寒热以和解少阳的小柴合猪苓湯化裁。壮热煩渴者，以清热生津的白虎湯、竹叶石膏湯加减。湿重者以淡渗利湿为主，佐以苦寒清热，如三仁湯、杏仁滑石湯，葛根芩連湯、八正散、萆薢分清飲之类加味。

②非急性发作：多为慢性腎盂腎炎的病例，此时病情多呈現一派虚象，根据病机可見有腎阴不足，肝腎阴虚、脾腎

•19•

1949

新 中 国
地 方 中 草 药
文 献 研 究
(1949—1979年)

1979

阳虚等，按照邪正消长的情况以补虚调正为主，兼清局部，采用标本同治，祛邪扶正并施的原则治疗，如投以补肾滋阴〈六味地黄、知柏地黄、菟絲子丸、肾气丸等〉或健脾益气〈补中益气湯、疏肝益气湯、四君子湯等〉。

③反复发作：病情迁延，久病致虚。故治疗以扶正为主。正邪兼顧、标本緩急、随証施治。

疗效：依据1965年中医研究經驗交流座談会集体制定的疗效标准判定，36例中临床治愈28例，占80%；有效者6例占16%；无效者2例占4%。其中急性者治愈率达93%。慢性者66%，但由于客观上的原因，未能随訪，其远期疗效尚难估計。

山西省中医研究所

主治：小便淋瀝，尿白，尿道疼痛。

方药：青嫩柳枝皮四两　白糖一两。

用法：水煎取液，一日两次分服，連服一周。

病例：王××，男，39岁，患小便淋瀝症数年，尿白，小便时有針刺样痛。服上葯五天后尿白减少，疼痛减輕，服至第八天尿液变清，疼痛消失，繼續服葯三天。观察一年多未复发。

壶关县树掌公社大会大队合作医疗点

主治：小儿麻痹

治疗方法：

一、急性期：

1、針法可刺大椎、曲池、合谷、足三里，以增强抵抗力。如肢体瘫痪已經出现，应針刺啞門、大椎、陶道等穴，阻止瘫痪进展、若有呼吸微弱，痰喘，針风池、天突、丰隆、合谷、內关、足三里等。

• 20 •

手法：取速刺手法，抽刺 3 — 5 次出针。

2、方药：清躁汤

黄芪二钱　苍术一钱　白术五分　泽泻五分　麦冬一钱　丹皮一钱　人参三分　云苓三分　当归三分　生地一钱　神曲一钱　黄柏一钱　猪苓一钱　甘草一钱　柴胡一钱　黄莲一分　五味子一粒。

功用：泄热利湿，治长夏湿热成萎，小儿自汗或热伤元气，二便闭涩。

用法：水煎服，连服 3 — 5 剂，湿热消退为止。

3、西药：用西药解热、镇静剂代之，同时配合抗菌素控制预防感染，效果更为理想。

二、恢复期及后遗症期：

1、针灸：可根据经络循行部位，以循经和局部取穴相结合，辩证地选用经穴。

宜补多泻少，轻弱刺激，缓慢进针，不留针。

灸法：最好用药艾卷，行温和灸，选穴同针刺经穴，每次灸 3 — 4 个主穴，约30—40分钟，达到局部潮红、微汗、皮肤湿润为度。

疗程：前三天每日针一次，以后间日一次，15次为一疗程，休息20—30天。可连续治疗 3 — 6 个月。灸法可与针刺同时进行或间日进行。

2、中、西药配合：用"可保立苏汤"，针灸配合服药，在停止针灸期间服"龙马自来丹"。同时可配合维生素丙，复合维生素乙及维生素乙12。

附方：

1、可保立苏汤（在原方基础上稍有变更）：黄芪一两半　当归二钱　赤芍二钱　白术二钱　党参三钱　枸杞二钱　薏米

1949

新 中 国
地 方 中 草 药
文 献 研 究
(1949—1979年)

1979

仁二钱　故子一钱　炒枣仁三钱　甘草二钱　桂枝二钱　核桃一个（捣碎）。

注：原方中杭芍改为赤芍，山萸肉改为薏米仁，另加桂枝。本方剂量为四岁以上儿童剂量。

用法：水煎服，每针灸一次服一剂。

2、龙馬自來丹：馬錢子一斤　地龙一两半（去土焙干），香油适量。

制法：将馬錢子倒入熬热之香油内，炸成古銅色，捞出趁热切成两片，用蔴紙吸油，凉干，和地龙同时研成細末，密封备用。

用法：每个疗程之后服用，每日一次，一岁小儿每次服半分，2－3岁每次服一分，4－5岁每次服一分半，成人每次3－5分。服后如有痙攣等反应，可酌情减量，并以甘草湯解緩。

疗效：共治疗小儿麻痹1260例，均有效。现取1968—1969年100例統計，其疗效为：痊愈42例（42%），接近治愈42例（42%），好轉16例。

注：疗效評价标准

痊愈：完全恢复正常，外观无畸形；

接近痊愈：功能基本恢复正常，但不如健康人稳定，肌肉稍松弛但不萎縮，外观无畸形。

好转：經治疗后瘫痪好轉，肌肉萎縮松弛稍进步，畸形未完全矫正。

无效：經治疗2－4疗程后毫无进步。

襄汾人民医院

主治：乙型脑炎

方药：銀花一两　連翘四钱　佩兰三钱　大青叶五钱　郁

• 22 •

金三钱　板兰根五钱　生石膏二两　黄芩二钱　石菖蒲三钱　芦根五钱　莲子心三钱　滑石五钱　姜蚕三钱　栀子三钱　麦冬四钱荷叶四钱　甘草二钱　黄连一钱

用法： 上药煎30分钟，滤出。分次间隔二小时口服或鼻饲，再将药加水煎第二次，服法同前。生石膏可先煎30分钟后再加入他药。

加减：

急性期抽搐加止痉散（全蝎，蜈蚣各等分）每次冲服2—5分，轻者可用干地龙二钱或活地龙2—4条加上药中煎服。

痰盛加：竹沥水五钱　天竹黄三钱。

神昏加：安宫牛黄丸，分两次冲服。

神昏、便秘、抽搐加：紫雪丹五钱。

神昏、多痰加：局方至宝丹一丸，分两次冲服。

大便秘结加：川大黄二钱　元明粉三钱。

头痛剧烈加：菊花三钱　石决明三钱。

恢复期方（一般7—15天）：

阿胶三钱　生鸡子黄二枚　龟板五钱　白芍三钱　元参三钱石斛四钱　生地三钱　麦冬四钱　鳖甲三钱　丝瓜络四钱　甘草一钱。

有低热者可加：青蒿二钱　地骨皮四钱　竹叶二钱。

疗效： 治疗247例，同期单用西药组病死率为28.3%，中西医结合组为13.6%。

病例： 高××，男，14岁。69年9月6日因发烧，头痛呕吐一天、项强、脑脊液明显异常住院。经输液，静脉点滴激素及复方冬眠灵，次日高烧达39℃，仍头痛，经服用本方一付，次日烧退、精神倦躁，继服两付病愈。

1949
新 中 国
地方中草药
文 献 研 究
(1949—1979年)
1979

注：西医疗法可参考"流行性乙型脑炎防治手册""或农村医生手册"等。

太原市传染病院
山西省中医研究所

主治：小儿結核性脑膜炎及中毒性脑病等引起的惊风吊眼，利尿

方药：桑根白皮。

用法：掘取直径0.5～1.0厘米的新鲜桑树根，刮去表皮，抽去木心，取其白皮切成一寸长的小片，加少量水，搗烂，压榨取汁备用。

口服，一日三次，每次量：1—3岁服3～5毫升；4～6岁服5～10毫升。

病例：牛××，男，1岁，因发热，咳嗽，抽风吊眼两天而入院，經检查诊断为小儿肺炎并发中毒性脑病，患儿入院后两眼上吊，抽搐不止，經用各种抗菌素无效。后用桑根搗汁治疗吊眼好轉，后治愈出院。

武乡县人民医院

运用辩证法治疗精神病

襄汾县赵曲公社卫生院，山阴县岱岳公社卫生院，稷山县城关公社卫生院，他們 以辩证唯物論做指导，发掘祖国医学遗产，对4059位精神病患者进行了治疗，治愈率达80％以上，其經驗是：

3.大力继承和发扬祖国医学遗产，采取中西医药结合的办法治疗，并不断总结经验。

治疗精神病配合使用的药物。

方剂组成

第一方：

菖蒲五钱　橘红三钱　远志二钱　枳实三钱　茯神二钱　炒枣仁五钱　大黄五钱　扑硝三钱　竹茹三钱　天竺黄二钱　龙骨五钱　牡蛎五钱　甘草一钱半　硃砂五分（冲服）水煎服

第二方：

菖蒲五钱　大黄两　扑硝两（另包）　炒枳实五钱　茯神二钱　半夏三钱　桔红二钱　远志三钱　炒枣仁五钱　龙骨两　牡蛎两　木香钱半　竹茹三钱

水煎服

第三方

菖蒲五钱　胆星三钱　朱茯神五钱　枳实五钱　川军五钱　扑硝三钱　香附米三钱　朱寸多三钱　半夏三钱

水煎服

第四方

菖蒲二钱　桔红三钱　玉玺三钱　炒枣仁五钱　远志三钱　枳实三钱　胆星三钱　天竺黄三钱　姜半夏三钱　木香二钱　甘草二钱

水煎服

使用方法：

1949

新　中　国
地 方 中 草 药
文 献 研 究
(1949—1979年)

1979

1.凡神志昏愦，狂言狂語，焦虑不安，面紅目赤、苔黄、脉弦洪数者，为心火盛，神明紊乱、宜清心泻火。服第一方，并同时加牛黄清心丸二粒，日一次，空腹服。

2.凡声高气促，目怒张，猖狂性暴，大便秘結，小便少赤，舌苔躁黄，脉实大滑数，为火盛痰壅，阳明实热，宜泻火逐痰，体强者选用二方，体弱者选用三方，无論服第二、三方均加礞石滚痰丸三钱，早晚空腹用药汁冲服。

3.凡不眠不食、目瞪口呆，見人迴避，不言不語，舌苔薄白，白膩，脉沉弦、弦滑、为气郁痰结，弥塞竅絡，宜宣郁开竅，通絡滌痰，用第四方加服苏合香丸二粒，睡前用药汁冲服。

在具体治疗中，着重政治思想工作，并依据病情选用上述不同方剂，辯証加减施治。如服第一、二、三方泻四、五日，直至粪便內出现白色粘液物，可减去大黄、扑硝，或改用第四方，直至痊愈，如效果不著加服麝香五厘。

注：山阴岱岳公社，稷山城关公社二卫生院未送葯物治疗部分的资料，现选行的为襄汾赵曲公社卫生院的方剂。

襄汾县赵曲公社卫生院
山阴县岱岳公社卫生院
稷山县城关公社卫生院

用途： 預防麻疹

方药及制法： 紫草六两　二花四两　甘草三两　陈皮四两半。研末制成散剂。

用法： 五岁以上每次服2錢，五岁以下每次服1錢半，連服3天。集体预防用大鍋煎湯分服。

晋城县巴公公社东四义大队

主治： 再生障碍性貧血

• 26 •

治法：

1.割治部位：第一次在两手食指与中指指蹼处，第二次在无名指与中指指蹼处。

2.割治方法：酒精棉球局部消毒，用小刀在指蹼处顺纹切开0.5—1厘米，深达皮下組織，用三棱針徐徐挑出皮下脂肪，剪除小豆大一块。而后撒布磺胺粉，包扎。

3.加减归脾湯：白术　台参　炙黄芪　白茯苓　远志　枣仁　广木香　黄蓮　炒山葯　炙甘草　当归。

4.加减錢氏白术散：台参（党参），白茯苓　炙甘草　藿香　广木香　葛根　枳实　白术。

治疗步驟：第一次割治后开始服中药加减归脾湯和錢氏白术散，隔一周后进行第二次割治，繼續服上述中葯至痊愈。

病例：王××，男七岁，經天津血液病研究所診断为再生障碍性貧血，血色素3克，經用本法治疗血色素上升至11克、恢复健康。

李××，男，2岁，經××医院診断为再生障碍性貧血，血色素4克，經用本法，血色素上升至11克，恢复健康。

大同市口泉区工农兵医院

主治：过敏性紫癜并发腎脏病变

方药：按清热凉血法选葯

（1）銀花（炭）　連翘　黄柏（炭）　栀子（焦）黄芩（炭）　丹皮（炒）

（2）生地（炭）　地楡（炭）　侧柏（炭）　大小蓟（炭）　血余炭。

（3）茯苓　泽泻　猪苓　木通　車前子

1949

新 中 国
地 方 中 草 药
文 献 研 究
(1949—1979年)

1979

用法：日服一剂，早晚分服。

疗效：血尿渐渐消失，随之蛋白尿，管型尿亦减退，平均疗程30天（半月～2月）血沉大多下降或转为正常，患儿一般情况都显著改善，紫瘀不再复发。

晋东南地区人民医院

主治：小儿惊风，营养不良。

方药：羊肝散：羊肝五两　赤金三十张　硃砂四钱　天南星二钱　海螵蛸五两　沒药二钱　使君子二钱　鸡内金二钱　琥珀二钱　僵蚕二钱　天麻二钱　全虫二钱。研为细末，分成30包。

用法：6个月至1岁，一包服十天。1至4岁，一包服八天。5至7岁，一包服六天。8至12岁，一包服五天。每天早晚两次，米汤水送服，忌油食。

注：本方系群众献出的秘方，据反映治小儿营养不良效果良好。

晋城县人民医院

主治：癫症（羊羔疯）。

方药：肚剁羊羔（须无毛者）。

用法：焙干研末，黄酒送服，每次三至五钱，每日一次。

病例：程××，男，35岁，患羊羔疯十余年，影响生产劳动，服用肚剁羊羔两只，痊愈。

武乡县韩北公社烧高角大队

主治：偏瘫。

方药：一号方：黄芪五两　桂枝二两　牛膝二两　木瓜二两　党参三两　当归二两　川芎二两　地龙二两　生马钱子八钱

二号方：黄芪四两　桂枝二两　牛膝二两　木瓜二两　党

参二两　当归二两　赤芍二两　桃仁一两　紅花一两　水蛭五个
乳香一两　沒葯一两　生馬錢子一两三钱。

制法及用法：研細末，炼蜜为丸，每丸重三錢。早晚各服一丸，白水送下，連服 5～7 天，停五天，共服 3～6 个月。年老体弱及小儿可酌情减量。

效果：对脑血管栓塞所致偏瘫用二号方效果較好。对小儿麻痹后遺症也有一定疗效。

阳泉铁路医院

主治：失眠

方药及用法：生 地五至八钱　五 味子三钱　远 志三钱　云苓三钱　生龙牡五钱　炒枣仁一两　当归三钱　水煎。硃砂（或以琥珀代替）五分　冲服。

太原市中医研究所

主治：人畜中毒。

方药：瘟疫草（解毒草）适量。

用法：水煎服。人用量一次五钱　羊及其他牲 畜食 草中毒时可适当加大用量。

疗效：曾有群众 6 人误食农葯中毒，服用 瘟 疫 草而得救。

注：瘟葯草为百合科植物小玉竹 Polygonatum invlucratum Maxim 的根茎。

阳城县药材公司

1949

新 中 国
地 方 中 草 药
文 献 研 究
(1949—1979年)

1979

外 科 部 份

（包括五官、皮肤病）

外　　科

主治：血栓闭塞性脉管炎

辨证分型：为便于辨证施治，特根据临床症状分三个类型：

一、虚寒型：患肢皮肤苍白、喜暖怕冷，受冷则痛；脉象多沉细，患肢温度较低，足背动脉搏动减弱或消失。

二、寒湿型：患肢温度低，喜冷畏热，抬高患肢则苍白，放低变青紫或赤红，夜间疼痛加重，常抱膝而坐无法入眠，脉象多沉弦，足背动脉及胫后动脉的跳动不能触及，肌肉萎缩。

三、毒热型：此型大都伴有坏疽，部分患者伴有发烧，患者昼夜不能入眠，脉象多洪数，足背动脉及胫后动脉消失，甚致腘动脉股动脉搏动亦不易触及。

治疗方法：

一、内服方剂

1.温经解毒通瘀汤（适用于虚寒，寒湿型）：

川桂枝五钱　当归一两五钱　赤芍六钱　生熟地各一两　怀牛膝六钱　木瓜六钱　鹿角胶五钱　忍冬藤一两五钱　红花三钱　淡附子五钱　独活五钱　秦艽四钱　丝瓜络四钱　鸡血藤一两　炮姜三钱　桑枝一两

水煎，分二次早晚服

2.滋阴解毒汤（适用于毒热型）

金银花二两　当归二两　元参一两五钱　蒲公英一两五钱　怀牛膝六钱　赤芍六钱　紫丹参八钱　生地黄二两　丝瓜络五钱　川

1949
新 中 国
地方中草药
文 献 研 究
(1949—1979年)
1979

石斛一两　甘草八钱

水煎，分二次早晚服

以上二方主要功能在于温经，活血，散瘀，促使气血流畅；并有解毒，滋阴，补益，止痛之功。在应用时請辨証加减。如患病較久，导致气血两虚，去主方中的紫地丁，赤芍等药，加党参、黃芪、杭白芍以补气血。湿重者应去鹿角胶，加泽泻、生薏仁、苍术。痛甚者可酌加乳香，沒药之类以鎮痛。

二、外治法：

1.浸洗法：无坏疽的患肢，用服过的药渣，加艾叶、羌独活、葱白、苏木再加水煮沸候溫泡洗双下肢，每日2～3次，功能促使患肢气血流畅。

2.外敷法：

黑附子三钱　干姜三钱　川草烏各二钱　細辛二钱　吳茰三钱研末，白酒，陈醋調成糊状，敷双足足心，对虚寒，寒湿型有一定疗效。

3.活血止痛膏：

当归二两　紫草一两　甘草三钱　乳香一两　沒药一两　蔴油一斤　将药浸入油內，三日后用文武火熬去渣，再熬至滴入水內成珠，多春加石腊一两五钱(夏秋用二两)，最后加血竭三钱輕粉二钱，共研末調匀为膏外用，功能消炎止痛，去腐生肌。

疗效：从1960年开始，十年共治疗700余例，近期疗效約98％，远期疗效为85％，截肢率1％。

典型病例

关××，男，干部，59岁右足蔴木，抽痛，难远行，60岁右跗趾疼痛，夜不能眠。检查：脉弦数，右足背动脉搏动消失，膕动脉搏动小于左侧，跗趾青紫，尖端已坏死，右下肢肌肉萎缩，发凉，先后服滋阴解毒汤及温经解毒通瘀汤八十余付，右足创口愈合，足背动脉恢复正常，随访十年未复发。

山西医学院第二附属医院

主治：血栓闭塞性脉管炎

方药：当归一两 二花一两 連翘五钱 甘草五钱 元参五钱 木瓜三钱 牛膝三钱 �芁三钱 紫地丁五钱 乳香三钱 元胡二钱 桂枝三钱 威灵仙三钱 防巳三钱。

用法：每日一付，連服20—40付。

另配合针灸：悬鐘透三阴交，患肢对侧合谷。

局部浮肿明显者，外敷猪胆汁加明矾涂于患处可止痛消肿。

疗效：治愈8例。

临汾地区人民医院

主治：血栓闭塞性脉管炎

方药："温通"主要用下方：

乌头桂枝汤： 川乌四钱（先以水煎好，去渣，入蜂蜜半两）桂枝三钱

生白芍三钱 炙甘草二钱 生姜三钱 大枣四枚。水煎后与川乌蜜汁合在一起，飯前温服。

附子汤：

党参五钱 茯苓五钱 附子三钱 生白芍四钱 白术四钱。水煎飯前温服。

此外通脉四逆汤，当归四逆汤，温脾汤等均可随証間用，如偏虚者，可間用黄芪桂枝汤加味。

若足趾已发潰瘍，此阶段必须間服阳和汤：熟地一两 鹿角胶四钱 白芥子二钱 桂枝三钱 炮姜一钱 麻黄一钱 炙

•33•

1949

新　中　国
地方中草药
文　献　研　究
(1949—1979年)

1979

甘草一钱。水煎入黄酒一两温服。

　　"活血逐瘀"主要用下方：

　　蔡芃三钱　当归三钱　桃仁三钱　草红花三钱　沒药三钱
羌活二钱　甘草二钱　川芎二钱　香附二钱　牛膝四钱　地龙三钱
（洗净）五灵脂三钱。水煎饭前温服。

　　体虚者加黄芪1—2两，

　　微热者加苍朮三钱　黄柏三钱。

　　通窍活血汤：

　　桃仁三钱　赤芍三钱　草红花四钱　川芎二钱　老葱三根
生姜三片　射香五厘。

　　射香另包，余药以黄酒半斤，适量水煎睡前以药汁冲射
香服，此方适于趾呈青紫严重者。

　　"养阴解毒"主要用下方：

　　四妙勇安汤加味：

　　银花三两　元参一至三两　当归一至二两　甘草三钱　龟板
四钱　乳香三钱。水煎饭前服。

　　薏苡仁合剂：

　　薏仁三两　茯苓二两　车前子五钱　白朮三钱　桂枝三钱。
水煎饭前温服。

　　疗效：治疗21例，痊愈七例，基本痊愈者五例，有效者
八例，无效一例。

大同医专

　　主治：血栓闭塞性脉管炎

　　方药：当归一两　元参一两　银花一两　甘草三钱　桂枝
三钱　赤芍五钱　红花三钱　丹参一两　牛膝五钱　鸡血藤五钱
川椒五钱　细辛一钱　口芪一两　党参一两　升麻一钱半。

　　或用下方：

銀花六钱　　当归六钱　　元参一两　　甘草三钱　　党参五钱　　口芪五钱　　丹参三钱　　赤芍四钱　　公英一两　　地丁三钱　　石斛六钱　　木瓜三钱　　白芷三钱　　蜈蚣四钱　　地龙四钱　　云苓三钱　　猪苓三钱。

疗效：治疗37例，29例痊愈，3例显效，5例疗效不著，无一例截肢。

太原市中医研究所

主治：破伤风

（一）中药治疗：

1.第一步镇静安神，"五心"出汗，驱除病毒于体外，用"五虎追风散"。

方药：南星二钱　　天麻二钱　　全虫四钱　　蝉蜕六钱　　姜虫二钱　　勾藤二钱　　朱砂面五分（另包冲服）。

用法：水煎温服，分头、二煎每煎，150毫升，一日一付，连服六付，（产后破伤风服四付）休息一天用下药；

在此阶段如患者咳嗽多痰，则加橘红二钱　　半夏二钱　　川贝母三钱　　陈皮二钱

如腹痛，加木香三钱　　吴茱萸三钱　　名"木萸汤"。

2.第二步安定神经，清除胃肠毒素、用"琥珀彻底汤"。

方药：南星二钱　　全虫二钱　　蝉蜕四钱　　姜虫二钱　　勾藤二钱　　白芷二钱　　大活二钱　　羌活二钱　　防风二钱　　琥珀面五分（另包冲服）朱砂五分（另包冲服）

用法：如为产后破伤风再加当归二钱　　川芎一钱　　白芍二钱每日一付连服六付后用下药。

在此阶段如患者腰痛加杜仲三钱　　木瓜三钱　　腿痛加川牛膝三钱　　腰背痛加桂枝三钱　　川芎二钱。

•35•

1949

新　中　国
地方中草药
文　献　研　究
(1949—1979年)

1979

3.第三步　补其虚弱、消除筋骨疼痛，用十全大补汤。

方药： 当归三钱　川芎二钱　熟地二钱　白芍二钱　党参三钱　云苓三钱　白术二钱　甘草二钱　肉桂一钱　生芪三钱　五味子二钱　生姜三片为引。

用法： 每日一付，连服六～八付。

在此阶段如有第二步症状，同样可加诸药。

（二）西药治疗： 以镇静，解痉防止抽搐、窒息及合并症发生。

1.抗感染：予防肺炎可用青、链霉素等。

2.发病一周内，抽搐频繁，有窒息危急生命时，可加用冬眠 I 号加入 5 ％葡萄糖液500毫升内静脉滴注，一分钟30—40滴，一日一次，严重者可一日二次。

3.如抽搐不频繁可用阿米妥钠0.1～0.2克，每 6 — 8 小时口服一次，或10％水合氯醛10—20毫升，每 6 — 8 小时灌肠一次，抽搐随时用。

4.如大便干可用果导，大便不下可用甘油或 肥 皂水 灌肠。

5.患者不能进饮食可静脉输液，补充热量及电解质。

6.伤口处用双氧水纱布包扎，待伤口肉芽生长则常规换药。

疗效： 共收治112例痊愈103例，死亡 9 例（合并肺部感染窒息）。

注： 以上各中药方为成人用量，如为 8 —12岁儿童可用半量，8 岁以下儿童可服十分之二、三。

临汾地区人民医院

主治： 破伤风

方药： 琥珀追风汤：

羌活三钱　川芎三钱　大黄三钱　僵蚕三钱　南星三钱　清

芨三钱　防风三钱　川乌三钱　草乌三钱　全虫三钱　白芷三钱

蜈蚣三至五条　蝉蜕三钱　白附子三钱　天麻三钱　甘草三钱

另加琥珀、朱砂各一钱，研细分三次冲服。

上方服用七天后改服玉真散，如为儿童各药用量均

为二钱　琥珀、朱砂各减为五分。

方药： 玉真散：天麻二钱，防风二钱　羌活二钱　白附

二钱　南星二钱　白芷二钱。

用法： 温酒或童便送下。

疗效： 治疗五例痊愈。

大同市第一人民医院

主治： 腰椎结核

方药： 猫头鹰一只　去毛、爪、嘴；烤干，成焦黄，研

末。

用法： 每次服一小酒盅，黄酒送服，两只即愈。

阳曲大盂公社卫生所

主治： 颈淋巴结核，皮肤结核。

方药： 白头翁一两五钱（一日量）。

用法： 水煎取汁，分三次服，小儿减半。连服十天为一

疗程，一般治疗需三至七个疗程。成人剂量每个疗程可用至

1～2市斤。

疗效： 治愈三例颈淋巴结核，一例皮肤结核。

病例： 申××，女，16岁，两年前患淋巴结核，曾用链

霉素、雷米封治疗，病情好转，后于1969年12月复发，曾用

链霉素40克治疗无效。入院检查确诊为颈淋巴结核，采用白

头翁治疗，在第一、二个疗程中肿块逐渐缩小，第三个疗程

末肿块全部消失。继续观察一年多未复发。

1949

新 中 国
地方中草药
文 献 研 究
(1949—1979年)

1979

注：白头翁为毛茛科植物 Pulsatilla chinensis（Bge·）Regel。

屯留县吾元公社医院

主治： 淋巴結核。

方药： 地虎七条去头足，蒲公英五钱　車前子七粒　蒽菇朵七个　蚬蚣二条　紅猪肉四两。

制法及用法： 将蒲公英放在砂鍋內，加水（約四斤），把地虎放在上面蒸半小时，取出，用两块新砖把地虎夹在中間压一夜，取出剁烂，再加猪肉、蒽菇朵、蚬蚣剁在一起，加車前子做成七丸，用砂鍋蒸熟，乘热一次服下。

说明： 1.地虎要求在每年清明节前捕捉。

2.每人每年只服一次。

太原铁路医院

主治： 淋巴結核。

方药： 知柏丸：黃柏（盐炒）四两，知母（盐炒）四两煅蠣粉二两　川山甲（炒）一两六钱。

共研細粉，制成綠豆大水丸或三錢重蜜丸。

用法： 水丸：日服三次，每次一錢。

蜜丸：日服一次，每次一丸。

疗效： 共治疗7例，均获較好效果。

病例： 秦××，男，24岁，患頸部淋巴結核，呈核桃，杏仁大小不等，二年后破潰不愈，經服知柏丸二个月后，瘘管愈合，肿块軟化，繼而消失，恢复健康。

壶关县树掌公社大会大队合作医疗点

主治： 頸淋巴結核。

方药： 明雄黃一两　制乳香二两　制沒薬二两　全虫三钱蛤蚧尾三对　蚬蚣七十条（去头），冬虫草一两　僵蚕一两。

• 38 •

制法：共为細末，将白面和成面块，赶成面片，将药面包住，做成月餅形状，放在炉火旁焙 2—3 天，成焦黄色为止。去掉面皮，将药研成細末，装胶囊內即成。

用法：每日上午10时服三粒，晚上睡前服四粒，茶水送服。视身体强弱不同，可适当增减。体弱者，每日可减为 5 粒，即白天 2 粒，晚上 3 粒。

副作用：部分患者服药后出现颜面稍肿、头晕、眼红、鼻唇干燥、咳嗽、皮疹发痒、食欲不振、全身不适等。可停药两三天，待反应消失后，繼續服用。

病例：王××，女，42岁，患病已十二年。颈部两侧及锁骨上窝有一連串硬疙瘩，共九个。三个已潰破，经常流脓水。用药 1 个月后，疮口洁净，用药 3 个月后痊愈。

晋城县李寨公社卫生院

主治：淋巴腺結核。

方药：一个核桃掰两半，去仁，加全蝎壹只，文火烤至焦黄，研末。

用法：每次服壹个，开水送服。

阳曲大盂公社卫生院

主治：乳腺炎。

方药：外用药：

紅朱膏

山甲珠三钱　乳香二钱　沒药二钱　銀朱五钱　章丹五钱　凈輕粉二钱　冰片二钱　炉甘石五钱　紅升丹二钱　雄黄二钱　鉛粉五钱（炒）硼酸粉五钱。

以上諸药共为細面，加凡土林一磅调成油膏外用。

乳痈膏

高丽参二两　五倍子二两　血余炭五两　对花椒二十对（去

1949

新 中 国
地 方 中 草 药
文 献 研 究
(1949—1979年)

1979

子）明矾二两　鉛粉一斤　人指甲一两（洗净）　槐枝（三支约六两）　香油三斤。

除白矾、鉛粉外其他六味药均油炸至焦黄色去渣，将油滤过后加白矾細面，以文武火熬油，夏天将药熬至能点水成珠，冬天能点水成冰，则离火后上鉛粉，以槐枝二条边攪拌，边上鉛粉，至膏药能全附于槐枝上，試之有粘性后放冷水中浸凉备用。

內服乳痛湯Ⅰ号

归尾三钱　瓜蔞一两　蒲公英四钱　地丁四钱　花粉三钱
白蕉二钱　甲珠二钱　陈皮二钱　青皮二钱　浙貝母三钱　粉草二钱　水煎服。

內服乳痛湯Ⅱ号

知母八钱　双花五钱　連翹三钱　白芷一钱　花粉三钱　甲珠二钱
瓜蔞一两　丹参五钱　水煎服。

如有高烧者，Ⅰ号或Ⅱ号中加元参五钱～一两　生地五钱。
病情較长者，体虚加人参或党参、黄芪等药。

口服通奶湯（乳汁积滯明显者用之）：山甲珠三钱　川断三钱　路路通六个　王不留五钱　漏芦三钱　木通二钱　桔絡一钱　陈皮二钱　双花五钱　連翹四钱　公英一两　粉草三钱
乳香二钱　水煎服。

用法：急性期，破潰初期外敷紅朱膏一般每日换药一次或隔日换药一次。伤口即将愈合时改用乳痛膏，4—5天换药一次。
脓肿破潰后不必放引流条及药捻，可輕輕按摩乳房并內服通奶湯1—2付。內服湯药每日或隔日一付，脓肿破潰体温正常后可停药。

疗效：共治疗各种类型乳腺炎160余例均获痊愈，本疗法除高烧期外，患者均能繼續哺乳，不用开刀手术。

注：①乳房病灶有波动时，以注射器針头穿刺吸脓，明确脓腔位置后，行火針穿刺，以促进脓肿早日破潰。

②乳房剧痛时可針刺患侧冲阳穴，强刺激留針20—30分鐘，可止痛8—12小时。

山西医学院第一附屬医院

主治：急性乳腺炎，乳头皲裂。

方药：粉面炭九两　生地炭一两　冰片一钱　薄荷冰一两　蜂蜜二钱　醋适量。

制法：将前四味药研碎后，加入后两味药調成糊状（提毒膏）。

用法：将局部皮肤洗净，涂上药，干后再涂，1～2日炎症即可消失，化脓期則无效。

阳泉矿务局医院

主治：乳腺炎。

方药：仙人掌一块。

用法：去刺，搗成糊状，敷于患部。每日三次，每次敷1～2小时。

平顺县北社公社医院

主治：乳腺炎：

方药：为民湯：蒲公英一两　鹿角霜一两　王不留三钱。

用法：煎湯內服。

疗效：有消炎止痛作用。

文水县医院

主治：腸梗阻。

方药：当归五钱　醋青皮二钱　枳壳二钱　桃仁泥二钱　萊菔子三钱。

1949

新 中 国
地方中草药
文 献 研 究
(1949—1979年)

1979

用法：水煎服。

病例：楊××，腹疼呕吐，不大便，不放屁四天，服藥后，肚痛在一、两分鐘內就減輕，一小时后开始排便。

平顺西沟公社

主治：痔瘻

一、枯痔散：

组成及制法：将砒研細末放在旧瓦上，置于炭火上煅，时时攪动至黑烟冒完、白烟将尽成小豆状为止。

煅砒一錢　枯矾二錢　真烏梅肉二錢（烧存性）　朱砂三分（水飞）　乳香（去油）五分，共研极細末即成。

适应症：凡能脱出肛外的二、三期內痔，每天大便后敷一薄层約0.2—0.8克，輕者2—3次，重者8—9次即可脱落。

禁忌症：肝、腎疾患，心脏病，高血压，糖尿病，活动性肺結核等。

二、砒矾釘（瘻釘）

组成及制法：白砒一两　明矾二两共研細面入小砂鍋內，于炭火上煅之，待紅青烟冒尽冒白烟时，上下煅透，将鍋取下置阴湿处1—2夜。煅后約剩一两五錢为宜。

用上藥一两加雄黄二錢四分，乳香一錢二分（去油研細末），再加白及末适量，用冷开水調起，搓成如細鉛笔芯（直径約1毫米）之条，阴干即成。

适应症：用于多发性肛瘻，上此藥后可退管拔毒，結合手术治疗有根治之效。

三、明矾注射液：

明矾15克，加蒸餾水100毫升，加热后使其完全溶解，过滤后經高压消毒即成15%明矾注射液。

•42•

四、鱼肝油酸钠注射液

将鱼肝油酸钠注射液注入痔核粘膜下层，可使其小血管硬化，痔核萎缩止血。

五、无砒枯痔钉（消痔钉）

组成： 枯矾二两　五倍子二两　三七参五钱　雄黄五钱　朱砂一钱　白及末适量。

制法： 先将五倍子去内物煅焙，乳香（去油）和其他药共研细末，加入适量白及末，加温开水调成均匀的浆泥，搓成火柴棒粗的两头尖的钉子即成。

用法： 用于各期内痔核，配合硬化剂用。根据痔核大小每次插2—10支。

六、九华散：

组成： 滑石一斤四两　月石三两　龙骨四两　川贝六钱　冰片六钱　银朱六钱。

制法： 先将龙骨煅后研细，再与其他各药混合研细即成。

功能： 消肿、止痛、生肌、收口。

太原市中医研究所

主治： 痔瘘

一、内痔注射（消痔液）、插药（枯痔丁）疗法：

1、适应症：各期内痔

2、方法：术前患者清洁灌肠，取左侧卧位（膝胸位或截石位亦可），肛围剃毛。常规消毒。助手立于患者左侧，双手轻轻分开肛门，暴露出痔核。术者立于患者右侧，以红汞棉球消毒痔核表面，右手持注射器于痔核根部平行直肠壁侧刺入痔核粘膜下层，视痔核大小注入消痔液0.5—1毫升。痔核立即鼓起变为紫黑色，徐徐退出针头后用镊子夹枯痔丁

• 43 •

1949

新 中 国
地 方 中 草 药
文 献 研 究
(1949—1979年)

1979

半条，迅速塞住针眼，以防出血和药液外流。为加强作用可在痔核根部纤维组织较厚之处和药液未渗到之处插药2—3个半条。这样能保证痔核完全脱落。环状内痔，可分2—3次治疗。每次间隔时间为7—10天。术毕将痔核送回肛管内。肛管内注入消炎止痛膏3—5毫升（或塞"安纳素丁"）肛门口盖一纱布，用胶布固定。术后卧床2小时，即可自由活动。

二、肛瘘治疗方法

用大面积深度切开瘘管的方法治疗，痛苦小，愈合快，瘢痕组织小，几乎不产生瘢痕，没有肛门失禁的后遗症。

方法：患者取左侧卧位，肛周常规消毒，瘘管周围浸润麻醉，术者用探针从瘘管外口探入，顺管道而行，再以左手食指伸入肛管内寻找内口。在肛管内触及探针头即为内口所在。取出探针，插入镰形刀，左手食指将镰形刀的探针头从肛门拉出并于左手拇指握住探针头，右手握镰形刀根部，做来回拉锯样运动，将瘘管割开，切开主管后用探针仔细找寻叉道，将叉道——切开，然后将伤口及死腔内坏死组织和多余皮肤全部剪除，以利引流。除有较明显出血需结扎止血外，一般用棉球蘸止血散填塞创口，包扎。

三、肛门裂治疗方法：

用线状切开法治疗。

方法：左侧卧位，常规消毒，裂口部浸润麻醉，从裂口中央纵行切开。深度必须切断裂口基底部栉膜带。然后将创口边缘之结缔组织及多余皮肤切除，使创口敞开呈碟形，填塞蘸有止血散的棉球，包扎。

注意切口要足够深，足够大，深度一定要切断栉膜带，见到内括约肌，创口大小约为原裂口的五倍。术后预防便

• 44 •

秘。

四、脱肛注射疗法：

用5％明矾甘油液。适用于儿童或成人的直肠粘膜脱垂。

方法： 术前清洁灌肠，左侧卧位或膝胸卧位。肛周常规消毒，以左手食指插入肛管内，右手持注射器，于肛门左右两侧距肛门缘1.0厘米处平行直肠壁刺入，深度4—6厘米。左食指触之确定针头不在肠腔内方可注射。每侧注入5—10毫升，注毕肛管内打入少量消炎止痛膏。肛门外敷以酒精纱布，外盖一干纱布，用胶布固定。

用药处方：

1.消痔液：三氧化二砷1.0，无水明矾2.0，普鲁卡因粉1.0，甘油100毫升。

将甘油置烧瓶内煮沸后，依次加入以上三种药，用玻璃棒搅动，待冷备用。普鲁卡因粉需待甘油稍冷后再加入，以防分解。

2.枯痔丁：主要成分为砷。我们所用为福建中医研究所成品"枯痔丁"，经有关单位测定，每支含三氧化二砷0.6—1毫克。

3.消炎止痛膏：飞甘石五钱　滑石五钱　血竭一钱　朱砂一钱　儿茶一钱　乳香五钱　铅丹二钱　冰片三钱。

共为细末，过籮，用凡士林调成20—30％油膏即成。

4.止血散：儿茶一两　明矾八钱。

共研细末，外用。

5.明矾甘油：明矾5％，甘油74％，奴夫卡因1％，注射用水20％。

称取明矾5.0克，奴夫卡因1.0克，置烧杯内，加注射用

1949

新 中 国
地 方 中 草 药
文 献 研 究
(1949—1979年)

1979

水20毫升，微加热攪拌，溶解后与74克甘油混合攪拌。高压灭菌、备用。

疗效：治疗內痔、外痔、肛瘻、肛裂、脱肛等患者共4809例，痙愈4669例（占97.3％），减輕105例（占２％），不明35例（占0.7％）。

山西省中医学校

主治：痔核

一、內痔的检查方法：

內痔的检查不用肛門鏡，而用一种自制的"負压肛检器"，通过負压作用讓肛門外翻，观察痔核情况。

"負压肛检器"的一端是用玻璃或有机玻璃制成的型号不同的小鐘罩形"肛罩"，用肛罩紧扣住肛門，用50毫升注射器緩慢抽吸注射器，反复数次，肛門即可完全外翻。通过透明的肛罩可以清晰見到內痔所在部位，大小和出血情况。

二、药物配制方法：

去痔膏：大綠三份 香灰七份 以香油調成葯膏。

去痔釘：大綠和香灰按３：７比例，另加少量阿胶、江米粉、乳香、沒葯等賦形、活血、止痛药調成固体膏葯，并制成火柴棒大小的针形"去痔釘"，凉干即成。

三、操作方法：患者取膝胸臥位，酒精消毒。如是外痔，以"去痔膏"少量涂抹外痔頂部即可。如果是內痔，并且已經外翻在肛外者，可不用麻醉，以"去痔釘"直接刺入痔核內或用"釘剂打入器"把"去痔釘"直接打入痔核內。

如果痔核外翻不滿意或在深部暴露不好，可以用肛門鏡輕輕扩张肛門暴露痔核。

痔核上葯后发生肿脹，渗出，一般四天后逐渐萎縮而治愈。单純痔核一般上一次葯即可痙愈，多发痔或环形痔先选择大痔核上药，以后酌情分期上药，每周一次，一般最多三次即愈。

四、反应及其他处理：上药一小时后病人感到局部輕微疼痛，个别病例有恶心、头晕和便意等不适感，一般对症处理即可。

上药后可內服 3—5 天长效磺胺和局部以溫高錳酸鉀水經常坐浴。

疗效：治疗41例各种痔核患者，一例好轉，其余全部治愈。

山西医学院第一附屬医院

主治：結腸及直腸多发性腸息肉

方剂：生芪五钱　党参五钱　白芍三钱　赤石脂一兩　地榆五钱　二花五钱　炒萊服子三钱　姜炭一钱　薏仁二兩　檳榔五钱　木香一钱　丹参三钱　王不留四钱。

水煎服每日一付

外用散剂：五倍子一兩　龙骨一兩　川連四钱　銅綠五钱　銀朱一兩　雄黃五钱　烏賊骨一兩　硼砂三钱　冰片三钱　生牡蠣粉一兩。

共为細末敷患处

外用药棉球：冰片五钱　黄柏一兩　滑石五钱　石膏五钱　苦参一兩　甘草一兩　乳香（去油）五钱

共为細末，凡士林与药面和匀，加热溶化，放脱脂棉浸透，搓成如枣大药棉球。送入肛深部，每次用四至五个。

自制药线：紫草五钱　猪油六兩　輕粉一钱　冰片三分　乳香五钱　沒葯五钱　黃連五钱　雄黃三钱。

先将猪油熬化去渣，装在瓶中再将其他葯調匀，用7号絲綫放入瓶內封好，用以結扎息肉。

• 47 •

1949
新　中　国
地 方 中 草 药
文 献 研 究
(1949—1979年)
1979

病例：

吕××，女，17岁，11岁患便血，肛門內长瘤子，越长越大。检查：肛內出一长串红色息肉，流出魚腥臭黑紅色液体，面无血色，骨瘦如柴，經葯綫結扎，涂外用散剂，塞外用葯棉球，內服中葯，經治月余，自觉症状消失，直腸息內已全部去除。

太原市中医研究所

主治· 外伤及外科手术后引起的疼痛。

方药： 5％元胡注射液。

用法： 供肌肉注射，用量由医师决定。

疗效： 經临床使用，認为疗效較好。

晋中地区医院

主治： 外伤引起的疼痛，各种神經痛，头痛、牙痛及风湿痛等。

方药： 大救架散剂、片剂及注射剂。

用法： 散剂：一次0.3～0.5克，口服或煎服。

片剂：一次0.3～0.5克，口服。

5％注射剂：每次2～4毫升，肌注。

疗效： 对十二例各种原因引起疼痛的患者 临 床試 驗証明，止痛范围广，效果好。

病例： 陈××，女，45岁，70年7月6日右腋部被磨面机压伤，伤口从右上臂內侧到右胸部，长約20厘米，寬10厘米，深达肌层，皮肤亦被撕开，患者疼痛剧烈，大汗淋漓，当即服大救架0.5克煎液，10分鐘后疼痛基本消失，配 合 局麻給予縫合，术后八小时內无痛感。

段××，男，36岁，1970年7月5日因齿槽脓漏，疼痛难忍，服用大救架0.3克煎液后，約五分鐘止痛。

• 48 •

注：大救架为瑞香科植物纪氏瑞香Daphne giraldii Nitsche的干燥茎皮。

永济县卫生办公室

主治： 化腐定痛

方药： 生石膏一两　朱砂三钱　冰片一钱　硼砂五钱

制法： 研成细末

用法： 外用

太原市中医研究所

主治： 腰腿痛。

方药： 串地龙　一百克，制成注射液1000毫升。

制法： 将串地龙切片，用蒸馏水洗涤两次，加注射用水400毫升，煎煮30分钟，过滤，收集滤液。药渣再同上法煎煮一次，合并两次滤液，浓缩至100毫升，加入等量95%乙醇，放置4～12小时后过滤除去沉淀物，蒸馏回收乙醇，加入4.5克氯化钠，再加入注射用水至1000毫升，用G—3号垂熔玻璃漏斗过滤，灌封，100℃/30分钟灭菌供用。

用法： 穴位注射0.1～0.5毫升，每日一次。

疗效： 据反映效果较好。

交城县

主治： 刀伤，各种创伤出血及跌打损伤。

方剂： 炒蒲黄五钱　血余炭五钱　枯矾一钱

用法： 共为细末涂患处。

疗效： 经用本药治疗各种创伤出血23例效果良好。

沁源县李元公社贤友大队

主治： 刀伤，各种创伤出血

方剂： 生石灰四两　大黄两　韭荣一斤

制法： 用石灰将大黄炒黑后去大黄，将韭荣与石灰共捣

• 49 •

1949

新 中 国
地 方 中 草 药
文 献 研 究
(1949—1979年)

1979

如泥，加开水搅拌，用纱布滤过，取汁晒干为粉外敷。

沁源县李元公社贤友大队

主治：創伤出血。

方剂：馬勃八钱　炒蒲黃四钱。

用法：用蒲黃粉擦患处，再把馬勃敷在伤口上包扎好。

疗效：治疗刀伤、創伤20例效果好。

沁源县李元公社贤友大队

主治：創伤出血。

处方：白及八克　天竹黃十二克　海螵蛸六克　馬勃六克。

用法：涂于創伤出血处。

疗效：經动物实驗表明：对于較大面积的动静脉出血有明显的止血效果；涂薪后，不需加压，平均在五分廿秒左右使出血完全停止。

山西省中医研究所

主治：出血、炎症

方药：陈石灰半斤，老韭菜一斤

制法：陈石灰和老韭菜按 1：2 的比例配制；先将韭菜中杂草拣去，洗净晒干，然后用铁錘搗烂成泥状，再与陈石灰混合在一起繼續搗烂，最后摊在新砖上阴干，碾细过籮取細粉装瓶內，封口备用。

用法：将伤口用溫开水洗净，把止血散敷上薄薄一层，用纱布胶布封口。

疗效：对小伤口，新伤口能即刻止血，并有消炎作用，对旧伤口有消炎防腐，促进肉芽組織增生的作用，一般需上薪2—7天伤口痊愈，退痂后不遺留瘢痕。

病例：李××，男，64岁，木匠，在鋸木料时，鋸伤脚面，出血不止，病人疼痛难忍，用此薪后当即止血。三天换药一次，七天痊愈。十天創面結痂脫落，表面平整光滑，恢复了正常。

襄垣县常隆公社卫生院

主治：毛細血管及小动脈、靜脈出血。

方药：海棉状葫芦內皮适量。

用法：外敷患处。

疗效：曾用于三例头部火器伤患者，止血迅速，且伤口一期愈合，无感染。

襄垣县西营公社卫生院

主治：外伤出血。

方剂：大黄，石灰各等分

制法：将大黄、石灰石碾細，过篩，火炒为棕黄色为度，备用。

用法：将粉撒患处，治各种外伤出血，效果良好。

襄垣县西营公社卫生院

主治：各种出血。

外用：硫鉄矿石（火煅）50％，烏贼骨20％，乳香、沒药各5％，黄芩、黄柏各10％，共研細末备用。

內服：硫鉄矿石（煅成炭性），研成細末。

用法：外用于中、小外伤止血，直接撒布于創面。內服对肺結核大喀血，子宮出血，胃出血，痔出血，鼻出血均有止血作用，每次三錢，每日三次，可裝入胶囊服用。

效果：小外伤二分鐘內止血，中外伤10～15分鐘止血。肺結核大喀血，胃出血，痔出血等在24小时內止血。子宮出血24～48小时內止血。

阳泉铁路医院

主治：外伤性出血，及表浅动靜脈出血。

1949

新 中 国
地 方 中 草 药
文 献 研 究
(1949—1979年)

1979

方药：粉石灰一斤　山大黄二两半。

制法：将上药共炒至石灰呈桃红色为止，用细籮篩过，去渣即成。

用法：撒布患处。

疗效：先后治疗各种外伤性出血30余例，均立即止血。

病例：楊××，男，7岁，蹲倒致額部創伤二寸长裂口，鮮血外流，經用本药后立即止血，未再用任何药物，4～5天后痊愈。

武乡蟠龙公社温庄大队

主治：創伤出血

方药：龙骨五钱　海螵蛸五钱　枯矾十钱　冰片二钱　輕粉一钱

用法：撒于伤处。

疗效：有消炎，止疼、止血的作用。

病例：宋××，右大腿切口长約1.5厘米深不到1厘米，撒本药并輕度压迫，二分鐘有灼烧感无疼痛，七分半鐘后血已凝結，包扎，八日后痊愈，无感染。

运城人民医院

主治：出血

方药：象皮

制法：土炮研粉

用法：将此药粉敷于伤处。

太钢医院

主治：出血

方药：生龙骨

制法：研成細末。

用法：敷于伤面。

太钢医院

主治： 出血。

方药： 石腊秧根、金钱树皮。

制法： 取石腊秧根40％，金钱树皮（去掉表皮）60％，洗净，焙干，研成细末。

用法： 将此药粉，撒于出血处，轻压 2～3 分钟即可止血。

疗效： 将此药撒在动物 2 毫米粗的动脉血管出血点，用纱布稍加压迫 2—3 分钟，即可止血。

晋城县人民医院

主治： 鼻出血

方药： 马屁勃（即马勃）

用法： 将马屁勃放于鼻腔出血部位即可。

太钢医院

主治： 出血

方药： 乌贼骨　白及　三七参

制法： 共研细末。

用法： 每日服三次，每次 1～2 钱。

太钢医院

主治： 出血、吐血、便血、尿血

方药： 白及　阿胶

用法： 每次口服一钱

太钢医院

主治： 创伤出血

方药： 炒马勃　熟地炭　大黄炭　棕炭等量研细。

用法： 敷于创伤出血处

太钢医院

山西省医药卫生展览技术资料选编

1949

新 中 国
地 方 中 草 药
文 献 研 究
(1949—1979年)

1979

方名：刀伤红灵膏

主治：刀伤、烧伤、烫伤、创伤、跌打损伤。

方药：陈石灰九钱　明雄黄六钱　朱砂三钱　川黄連三钱
血竭三钱　乳香（去油）三钱　沒葯三钱（去油）梅片钱半
麝香九分

制法：将以上药品共研细末。取上等白胶16两，用水6.2斤化开。将此葯末倒在白胶水內搅匀，刷在红纸上，（可刷100张红紙）阴干备用。

用法：用舌舐湿葯膏，贴于伤口，如出血多将葯膏冲开，可用紗布纏住。

河津县人民医院

主治：烫伤。

方药：紫草油：紫草一两，白芷五钱，冰片五分，黄腊五钱香油一斤。

制法：先将香油炼好，放入紫草，白芷炸焦为止，取出过滤后，再放黄腊，冰片即得。

用法：外用。

太原铁路医院

用途：自制熟石膏粉，做石膏綳带用。

制法：将生石膏碾成细粉，过细籮，放入鍋內炒，除去水份。以攪拌不费力，炒匀不沾粉为度。

效果：代替市售石膏粉，成型时间一般仅数分鐘，与武汉产品比较，成型时间相似。

阳泉矿务局医院

方名：紫草膏

主治：烧伤

方药：紫草一两　忍冬藤一两　白芷一两　白腊五分　冰

片五分　香油一斤

制法： 先将香油烧开，用油炸焦紫草、忍冬藤、白芷后去渣，投入白腊和冰片即成。

疗效： 滑润皮肤，消炎止疼，治愈火药烧伤六例，汽油烧伤四例，开水烫伤一例。

国营晋安化工厂医院

方名： 黄连膏

主治： 一、二度烧伤

方药： 黄连三钱　黄柏三钱　姜黄三钱　当归一两　生地一两　香油半斤　蜂蜡四两

制法： 将前五味药放入油内，炸成黄色为止，去渣。将蜂蜡切碎，放入另一盆内，然后将热香油药料倒入蜂蜡盆中即成。

河津县人民医院

主治： 烧伤

方药： 清石灰水一斤　芝麻油六两

制法： 将清石灰水和芝麻油混合搅匀。

用法： 将药膏涂于烧伤处

疗效： 能消炎、止疼，防止瘢痕形成。经九例Ⅱ°烧伤患者使用，烧伤面积分别为0.5%至12.5%，效果良好。

病例： 王××，男、五岁，上肢及胸部二度烧伤；烧伤面积达12.5%，经用此烧伤药膏后，未遗留后遗症。

襄垣县西营公社卫生院

主治： 跌打、扭伤、疖肿

方药： 猪胆汁150毫升、菊花粉30克、绿豆粉150克、生甘草粉50克、樟脑15克、冰片5克、食盐30克，香油适量。

制法： 上药混合均匀调成糊状

1949
新　中　国
地 方 中 草 药
文 献 研 究
(1949—1979年)
1979

用法： 敷患处，用紗布包好。隔三天换葯一次。

疗效： 观察20多例，有效率90％以上。

病例： 李××，脚部扭伤一月余，經針灸、封閉、烤电治疗无效。敷葯 3 次痊愈。

山西省军区教导大队

主治： 毒蛇咬伤，乳痈，漆疮。

方药： 独角莲（山慈姑）适量。

用法： 将新鲜地下球茎搗烂，从伤口周围紅肿的远端开始涂敷，逐渐近于伤处。

疗效： 治愈毒蛇咬伤垂危病人一例；治疗乳痈及漆疮患者各一例，均見良效。

病例： 张小鎮，男，因上山砍柴被毒蛇咬伤，毒势迅速蔓延，当夜即肿至小腿，用麝香、烟油等方法治疗均无效。次日急轉公社医院救治，曾用高錳酸鉀消毒及封閉等无效，至第三日晚肿势已波及大腿根部及臀部，患者呈半昏迷状态，此时即采用独角莲搗泥，从大腿根部开始涂敷，約二小时即退肿，皮肤皺縮，逐渐向下涂，伤口不断流出血水，連續施用二天即痊愈。共用独角莲地下球茎十余顆。

阳城县药材公司

主治： 毒蛇咬伤。

方药： 麝雄散：麝香一分，雄黄五錢，白芷三钱，辽細辛一钱

制法： 先将雄黄、白芷、細辛三味葯混合研成細末，然后再放入麝香研匀即成。

用法： 先用三棱針在伤口周围刺一圈，挤出毒水，再将紫皮蒜搗成浆状涂敷伤口处，然后把葯末用白酒冲服，一次服完。亦可先行服葯。

• 56 •

疗效：共治愈26例蛇咬伤患者。

病例：王××，男，29岁，收割小麦 时不愼 被 毒蛇咬伤，当时伤处疼痛难忍，紅肿厉害，經用此方治愈。

屯留县戾马公社卫生院

1966.2——1966.12针麻手术种类及疗效

手 术 名 称	例 数	疗		效	
		优	良	尚 可	失 败
甲状腺手术	4	1	2		1
扁桃腺切除术	3	2		1	
經腹扎管术	2	1			1
腎切除术	1				1
合 计 （%）	10	4 40%	2 20%	1 10%	3 30%

1949

新 中 国
地 方 中 草 药
文 献 研 究
(1949—1979年)

1979

表二：1970年8月8日——11月针麻手术取穴疗效一览表

手术名称	取　　穴	例数	疗效			
			优	良	尚可	失败
头 白内障摘除拨障术	神门、肝、眼→目，合谷　（均取患侧）	15	15			
虹膜切除、嵌顿术	〃	12	4	3	2	3
巩膜缩短术	〃	5	4		1	
斜视矫正术	神门→太阳，肝→肾，合谷　（均取患侧）	1	1			
眼球摘除术	〃	1			1	
颈 外眼手术	神门→交感→太阳、肺、皮质下、眼、肝	4	2	1	1	
颜面部手术	神门、肺、口、咽喉、屏尖、合谷、内关（均是患侧）	9	5	2	1	1
乳突根治术	神门、肺、皮质下、穴位注射扶突、合谷→劳宫、内关→外关　（均患侧）	2	1	1		
扁桃腺摘除	口、咽喉	13	6	4	3	
部 鼻中膈矫正术	神门、外鼻、内鼻、合谷	2	1	1		
甲状腺及颈部手术	①神门→交感　内分泌→皮质下　肺②神门→太阳、肺、皮质下、咽喉	14	7	7		
小　　计		78	46	19	9	4

手术名称		取　　穴	例数	疗效			
				优	良	尚可	失败
胸部手术	乳腺单純切除	神門→交感、皮质下→内分泌　胸→乳腺、肺、合谷、內关　（均患侧）	2	1	1		
	胸鎖关节结核病灶清除术	肺、神門、肩、胸、鎖骨、抶突	1	1			
	乳腺癌根治术	神門→交感、皮质下→内分泌　胸→乳腺、肺、合谷、內关　（均患侧）	2		1	1	
	胸壁結核病灶清除术	合谷、內关　（患侧）	3	1	1	1	
	胸腔閉式引流	神門→交感、頸→胸、肺皮质下　（患侧）	2			2	
	胸椎結核經胸病灶清除术	①右耳：神門→太阳、胸→胸椎→膈、平喘→肺体针：合谷、內关、委中、地五会（均右侧）②安眠Ⅱ号→风池	2		1	1	
	食管中段癌切除术	神門→交感、太阳、胸→胃→噴門　胃→噴門→食道、平喘→肺左：合谷、內关、委中、地五会、术中加足三里	1	1			
	上背部脂肪瘤切除	合谷、內关、委中、上背、肺	2	1	1		
	椎板减压术	委中、下背（均双侧）	1		1		
小　計			16	5	6	5	

1949

新　中　国
地方中草药
文　献　研　究
(1949—1979年)

1979

手术名称	取　　穴	例数	疗效			
			优	良	尚可	失败
胃大部切除胃肠吻合术	神门→太阳、肝、脾之間→胃→肺→口、虎边→劳宫、足三里(双侧)公孙→涌泉	11	1	3	3	4
腸瘺修补术腸梗阻	〃	2	1		1	
腎切除术	神门→交感、肺、腎、合谷、內关、地五会　公孙→涌泉　　（均患侧）	2		1	1	
闌尾切除术	神门→交感、肺、闌尾(右耳穴)；合谷、內关、足三里、闌尾（右体針）	2			1	1
腰椎結核	神门→肺、腹、腰椎、腎、腎上腺、委中、地五会、足三里、三阴交	2		1		1
肝脓肿切开流引	神门→肺、肝、合谷→劳宫、內关→外关、地五会、公孙→涌泉	1			1	
疝修补术	①神门→交感、肺、外生殖器、口→下腹②另加足三里、三阴交、維道→府舍	5		3	1	1
鞘膜翻轉术	〃	4		2	2	
耻骨上膀胱造瘺	神门、肺、腎→膀胱、三阴交、太冲	1		1		
副睪切除术	神门、肺、外生殖器、皮质下	1		1		
包皮环切术	神门、肺、外生殖器、皮质下、另加三阴交、骶裂孔	1		1		
脾切除	神门、腰→肺、三焦→上腹、腹→肝→胃→膈、合谷、內关、三里、公孙	1				1
小　計		33	2	13	10	8

腹部手术

手术名称		取　　　　穴	例数	疗	效		
				优	良	尚可	失败
妇产科	剖腹产（包括剖腹取胎）	神门→子宫、皮质下→肺、虎边→劳宫、公孙→涌泉、三里、三阴交	6	2	2	2	
	經腹卵管结扎术	神门、肺、交感、子宫、腹Ⅴ－Ｂ，注入双足三里、三阴交、太冲通电	6	3	3		
	卵巢切除	″	6	3	2	1	
	子宫全切除	″	4	2	1	1	
	会阴修补术阴道成形术	甑裂孔、阴阜二侧、三阴交（双）	3	2		1	
	小　　计		25	12	8	5	
四肢（骨科）手术	上　　肢	①扶突 ②扶突、耳針相应部位 ③神门→交感，肺，相应部位、合谷、曲池	46	18	16	10	2
	下　　肢	①神门→交感、肺、相应部位，合谷，阳陵→阴陵 ②腎、脾肺Ⅴ－Ｂ，注射环跳、脾关，相应腰神經干	12		6	6	
	小　　　　计		58	18	22	16	2
总　　　　计			210	83	68	45	14
（％）				39.5	32.4	21.4	6.7

1949
新 中 国
地 方 中 草 药
文 献 研 究
(1949—1979年)
1979

麻醉效果评级标准是：

优：不給或只給苯巴比妥鈉，或杜冷丁50毫克以下，术中病員无痛苦表情，或仅有不适或憋痛，但不用其他麻葯手术能順利完成者。

良：术中有疼痛不适，切皮或术中稍加局麻，或杜冷丁超过50毫克者。

尚可：术中痛剧或輔助用葯較多，但主要靠針麻完成手术者。

失败：針麻下无法完成手术，改用其他麻醉者。

針麻病例例举

例1：馬××，男，14岁、学生，左肱骨髁上骨折，切开复位，鋼針內固定，术前未用任何葯。于患側扶突穴扎針，捻轉10分鐘开刀，切皮虽訴痛，但面部无痛苦表情，复位时除訴困外，无其他不良反应，术終自走回去，麻醉效果为优。

例2：溫××，男、39岁、农民，十二指腸球部潰瘍，胃大部切除胃腸吻合术，术前双內关注入苯巴比妥鈉0.2克。耳針：双神門→交感→太阳，肝脾之間→胃→肺→口。体針：双虎边→劳宮，足三里，公孙→涌泉。消毒时静脈滴入杜冷丁50毫克，通电30分鐘手术。开腹前用1％利多卡因紗布敷于腹膜（减少腹膜疼痛）。自切皮至关腹，术中虽然牵拉胃、腸，患者毫无不适表情，术中血压、脉搏平稳，手术順利完成，效果为优。

針麻选穴、配方原則

1.“經絡所通，主治所及”，因此可取通过手术切口的經絡上的穴位。如腎切除可取足少阳胆經的地五会及足太阴脾經的公孙。

2.按阴阳、表里、脏象取穴："胸腹属阴，背属阳"故胸腹部手术多取阴经穴，背部手术多取阳经穴，肺与皮毛相表里，切皮多用耳的肺区；"肝主筋，开窍于目，肾主瞳仁"等，均是取穴依据。

3.中医临床经验及止痛效果好的穴位。

4.人体有病时，在耳壳相应部位表现出来（压痛、变色……）如胃病在耳壳的胃区有明显的压痛点。胃手术可取胃区。

5.根据神经支配取穴：如会阴区为骶神经分布，可取骶裂孔及阴阜（双侧）做会阴修补等手术。同样扶突镇痛区是自头颈到上肢。

针麻的优点：

1.简单易学，不需特殊设备和技术。

2.无严格禁忌症，适用于不能用药物麻醉的病人。

3.安全、经济、方便，适合于战地及农村手术需要。

4.无药物过敏反应，无局麻所致组织肿胀之弊，无术中、术后不良并发症，术后尚有一段时间镇痛效果，因此，可减少止痛药物的应用，同时术后复康较药物麻醉快。

5.术中病员清醒，有利于调动病人的主观能动性，更好地配合手术进行。

针麻尚待进一步解决的问题：

镇痛不全，肌肉欠松，牵引内脏反应较大，扎针疼痛，特别是耳针。

几点体会：

1949

新　中　国
地 方 中 草 药
文　献　研　究
(1949—1979年)

1979

2.經絡不是一条綫，而是一条带，一个区或一片。如針刺地五会（足少阳胆經），則其鎮痛区为：上自腋窝，下到腹股沟；前到腋前綫，后到腋后綫；安眠Ⅱ号透风池，其鎮痛区在鎖骨下与腹股沟之間，內起正中綫，外到腋前綫；一侧合谷穴的鎮痛区为該侧头，頸及上胸。不超过正中綫。因此，一定經絡，一定穴位，有一定鎮痛区。

3.长时間刺激"交感"有阿托品样作用，患者有口干等現象。所以消化道手术可不用阿托品。

4.扶突穴：浅刺可做頸部手术；稍向內下深刺能麻上肢；而向上斜刺，其鎮痛区可达同侧耳前后及顏面。

5.針麻有升压抗休克作用。凡失血、休克、中毒等危重病人以及肝腎功能不佳，不宜使用药物麻醉者，施用針麻，效果较好。如一位65岁潰瘍病大出血男性患者，意識淡漠，血压60/40mmHg，脉搏120次/分，血色素4.5克，扎針通电后，血压回升到100/80mmHg，术中因牵引內脏一度下降，但很快自己回升，維持在90—100/70—80mmHg 之間，脉搏在120次/分 以內。手术順利完成，后因血色素太低，补血600毫升。

6.我們認为麻醉前用药及术中杜冷丁非那根等輔助用药量与針麻鎮痛作用关系不大。早期我們唯恐病員疼痛而加大用量，不仅不能增强鎮痛效果，反而失败。此后不用非那根，不用或少用杜冷丁效果亦不逊色。

7.不断实践，从中找出规律性的东西，以提高疗效。如扁桃腺摘除术，过去用神門，肺，皮质下，咽喉，扁桃等穴，有时效果还不满意，现在只用口、咽喉二穴，效果亦好。因此取穴不宜多，而在精，能少就少；能透就透；尽量一針穿

多穴。（詳見例2的穴位）

8.我們先后曾用过电极板、穴位注射、手法捻針及电針四种刺激方法。手法捻針是基本功，符合战备要求，但較費人力；电极板与电針效果相同。前者适合怕痛暈針的患者。我們認为电針比穴位注射效果好。如眼科手术，穴位注射9例，其中优4例，占44.4%；尚可3例，占33.3%；失败2例，占22.2%。用电針11例，其中优9例，占81.8%；良2例，占18.1%，无失败。

电針麻醉机有正負极之分，正极比負极止痛效果好，因此正极多夹于主穴，負极夹于配穴。

9.麻醉效果：女性比男性好，体弱比体健好，神經类型安定者比緊张者效果好，主动配合者比拒絕者效果好。

10.針麻的成功关鍵，在于病員、术者麻醉人員"团結一致，同心同德"共同完成手术。因此，术前做好深入細致的思想政治工作是必不可少的。术者的操作輕巧与否也是成敗的关鍵。

11.病員个体差异很大，同样手术，同样穴位，同一人操作，因病員精神神經类型不同，效果完全相反：有的完全无痛，若无其事地躺在台上；有的完全无效，甚至改用局麻也叫痛。

以上是我們在三个多月中的点滴体会，如有不当之处望批評指出。

山西医学院第二附屬医院

中西药复合麻醉

我院用中西葯复合麻醉的胸腹部大中手术23种51例，效

1949

新　中　国
地 方 中 草 药
文 献 研 究
(1949—1979年)

1979

果较好，特摘录介紹下：

诱导：

用冬眠Ⅰ号2/3量肌注，如45分鐘后仍不睡可追加1/3；亦可放入5％葡萄糖50毫升中于10分鐘內靜脉慢慢滴入；（用冬眠Ⅱ号也可）

胸腹部大手术　靜脉注入司可林25—50毫克，箭毒5—15毫克，气管內插管。

急症、危重病人不用冬眠药，以2％硫苯妥鈉，司可林，箭毒快速誘导。

维持：

病人入睡后，靜脉快速滴入中药或"713"，15分鐘后即可手术。

适应症及禁忌症：

除青光眼、严重心血管疾患、甲亢及顱脑手术不适宜于用中药蔴醉外，其他大中手术均可应用。

优点：

药源丰富，經济，安全，无臭味，可抑制分泌，术后肺部并发症少；用药后血管扩张，故特别适用于断肢再植；鎮痛时间长，8—10小时，术后用止痛剂少。

存在问题：

鎮痛不全，肌肉不松，呼吸稍受抑制，血管扩张，出血多，生药含量不能准确定量，故每一批制剂需摸索，有关药理作用需进一步探討。

体会：

1.单用中药蔴醉不行，須配合使用强烈中枢神經系統抑制剂。胸腹部大手术需气管插管，并用肌肉松弛剂。

2.分次給冬眠灵或小剂量新斯的明可克服脉速，适当使用血管收縮剂及凝血剂，可减少出血。

3.用量：中药麻醉剂量为1—1.5克/10公斤体重，"713"

为0.36—0.45毫克。麻醉时间可維持 $2\frac{1}{2}$—3 小时，如須繼

續手术，可追加1/3—1/2量或給箭毒。

4.关闭胸腹时可肌注新斯的明1—1.5毫克。一般术終病
人的吞咽、咳嗽、睫反射即可恢复，有些病人可睜眼、四肢
动。

附：

1.中葯麻醉剂处方（每100毫升內所含生葯量）

洋金花65克　烏头10克　　南星6克　　半夏6克
当归15克　　川芎6克　　元胡15克

2."713"是从中葯洋金花中提出的生物磆即东莨菪磆。

山西医学院第二附屬医院

小夹板固定治疗四肢骨折

操作方法：

肱骨髁上骨折：小夹板固定适用于新鲜的較稳定的伸展
型肱骨髁上骨折。

一、手法整复：在臂丛麻醉或全麻下进行，整复方法可
参考外科学。

二、夹板固定：

1.木板：选用适当长度和寬度之柳木板四块；前侧板，
上自肱骨大結节，下至肘窝上1厘米。后侧板，自腋下到鷹
嘴下，远端并向前弯曲。內侧板，自腋下至內髁下3厘米，
远端加寬并向外弯曲。木板內层衬毡垫以胶布固定，远端嵌

1949

新 中 国
地 方 中 草 药
文 献 研 究
(1949—1979年)

1979

釘以便固定防滑脱。

2.紙压垫：梯型垫一块，置尺骨鹰嘴部，将远侧骨折段向前挤压。塔形垫两块，放在肘内外侧，内侧置髁下使远侧骨折段向橈侧挤压，外侧置近侧骨折段，将近侧骨折段向尺侧推挤。方型垫一块，放于肘窝上方，将近侧骨折段向后推挤。将以上四块紙压垫用胶布分别固定于木板上适当部位备用。

3 綳带及固定布带三条：

上述物品准备妥后，在肘部缠綳带，助手固定四块木板，术者先捆中間布带，依次捆肘部及腋下，包扎松紧应适度以摸到橈动脉搏动为度。然后用綳带将前臂悬吊于胸前。

三、透視：固定后即透視，若复位不佳，可重新整复，待整复滿意再固定。

四、术后处理：固定后检查橈动脉脉搏，注意手的溫度、颜色、疼痛，以便調整包扎松紧度，并将此法敎会患者与家属。以后每日調整布带松紧一次，二日透視一次，連續三次如无移位，术后3～4周除去固定，練习活动。

橈、尺骨骨干双骨折：适用于相对稳定的骨折。

一、手法整复：整复方法可参考外科学。

二、小夹板固定：

1.夹板四块：背侧板，掌侧板，尺侧板，橈侧板。

2.分骨垫二个：成人长6厘米，儿童长4厘米。

3.紙压垫：大小平紙压垫3～4个

在維持牵引下用綳带包扎数周，掌背侧各放一分骨垫，并用胶布固定。按骨折移位情况放置三点加压紙压垫，紙压垫用胶布固定，然后放掌侧，背侧板，由助手固定，再放橈、尺侧板。掌侧板上达肘横紋，下齐腕关节；背侧板上端

• 68 •

达鹰嘴尖，下端超腕 1 厘米左右。桡侧板上平桡骨头，下达桡骨茎突。尺侧板上达肱骨内髁下方，下达第五掌骨颈。然后用布带先捆中间，后捆两端，松紧应适宜，以能上下移动 1 厘米为准。

三、透视和摄片：如复位欠佳可重新整复再包扎复位满照正侧位象，屈肘90度，前臂取中立位，悬吊于胸前。

四、术后处理：卧床抬高患肢，注意远端血液循环状况，最初一周内透视 1～2 次，3～4 周摄X光片一次，观察愈合情况，术后即鼓励做功能练习，肿胀基本消退可开始抬肩肘关节。

科累氏骨折： 小夹板固定适应于相对稳定骨折。

一、**手法整复：** 方法可参考外科学

二、**小夹板固定：**

1.木板四块：掌背侧板与前臂等宽，桡侧板较长于尺侧板。桡、背侧板应超过腕关节，限制手腕桡偏、背伸，保持骨折对位。

2.纸压垫两个：一个置于远侧骨折端，包绕远段的背桡两侧面，一个置于近侧骨折端的掌侧面。

在维持牵引下用绷带包缠腕部及前臂下 1/3。安放纸压垫，再放夹板。用三条布带捆扎。

三、**透视：** 同桡、尺骨骨干双骨折。

四、**术后处理：** 同桡、尺骨骨干双骨折，五周后去掉夹板。

腓、胫骨干骨折： 小夹板固定适用于稳定性骨折，不稳定性骨折应结合跟骨牵引。

一、**手法整复：** 整复方法参考外科学。

二、**小夹板固定：** 在继续牵引下包扎绷带，用准备好的

1949

新 中 国
地 方 中 草 药
文 献 研 究
(1949—1979年)

1979

五块夹板（带毡垫与小腿长度相应）外、后、內各一块，前侧两块。下1/3骨折內外侧板应超过踝关节。上1/3骨折超过膝关节。为了适应小腿生理弧度，可在外侧上下方及內侧骨折处各放一紙压垫。用3～4条布带包扎，松紧适宜，以能摸到足背动脉，布带能上下移动1厘米。

三、透视和摄片：固定妥后透视，复位不佳重新整复，满意摄正侧位像。

四、术后处理：用薄枕抬高患肢，膝关节屈150～160度左右，每天检查夹板、紙压垫有无移位并调整布条的松紧，鼓励做功能練习。稳定性骨折固定三周后練习抬腿和屈曲膝关节，四周后扶双拐不負重步行。不稳定性骨折须结合骨痂生长情况，稳定程度可在5～6周去掉牵引，在床上繼續練习1～2周，方可扶拐不負重行走。9～10周达到临床愈合时去掉夹板。

股骨干骨折：主要用骨牵引加小夹板固定。

小夹板固定的注意事项：

一、包扎后須严密观察肢体的溫度、颜色、有无疼痛，如发凉、紫紺、疼痛說明包扎太紧应立即放松，否则易发生缺血性肌攣縮，因此，包扎应松紧适宜，使布带有一厘米移动度。

二、随时調整布带之松紧和夹板的位置。

三、早期做功能練习。

四、以上各点应告訴患者及家属并敎会如何处理，以防止并发症发生。

疗效：从1961年开始坚持用中西医结合方法——小夹板固定治疗四肢骨折1500余例，效果非常满意。

山西医学院第二附属医院

• 70 •

白内障针拨套出术

白內障針拨套出术是在祖国医学金針拨障术的基础上，經过整理，提高，配合现代医学发展而成的一种先进手术，它不仅适用于老年性白內障而且对先天性、并发性晶体脱位及某些外伤性白內障也都适用。套出术操作簡便，易于掌握，便于推广，术后病人毋須强制卧床，并发症少，瞳孔不变形，不会因手术引起散光，无单純拨障术后个别病人內障在玻璃体內动蕩及再浮起的缺点，由于玻璃体前界膜已破，故不易在瞳孔区形成玻璃状体疝性青光眼。但套出术对玻璃体扰动较大，玻璃体液化者外溢较多，自制的套出器还比較粗糙。

器械： 白內障套出器（用腰穿針或上頜竇穿刺針改制后加乳胶套制成）（見图1—1）

拨障針（用克氏鋼針磨成）

切开刀（用刮胡片做成的小三角刀）

其他同一般白內障摘除器械。

手术过程：

一、针拨：

术前准备：麻醉同一般白內障手术

用开瞼器或上下瞼緣处，各縫一牵引綫，开大瞼裂。（見图1—2）

从外下側距角膜緣約8毫米，切开球結膜及球筋膜，切口长約10毫米，向角膜緣分离，露出巩膜（見图1—2）

外直肌腱上縫綫一条，将眼球拉向上，向內轉，并稍向內旋，而固定之。（見图1—2）

1949

新 中 国
地 方 中 草 药
文 献 研 究
(1949—1979年)

1979

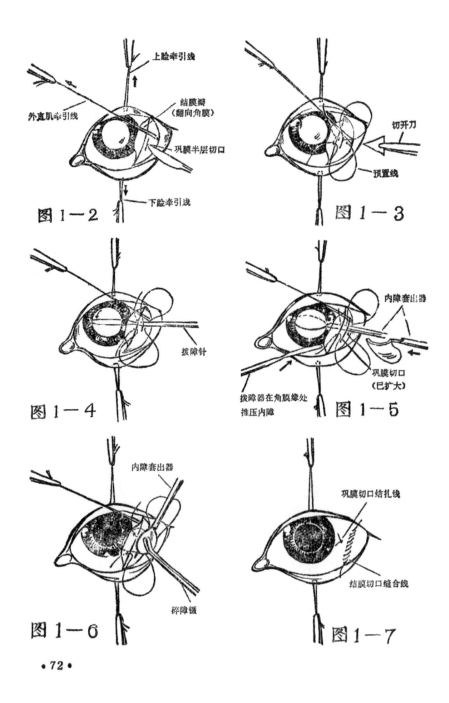

图1-2 上睑牵引线 结膜瓣（翻向角膜） 巩膜半层切口 外直肌牵引线 下睑牵引线

图1-3 切开刀 预置线

图1-4 拨障针

图1-5 内障套出器 巩膜切口（已扩大） 拨障器在角膜缘处推压内障

图1-6 内障套出器 碎障锤

图1-7 巩膜切口结扎线 结膜切口缝合线

用切开刀在外下侧（左眼 4 点30分，右眼 7 点30分处）距角膜缘 5 毫米，与角膜缘平行，作巩膜半层切口，长约 3～4 毫米，并做巩膜预置缝线一条。（见图 1－3）

用切开刀，以巩膜半层切口中切穿眼球壁，切口约 3 毫米。

把拨障针自切口送入球内，在内障赤道部与睫状突之间进行到内障前面，分别从外上，内上等侧向后下方压内障边缘部，使睫状小带断裂，让内障约呈30度倾斜，根据需要也可先从内障下缘处加压，使内障向后上方约呈30度倾斜。（见图 1－4）

二、套出：

用切开刀或剪刀，将眼球壁切口开大到 5～6 毫米。

将套出器闭合，从切口送入到内障后面，对准内障赤道部，打开套口，同时用拨障针在对侧角膜缘处加压，将内障推入套内（见图 1－5），闭合套口，徐徐将套口拉到切口外边。

打开套口，用碎障镊子进入套内将内障核破碎，取出其大部份（见图 1－6）。然后将套全部拉出，及时结扎预置缝线，使巩膜切口闭合，缝线结扎在结膜外边，结膜切口连续缝合。（见图 1－7）

结膜下注射考的松0.5毫升，上消炎膏，按常规包扎，术终。

山西医学院第二附属医院

1949
新 中 国
地 方 中 草 药
文 献 研 究
(1949—1979年)
1979

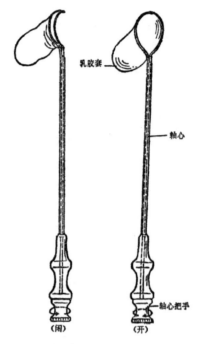

乳胶套

轴心

轴心把手

（闭）　（开）

内障套出器（用腰穿刺针改制成）

图1—1

主治：青光眼

方药及用法：

中药：沉香三钱　乌药四钱　藿香四钱　檀香三钱　菊花五钱
甘草二钱　夜明沙三钱　黄芩三钱　黄柏三钱　川黄连三钱　青
皮四钱　陈皮三钱　香附三钱　桔梗五钱　白芷三钱　竹茹一钱
銀花四钱　灯心一撮为引。水煎服。

西药：毛果芸香碱穴位注射或点眼均可。穴位注射每次
0.01毫升，注入睛明穴内；点眼，每日3次，每次2—3
滴，直至瞳孔缩小，剧烈头痛消失，眼压降下，视力恢复正
常。

• 74 •

病例：楊××，女，26岁，視力模糊，剧烈头痛，失眠3－4天，經服用以上中、西葯后痊愈。

榆社县卫生办公室

无麻无痛快速扁桃体挤切术操作簡介

手术器械： 扁桃体挤切器一套，压舌板（見图2－1），横式开口器，弯盘。

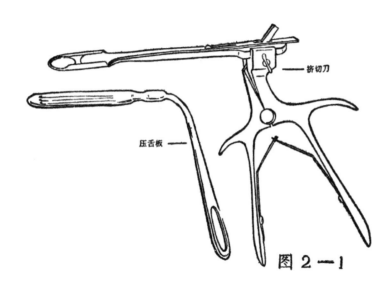

図 2 －1

手术步骤： 术前詳細检查扁桃体大小、类型及其周围組織的情况，术前做一初步估計与分析，以便选择大小适当的挤切器刀环。

一、病員取仰臥头低位，75%酒精消毒面部。张口放入横式开口器，由助手从右側固定病員双肩及头部。

术者头带额灯，照亮术野，按照操作口訣迅速完成扁桃体挤切术。（見图2－2）

•75•

1949

新 中 国
地方中草药
文 献 研 究
(1949—1979年)

1979

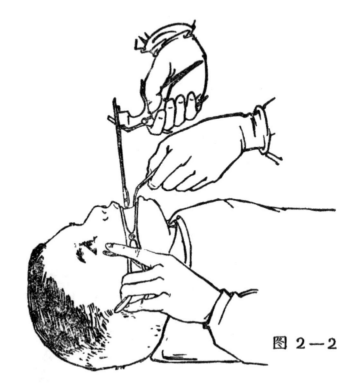

图 2—2

二、术毕立即取下开口器，扶起病员，接弯盘吐血。

三、检查創面，有无扁桃体残留，如有，改 用 較 小刀环，以同法挤切取出。

四、病員口腔余血完全吐凈后，等待片刻即可食冰凉飲料，观察 1～2 小时可回家休息。

挤切术技术操作六字口诀：

掏——用挤切器刀环之远端，由扁桃体下极开始掏起。（見图 2—3）

抬——向上抬至适当的高度，刀环远端紧顶下 頜 骨 內壁，并位于扁桃体与后弓之間，而刀柄向病 員对 侧口 角紧

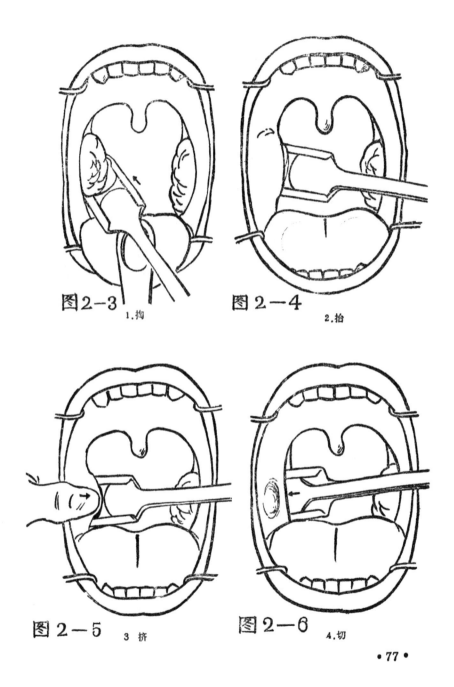

图2-3　1.掏

图2-4　2.抬

图2-5　3 挤

图2-6　4.切

1949

新 中 国
地 方 中 草 药
文 献 研 究
(1949—1979年)

1979

压。（见图2—4）

挤——左手之拇指隔着隆起的前弓把扁桃体 挤 入刀 环 内，直至捫及刀环之边緣。（见图2—5）

切——扣紧挤切器刀鑤。（见图2—6）

扭——把挤切器扭轉至与舌面平行（见图2—7）

拉——急速将扁桃体向口外拉脱（意图2—8）

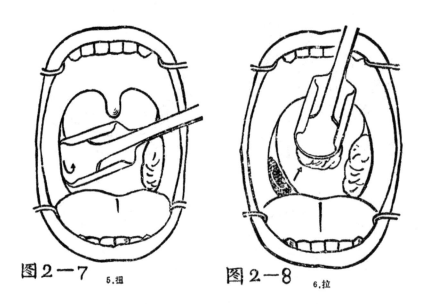

图2—7 5.扭　　　图2—8 6.拉

以上六个动作按顺序迅速連續完成。术者开始站立于患者左侧，待完成右侧扁桃体挤切后，即轉位于头端，用同法完成左侧扁桃体挤切。

注意事项：

一、飲食方面：术前三小时半飽量飲食。术后吐净血液，即可飲冰凉飲食。术后2～3天溫凉流质飲食。三天以后半流质飲食。一周后普通飯。

二、术后体溫：一般可稍上升，若在38度以下系术后反

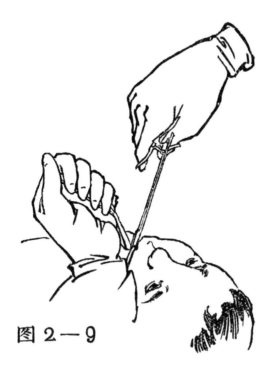

图 2—9

应。

三、术后 8 ～12小时创面产生黄白色保护膜， 8 ～12天逐渐脱落，创面愈合。一般术后第二天即可用淡盐水清洁嗓子，在饮食后，睡前，清晨各用一次。

手术特点： 不麻醉，不痛疼，不住院，操作简便，创面损伤小，手术费用低廉。于短短两个月中已用本法治疗慢性扁桃体炎患者200余例，深受患者欢迎。

山西医学院第二附属医院

主治： 扁桃体炎、结膜炎、腮腺炎、牙龈炎及一切肿毒和皮肤疮疖等。

方药： 石黄连四两　山大黄三两　黄芩六两　连翘四两 甘草一两　金银花四两。

1949

新 中 国
地 方 中 草 药
文 献 研 究
(1949—1979年)

1979

制法： 制成散剂或三钱重蜜丸。

用法： 散剂：每次服二至三钱，每日 2～3 次。

丸剂：每次服二丸，每日 2～3 次。

疗效： 用本方治疗结膜炎、扁桃体炎、牙龈炎及皮肤疮疖等12例，均治愈。

病例： 刘××，女，26岁，牙龈肿痛，伴有发烧（38度），诊断为急性牙龈炎，经用本方治疗，第一天症状减轻，第二天病状全部消失。

武乡县蟠龙公社温庄大队

主治： 多发性粘膜溃疡（白塞氏综合症）。

方药： 新嫩桃枝、桃叶二两 水一斤。

用法： 将当年的新嫩桃枝、桃叶切碎，水煎取液，漱口及外洗用。

嫩桃叶捣烂，以纱布包之敷患处，一日三次。

病例： 武××，男，26岁，患口腔、肛门、阴部溃疡四年，经多种治疗不愈，而后入院诊断为白塞氏综合症，采用桃枝、桃叶治疗，三天后溃疡即愈合，疼痛消失。

武乡县人民医院

主治： 慢性荨麻疹，慢性中耳炎，月经不调，小儿麻痹后遗症等。

方药： 50％当归注射液。

制法： 取当归550克，清洁后切成片，用6倍及3倍量注射用水煎煮2次，每次30分钟，用2～4层纱布过滤，合并两次滤液，水浴蒸发至700毫升，放冷，加醇处理后，回收醇加注射用水至1000毫升，经G—3号垂熔玻璃漏斗过滤，分装，100°C/30分钟灭菌供用。

用法： 按经络，根据疾病选穴，每穴注射0.3～0.5毫升，每日一次。

疗效：临床使用，对慢性蕁痲疹及慢性中耳炎效果較好，对妇女月經不調亦有良好效果。

阳泉铁路医院

主治：牛皮癣、干癣、湿癣。

方药及制法：

一、治牛皮癣：生半夏一两　斑蝥二钱　黄丹五分　蛇床子三钱　甘草五分　西月石一钱　生牛皮一块（烧灰）　百部二钱　贯众二钱（后两葯用酒精点炼）。

上葯共研細末，过籮，另加三仙丹五分。

三仙丹成分及制法：水銀五钱　白矾三钱　火硝五钱。将后两葯研末。三葯共置小鉄鍋內，水銀放在中間，上盖飯碗一个，用盐泥封固，阴干后放火上，文火一个半小时，武火半小时即成。

二、治干癣：狼毒二钱　蕪荑二钱　川椒十粒　蔓菁子二钱　白信一钱　皂刺二钱　生半夏五钱　斑蝥二钱

三、治湿癣：头发一团烧灰，官粉三钱　青黛一钱　大枫子一钱　芦薈一钱　草烏头一钱　地肤子一钱　生半夏三钱　樟脑一钱　銅青二钱　白矾二钱　乳香三钱　沒葯三钱　月石三钱。

以上三方都研为細末，过籮。用凡士林（一及三方用4两，約125克，二方用3两，約95克）或用香油适量調匀备用。

用法：用手指蘸葯膏少許（不宜过多）涂擦患处。由外向中心旋轉涂擦，手指要有压力，使皮肤发热。涂葯后用肥皂将手洗凈，以防中毒。

涂在患处的葯膏不要讓衣服擦掉，五个小时后有紅肿及起泡现象，这是正常反应。若出现紅肿，可每隔2日涂擦一

1949
新　中　国
地方中草药
文　献　研　究
(1949—1979年)
1979

次．若出现起泡，待 5 天后旧皮脱落再涂药。連續涂药数次即愈。

治疗手掌及足掌癣病，药膏浓度可适当加大；治疗生殖器，粘膜等处癣病，药膏浓度应适当降低。

疗效：治疗700余例，治愈率达90％。

病例：

一、馬××，男，45岁。患牛皮癣12年。病情逐年加重，由頸部发展到四肢，直至全身。腋窝、阴部、股部更为严重，手掌不能弯曲，两腿行动不便。用牛皮癣药膏加用生川鳥、生草鳥、狼毒、密陀僧、防风、細辛、大枫子、生半夏、花椒、青盐各三钱　桑、柳、桃条各一两　洗擦患处。月余后，皮屑結痂脱落，范围漸漸縮小。手掌可伸屈，走动方便，参加了生产劳动。

二、李××，女，25岁。患湿疹月余，湿疹分布在胸、腹部，两乳房更为严重。七天涂药三次痊愈。

武乡县▓▓▓水利局

主治：皮肤癩癣病。

方药：土大黃四两　枯矾二两。

用法：水煎，每晚睡前洗患处，一般洗 2～3 次即可洗愈。

疗效：共治愈 5 例皮肤癣病患者。

病例：楊××，男，60岁，两下肢患湿癣已十余年，搔痒难忍，影响劳动，久治无效，經用本方治疗，四次痊愈。

武乡蟠龙公社温庄大队

主治：禿疮。

方药：蚯蚓七条，白糖适量。

用法：将蚯蚓放在碗內，撒上白糖，待蚯蚓化为水，将水擦在患部。

病例：付××，女，13岁，患秃疮头发脱落，用蚯蚓治疗三天即痊愈，一个月后头发复生。

大同县聚乐公社

主治：荨麻疹

方药：漚麦秸一把，放入铁锅內熬水。

用法：用水洗 3～5 次即愈。

阳曲大盂公社卫生院

主治：全身各处湿疹。

方药：黄柏、苍术各二两　氯化钠二至三克。

制法及用法：用醋半斤将上药调成糊状，供外敷。

病例：李××，患湿疹十八年，久治无效，用本药外敷一次即愈。

沁源县李元公社贤友大队

1949

新 中 国
地 方 中 草 药
文 献 研 究
(1949—1979年)

1979

妇 产 科 部 份

妇 产 科

主治：宫外孕

方药：主方：丹参三至五钱　赤芍二至三钱　乳香二至三钱　沒葯二至三钱　桃仁二至三钱。水煎服。

加减：

一、包块型患者，主方加三棱一至二钱　莪朮一至二钱；孕卵未終絕者，主方加三棱一至三钱　莪朮一至三钱　蜈蚣一条　牛膝一至二钱。

二、不稳定型患者，用主方。

三、休克型患者，积极抢救休克，用主方，虛者加人参；四肢厥逆者加人参、附子；有腑实症者，需疏通胃腸，寒下用大黃、芒硝，溫下用九种心痛丸。

（根据患者具体情况可辨証施治，随証加减）。

疗效：治疗各种类型宫外孕520例均痊愈。

注1：遇有下列情况者应予手术治疗：

1.停径时间较长，胚胎存活，疑有卵管間质部、副角子宫或畸形子宫妊娠之可能者；

2.治疗中妊娠試驗持續阳性，胚胎所在处之包块繼續增大，考虑胚胎繼續存活者；

3.发病后休克严重，虽經中西医各种方法抢救未能糾正者；

4.合并有完全性机械性腸梗阻或腸扭轉者。

注2：晋东南地区人民医院65年以来采用此法治疗宫外孕，除一部分资料失散外，1968年4月以来治疗25例均痊

1949

新 中 国
地 方 中 草 药
文 献 研 究
(1949—1979年)

1979

愈。静乐县人民医院用本法随証加减，治疗三例均痊愈。沁源县流动医院用本法治疗宫外孕亦取得良好效果。

山西医学院第一附属医院
山西省中医研究所

主治：宫颈糜烂

方药：宫糜Ⅱ方：蛇床子五钱　川椒三钱　白矾二钱　白癣皮三钱　硼砂五钱　苍耳子三钱。

以上諸药烘干后，碾为极細面外用。

宫糜Ⅱ方：

黄柏五钱　冰片八分　蜈蚣二条　雄黄一钱　青黛五钱。研为細末外用。

用法：外阴局部冲洗后，用窥阴器暴露宫颈，将药粉涂于宫颈糜烂面，再用带綫棉球堵塞阴道，以防葯物随分泌物流出。棉球第二日取出。

疗效：治疗1242例，痊愈41%，有效率90%。

山西省中医研究所

主治：子宫颈糜烂。

方药：蛤粉六钱　樟丹三钱　雄黄二钱四分　乳香六分　沒葯六分，共研細面。

用法：供外用。

太原铁路医院

主治：子宫功能性出血

方药及用法：①棕炭四钱　蒼朮四钱　黄芩三钱　白茅根五钱　仙鹤草五钱　血余炭五钱　血垫紗（自己的）适量　地骨皮五钱　益母草四钱　蒲公英四钱　艾叶三钱　阿胶五钱　苦参二钱　陈皮三钱　桔梗三钱　紅枣炭五钱（研細面）　甘草二钱。水煎服。

②妊娠素片，每次二至三片，每日三次。

病例：石××，女，50岁，患此病已五、六个月，面色苍白、浮肿，贫血，曾服他药无效，经服上二药后痊愈。

榆社县卫生办公室

主治：子宫出血

方药：白僵蚕二两　乌梅二两　大蓟炭一两　仙鹤草汁一两。

制法：将前三种药共研细末，加仙鹤草汁一两　醋、水各半为丸　滑石粉为衣。

用法：口服，每日三次，每次三钱。

效果：经治疗十余例，有效率90％。

沁水县王必公社杨自河大队

主治：妇女漏血

方药：取两苗扇扇草根部。

用法：洗净，煎汁一碗服用。

大同聚乐公社聚乐大队

主治：子宫附属器炎

针刺及方药：

针刺穴位：主穴：经痛穴，三阴交；配耳针穴：子宫，内分泌，皮质下等。

对慢性患者，配合药物穴位注射：青霉素40万单位，普鲁卡因肾上腺素2毫升，溶解后注入上二穴内。隔日一次，7日为一疗程。

方药：当归四钱　川芎四钱　白芍五钱　生地五钱　银花四钱　公英四钱　乳香三钱　没药三钱　丹皮五钱　柴胡三钱　红花三钱　香附三钱　川连三钱　益母草四钱　小茴香五分　地骨皮五钱　陈皮三钱　苦参二钱　花粉三钱　甘草二钱。水煎

• 87 •

1949

新 中 国
地 方 中 草 药
文 献 研 究
(1949—1979年)

1979

服。

榆社县卫生办公室

主治：月經不調，痛經等

方药：紅花　当归等量。

制法：制成針剂，每毫升相当上述葯物 1 克。

用法：肌肉注射，每次 2 毫升，每日二次。

疗效：临床观察13例，效果良好。

阳泉贫下中农医院

主治：先兆流产

穴位注射：将黄連素液 3 — 4 支（每支 2 毫升）注入两侧三阴交穴內。同时在臀部肌肉注射百浪 多 息 鈉 5 —10毫升。

方药：黄芩三钱　紫苏三钱　茯苓四钱　广木香二钱　白芍五钱　阿胶五钱　益母草四钱　知母三钱　陈皮三钱　紅枣炭五钱　炙甘草二钱　炙口芪四钱　党参五钱　白朮三钱　香附三钱　公英四钱　銀花四钱。水煎服。

病例：张××，妊娠大量出血，經以上穴位注射及服葯治疗后痊愈。

榆社县卫生办公室

用途：人工流产（对孕期 3 ～ 4 个月者）。

方药：阿魏一钱　官粉五厘　兎脑三分　雄黄适量。

制法：将前三味葯粉碎，加水制成錠剂五个，外加雄黄为衣，保存备用。

用法：直接将錠剂纳入子宫腔內，每次 1 ～ 2 个。

效果：已成功地作16例人工流产，一般在下午放錠，次日上午自行流产，无不适感觉及不良反应。

阳泉矿务局医院

新生儿快速脱脐法

操作方法

1.婴儿娩出，待脐动脉停止跳动后，用两把15厘米长的血管钳，一把夹住脐带近胎盘端，另一把夹住脐带与脐轮根部。

2.用剪子或刀子，紧贴后一血管钳之上，将脐带切除。

3.在脐轮部放好脐纱，分别用碘酒、酒精消毒断端，再用酒精棉球蘸上消毒高锰酸钾粉擦断端，至脐组织由黄变黑为止。

4.盖以消毒脐纱，绷带裹缠包扎。

5.约三小时后，一手压脐纱，一手取掉血管钳。

6.脐带残端，约一天左右可脱脐。

优点： 此法操作简便，经济，安全，脱脐快，适于在广大农村推广。

效果： 自1965年以来用此法脱脐153例，均未发生感染，效果良好。

临汾县金殿公社官碓大队赤脚医生刘治宇

主治： 绝育

方药： 明矾

用法： 分娩后当日，顿服明矾五钱。

疗效： 观察15例，已三年，无一例妊娠。

临汾县金殿公社官碓大队

1949

新 中 国
地 方 中 草 药
文 献 研 究
(1949—1979年)

1979

肿 瘤 部 份

肿　　瘤

主治：宫颈癌

方药：口服方剂：

丹参　赤芍　苡仁　败酱　双花　黄柏

常用加减药物有：

茵陈　夏枯草　海螵蛸　生牡蛎　茜草　白花蛇舌草
土茯苓　丹皮　皂角刺　公英　吴萸　紫草　附子

外用药物：

Ⅰ号：乌梅炭五钱　鸦胆子钱半　马钱子钱半　青黛三钱
硇砂二钱　砒石二钱　雄黄三钱　生附子钱半　冰片四钱

Ⅱ号：血竭三钱　炉甘石三钱　白及三钱　胆石羔三两　象
皮三钱　枯矾五钱　青黛三钱

Ⅲ号：黄连五钱　黄芩五钱　黄柏五钱　紫草五钱　硼
砂一两　枯矾一两

用法：上药研末，根据宫颈局部情况，选择外用。

疗效：治疗宫颈癌25例，其中13例患者經病理检查，癌
細胞消失，其余患者均有一定疗效。

病例：朱××，38岁，女，农民，临床診断宫颈残端癌
Ⅰ期，检查宫頸硬，有 3×5×4 厘米乳头状糜烂，易出
血，左侧宫旁索条状浸潤达內$^1/_3$，右侧达中$^1/_3$。于1969年
12月收治，經治后宫頸光滑，癌細胞消失，两侧宫旁軟。

山西医学院第三附属医院

主治：宫頸癌

方药：外用药：

1949
新 中 国
地 方 中 草 药
文 献 研 究
(1949—1979年)
1979

輕粉一钱　烏賊骨一钱　冰片一分　射香五厘　蜈蚣二条
黃柏五钱　雄黃一钱　研为极細面外用。

內服葯：

生白芍三钱　柴胡五分至八分　昆布一钱半　海藻钱半　香附一钱半　蜈蚣二条　全蝎一钱　当归二钱　白术一钱半　茯苓一钱半（随証加减）。

用法：局部外敷葯：上葯时先用棉球拭净宮頸表面，然后将葯物放在大棉球中間送入穹窿部，使棉球中間之有葯部份紧貼宮頸。棉球之四周，包裹宮頸周圍，开始可每日上葯一次（月經期停葯），以后根据病情及局部病检結果适当减少上葯次数，直至病检轉阴；以后需定期随訪，如未痊愈仍可用上葯。

口服葯按主方随証加减，每周2—3付，水煎服。

疗效：治疗十例，一例失去联系，九例癌細胞消失，宮頸局部光滑。患者坚持治疗最长者9年，最短一年。經治后均已恢复工作，或能操持家务劳动。

病例：楊××，39岁，1961年10月7日初診阴道不规则出血，白带臭，检查宮頸肿物3×3cm，結节状，表面呈鮮紅色糜烂外观，并充血，下唇較硬，右側宮旁組織浸潤达內 $^1/_3$，左側几达盆壁，临床診断为宮頸上皮癌Ⅱ—Ⅲ期，病检宮頸鱗状上皮癌索状浸潤Ⅰ—Ⅱ級。

患者61年10月14日开始治疗，局部敷葯，配合內服湯葯，1964年阴道細胞学及病检轉为阴性。1970年7月6日随訪检查亦为阴性，且宮頸光滑，无接触出血，目前健康情况良好。

山西医学院第一附属医院

主治：宮頸癌

方药： 枯矾十二两　大戟三两　西月石九钱　硇砂六钱　儿茶六钱　松香六钱　紅升三钱　白降三钱　古月三钱　血竭一两　白及一两　煆石膏一两　大黄九两　蟾酥三钱　磁石一两　合霜二两（荞麦杆灰，灰菜灰，陈石灰）

用法： 上药十六味共研面，飞罗面为丸，每丸重錢半如青果大，阴干后用紗布縫合，外留一綫，用时納入宫颈患处即可，一枚可用一周。坐药上后，听其自落，掉下 2 — 3 天后繼續上坐药，8 —12次后病灶即可显著縮小或消失。

疗效： 治疗三例，有一定疗效。

病例： 宿××，女58岁，62年診为宫颈癌Ⅱ—Ⅲ期，經山医三院行放疗后腹痛减輕，而臭水时流，63年7月12日用本法治疗，曾上坐药20余枚，64年底复查，瘤体消失，随訪健在已8年。

太原市中医研究所

主治： 宫颈癌

方药： 当归三至五钱　党参三至五钱　白芍三钱　龙牙草三钱　六月雪三钱。水煎服。补虚养血，活血止痛。

生椿皮三至八钱　猪膏发煎（猪油半斤，人发，鸡旦大三撮放入鍋內熬至发化即成）。早晚各服 $^1/_4$，淡盐水送下。以止經水赤白带下。

半枝蓮三钱　二花三钱　地丁三钱　月季花四钱　蜈蚣一条　全虫一钱。水煎服。以清热解毒，逐瘀驅毒。

以上三方順序服用。配合新針疗法以疏通經血，消除病灶。

反帝穴（神道与灵台之間）挑刺。

反修穴（肩贞上五分，微向外側）强刺。

新曲池（曲池上三分）强刺。

• 93 •

1949

新 中 国
地 方 中 草 药
文 献 研 究
(1949—1979年)

1979

疗效：治疗三例宫颈癌，有一定效果。

病例：武××，女，53岁。1969年7月阴道流赤白带且恶臭二月，经大同矿务局医院、大同三院、北京日坛医院诊断为宫颈癌Ⅲ期，曾作放射治疗三次，病情仍较严重，后经本法治疗半年余，服药100余付，病情好转，能做一般家务劳动。

大同机车厂医院

主治：宫颈癌、食管癌、乳癌

方药：将捕捉到的猫头鹰去毛，挖除内脏，放砂锅内加适量水煮烂，根据病情分一次或二次将肉和汤服下（不放调料）骨头用香油或豆油轻炸，后放新瓦上把浮油吸尽，压制成骨粉，于吃肉后第三、四天服之，每次2—4分。

另法：将猫头鹰烘干制成肉粉和骨粉备用。

疗效：治疗宫颈癌二例，食管癌四例，乳癌1例，均有一定效果。

病例：冯××，女，59岁，经晋东南地区人民医院诊断为宫颈癌Ⅲ期，宫颈凹陷，呈溃疡状，触之出血明显，宫体增大，阴道赤白带多，下腹强烈疼痛，70年6月19日服一付猫头鹰，全身发烧，出汗后病情好转，现已能做家务劳动。

〔**注**〕1.结合临床病症以配合中药效果较好，如食管癌加白术，大黄等，乳腺癌加当归，川芎等，宫颈癌加山药，地骨皮，枸杞子等。

临汾地区安泽县"赤脚医生"刁希武

主治：子宫癌，宫颈癌，机能性子宫出血。

方药：芦苇穗(缨)炭五钱　　京墨一顶约五钱　　红糖二两。

用法：将中秋季之芦苇穗采集阴干，用时烧炭存性，按上方剂量先将芦苇穗炭放入药锅，加800毫升水，煎至500毫

• 94 •

升，过滤去渣，再将京墨捣碎和红糖加入同煎，待 全 部 溶
化，煎至400～500毫升滤出服之，每日三次，每次一剂。后
两次仍将芦苇穗炭滤渣重煎，再加京墨、红糖如前法服之。

疗效：经治疗十余例患者均有显著疗效。

病例：蒋××，女，55岁，经××人民医院诊断为子宫
癌，病情危重，被判为"不治之症"，回家后曾采用各种办
法治疗无效，后用本方治疗，病情逐步减轻，食欲大增，下
血减少，腹内肿物消了大半，服药半月后病情基本痊愈，继
续服药两个月，痊愈。现已治愈5年，至今未犯。

陵川县▇▇▇▇▇

主治：乳腺癌，鼻咽癌等。

方药：全蝎50克，蜈蚣16.5克（20条），蛇蜕50克，白
花蛇25克，地龙50克，蜂房50克，板兰根50克，蒲公英50克。
一剂量共341.5克。

制法：1.浸汁：将上药先行切碎，加6倍或4倍量注射
用水，置沸水浴上浸煮2次，每次2小时，合并两次浸出液
浓缩成1∶1的原液（即每毫升药液内含上述药物1克）。

2.醇处理：原液内加入1.65～1.7倍的95%乙醇，摇匀，
置冰箱内两昼夜，再以4～6层纱布滤除沉淀物，滤液蒸馏
回收乙醇，至原液量为止。

3.氨处理：药液内加入适量浓氨溶液，调节PH为8.0～
8.5，置冰箱中过夜，滤去沉淀物，滤液置蒸发皿中，水浴
加热蒸氨，至PH为6.3～7.0，药液剩170毫升为止。

4.活性炭处理：加入0.2%活性炭，水浴加热保温30分
钟，过滤，除去活性炭。

另取注射用水170毫升，加入苯甲醇5毫升，吐温-80
5毫升，溶解后，与药液混合均匀。

·95·

1949

新　中　国
地方中草药
文　献　研　究
(1949—1979年)

1979

5.过滤，分装：經G—4号垂熔玻璃漏斗过滤，分装于2毫升安瓿中，熔封，100°C/30分鐘灭菌即得。

疗效：經临床治疗鼻咽癌及乳腺癌各一例，經注射后癌体縮小、质变軟。

阳泉市贫下中农医院

主治：食管癌、肝癌、肺癌等。

方药："811"1号：

甲酸鈉80克，元参20克，混合而成，每日4—6克，分2—3次，飯后服。

"811"16号：

邻一苯二甲酸酐　硫酸　发烟硫酸　尿素　氢氧化鈉鉬酸銨　氯化亚銅　氮化鈉　碳酸鈉　上葯經縮合、磺化、稀释、中和等制作过程后制成。

每次2—4支肌注（每支含8毫克）适用于肝癌。

"811"24号：

当归　川芎　紅花　桃仁　香附　元胡　灵脂　莪尤川軍　油桂　桂枝　丹皮　砂仁　青黛　人造赭石　胰酶蛋白酶　等。

制法：上述中葯各等份烤干，碾成粉，取85克加胰酶10克，蛋白酶10克，純青黛2克，人造赭石20克充分混和即得。

用法：每日三次，每次0.5克。

适应症：对肝癌、肺癌有效。

疗效：收治170名各种癌症患者，75％有一定效果。

病例：段××，于1966年3月开始进食困难，身体逐漸消瘦，同年7月确诊为食管癌，經口服"811"1号后进食困难解除，三月后X光复查肿瘤消失，现已参加劳动三年。

中国人民解放军264医院

主治：神經胶质母細胞瘤。

方药：取核桃树枝五两　鸡蛋二至三个　共煮四小时，去湯，服鸡蛋，每日一次。

疗效：治愈一例神經胶质母細胞瘤患儿。

病例：赵××，男，12岁，住太原市黑土巷106号，于1965年9月起发现右侧上下肢运动不灵，右口角傾斜，后发展为剧烈头痛，伴有呕吐，走路时常突然摔倒，检查发现右侧眼睛偏盲，瞳孔对光反射迟钝，双眼底視乳头輕度水肿，头顱正侧位X光显示顱压增高，經太原鉄路医院、山医一院、北京反帝及宣武等医院诊断为視丘部占位性病变（神經胶质母細胞瘤），68年以来病情发展至双眼失明、两耳全聋、二便失禁、剧烈头疼、呕吐不止，此时患儿完全瘫痪，臥床不起，經各种維持疗法无效，后用核桃枝煮鸡蛋偏方治疗，服半月后听力視力、二便失禁显著好轉，一月后便能下地活动，連續服葯一年，患儿已于1969年秋复学上了中学。

山西省中医研究所

1949

新 中 国
地 方 中 草 药
文 献 研 究
(1949—1979年)

1979

地 方 病 部 份

地 方 病

主治：大骨节病。

方药：草木灰浸出液。

制法：草木灰三斤加水十斤，充分攪拌后浸泡24小时，澄清取上清液或过滤，煮沸浓縮成二斤即成。

用法：內服，每日3次，每次30—40毫升。30天为一疗程，可連續服用几个疗程。

疗效：观察279例，痊愈42例，明显好轉112例，好轉97例，无效28例。有效率93.79％。

病例：杜××，男，22岁，患病三年，指、膝关节增粗，肘关节伸展160度，关节疼痛，踝关节活动时有明显摩擦音，不能劳动。服葯两周后，踝关节摩擦音及其它症状消失，恢复了劳动力。

注：草木灰浸出液还有平喘止咳、制酸、止胃痛作用。

中国人民解放军总医院第八医疗队

主治：大骨节病。

方药：谷杆、麦秸灰浸出液。

制法：将谷杆、麦秸烧成灰，等量混合。一斤灰用四斤开水浸泡一夜，第二天过滤即成。

用法：內服，每日3次，每次30—60毫升。

疗效：观察不同程度患者28例，服葯2个月，痊愈16例，显效2例，有效9例，不稳定1例。

中国人民解放军总医院
驻安泽县第20医疗队

1949

新　中　国
地　方　中　草　药
文　献　研　究
(1949—1979年)

1979

主治： 大骨节病。

方药： 焦炭灰浸出液。

制法： 将焦炭灰一斤加水四斤浸泡一夜，第二天过滤即成。

用法： 內服，每日3次，每次30—60毫升。

疗效： 治疗不同程度患者28例，服药1个月，痊愈11例，显效4例，有效11例，无效2例。

中国人民解放军总医院

驻安泽县第20医疗队

主治： 大骨节病。

方药： "920"

用法： 每日內服60毫克。

疗效： 观察15名患者，年龄9—23岁，男性8例，女性7例。身高均在1米左右。每日口服土法生产的医用"920"60毫克。服药后精力充沛，食欲增加。經两个多月的治疗，15例患者身长都有不同程度增高（增高0.5—2.5厘米），体重普遍增加2—4.5市斤。1个月后很少再有体重繼續增加者，未发现有过度肥胖、类柯兴氏綜合征或脂肪紊乱现象。

治疗过程中，患者脉搏、血压、呼吸、体溫以及血象、尿液等均未見到异常反应。

注： "920"是农业上广泛使用的一种植物生长刺激素，可使粮、棉、蔬菜增产。

中国人民解放军总医院第13医疗队

主治： 大骨节病。

方药及用法： 卤硷，每日4—6克，3次分服。疗程3个月。

疗效． 治疗482例，有效率87.8％，治愈12％。

• 100 •

副作用：服药后的副作用：大多数病人有腹泻，但一般在2—3天可消失。有的病人有口渴、鼻干、目赤、唇裂等现象。另外有不少病人还有服药后数日內有疼痛加剧的现象。

中国人民解放军1670部队
驻安泽（府城片）医疗队

主治：大骨节病。

方药及制法：草木灰一斤，硝土二斤。将上药混合冲入开水13碗，放置12小时，澄清或过滤取液，煎半小时即成。

用法：內服，每日3次，每次3食匙，连服20天后，增服半匙。小儿酌减。

疗效：治疗215例，痊愈187例，好转26例，无效2例，治愈率达86.9%。

病例：徐××，男，42岁。20岁时发病，四肢关节明显肿大，疼痛。1968年不能下床。服药20天后已能下床，继续服用60天后，不用拐棍，能做轻活，80天后参加劳动。

沁县南泉公社

主治：大骨节病。

方药及制法：苍术一斤　地交草半斤　牛蒡草半斤　豨莶草半斤　蛋皮三两（焙黄）。共为細末。

用法：內服，每日2次，每次2钱，小儿酌减。

疗效：治疗107例，治愈85例，其余都有好转。

病例：刘××，女，19岁。14岁时关节肿大，疼痛，不能参加劳动。服药20天后疼痛减轻，40天后肿大消失，疼痛减轻，关节灵活。60天后恢复健康。

沁县南泉公社

主治：大骨节病。

1949

新 中 国
地 方 中 草 药
文 献 研 究
(1949—1979年)

1979

方药及制法：蒼朮一斤　地交草半斤　松針半斤。共为細末。

用法：內服，每日 2 次，每次 2 錢，小儿酌减。

疗效：治疗178例，治愈143例，好轉10例，无效 2 例。

沁县南泉公社

主治：大骨节病。

方药及制法：騾蹄一斤　一包針半斤　爬爬草二两　甘草二两。将騾蹄火煅存性，与上草混合研末。

用法：內服，每日 2 次，每次 2 錢。

疗效：治疗50例，治愈41例，8 例好轉，无效 1 例。

病例：刘××，男，53岁，患病30多年。服葯后疼痛消失，参加了劳动。

沁县南泉公社

主治：大骨节病

方药及制法：老鸛草，洗凈，切成段，凉干。每 日 五錢，水煎40——50分鐘，分 2 次服。30——40天为一疗程。

疗效：治疗11例：前驅期 1 例，Ⅰ度 3 例，Ⅱ度 7 例。連續服葯24天，关节疼痛消失 6 例，减輕 5 例。

副作用：有 9 例患者服葯 2 —— 4 天疼痛加重，1 例有麻木感，不必停葯。一般于 2 —— 3 天后均消失。

中国人民解放军1670部队驻安泽（府城片）医疗队

主治：大骨节病

方药及制法：当归八钱　黄芪八钱　川乌三钱　草乌三钱　川牛膝五钱　防巳三钱　桂枝三钱　附 子二钱　乳香三钱　沒葯三钱。上葯混合制粉，炼蜜为丸，每重三钱。

用法：內服，成人每日 2 次，每次 1 丸。40 天 为一疗程，休息20——30天，进行第二疗程。

• 102 •

疗效： 观察124例，治愈86例，好转36例。有效率98.4％

病例： 王××，男，62岁。20岁前发病，四肢关节明显肿大疼痛，关节变形，丧失劳动力。服药20天后，患者感觉全身发热，关节松动，疼痛减轻。共服药3个疗程，患者劳动力增加。为了增加效果，又服药20天，患者恢复健康，挑水、担柴不感困难。

副作用： 开始服药有全身发麻、轻度头晕，可自行消失，不必停药。若不能耐受，可减量。

每次最多服2丸，1日最多服4丸。

沁源县法中公社

主治： 大骨节病

方药： 松节十五斤　蘑菇一斤半　红花一斤半。

制法： 上药置铁锅内加水100斤，煎至50斤，过滤。热天加入少量白酒以防腐。

用法： 内服，成人每日2次，每次20毫升，早晚分服。40天为一疗程。

疗效： 观察104例，治愈71例，治愈率67.3％，其余33例均有好转。

病例： 李××，男，23岁。20岁发病，四肢关节肿大、疼痛。肌肉萎缩，双腿变细，不能参加劳动。服药20天后感觉四肢关节发麻，以后关节疼痛减轻，并有发热感。四个疗程后，患者已能做日常劳动，离拐棍能走路。又服药40天，基本恢复健康，参加了劳动。又继续服药1个月，完全恢复健康，已能参加重体力劳动。

沁源县法中公社

主治： 大骨节病

方药及制法： 牛膝半斤　红花一斤　草乌、川乌各半斤　混

1949

新 中 国
地 方 中 草 药
文 献 研 究
(1949—1979年)

1979

合制成散剂。

用法： 內服，1日2次，每次1克。40天为一疗程，中間休息15——20天。

疗效： 观察66例，治愈30例，有效29例，有效率89.4％。

病例： 牛××，男，27岁，18岁得病。双肘、膝关节肿大疼痛，两手不能伸展，行走困难，影响劳动。治疗3个疗程痊愈，能放牛爬山、参加劳动。

沁源县法中公社

主治： 大骨节病

针刺穴位： 上肢：內关、曲池、肩三針；下肢：阳陵泉透阴陵泉，內膝眼透外膝眼，环跳。

手法： 提插得气后，强刺激不留針。每2天1次，5次为一疗程。每一疗程停針5天再作第二疗程。

疗效： 治疗11例，針治2个疗程后，关节 疼 痛 消失6例，减輕5例。

中国人民解放军1670部队驻安泽（府城片）医疗队

主治： 地方性甲状腺肿

方药及制法： 取柳叶若干，切碎加水浸泡浓縮成膏，敷患处。

疗效： 治疗12名Ⅱ——Ⅳ度患者，頸围都有明显縮小。

中国人民解放军1670部队驻安泽医疗队

主治： 地方性甲状腺肿

方药及制法： 牛子根草一斤　米柳叶一斤。将柳叶放入冷水中浸泡一天，取出阴干。两者混合共为細末。

用法： 內服每日2次，每次二錢，连服15天为一疗程，停葯7天。可繼續服用，直至痊愈。

疗效： 治疗211例，治愈170例，占80％，40例好轉，2

• 104 •

例无变化。

病例：宋××，女，34岁。患Ⅲ度甲状腺肿，劳动很困难。服药10天后，甲状腺肿大明显縮小，又服40天，肿大全部消失，参加了生产劳动。

沁县南泉公社

主治： 地方性甲状腺肿

方药： 硝土一斤　牛子根三两。

制法： 先将硝土用开水五碗浸泡一天，取澄清液过滤，用此液煎牛子根。

用法： 內服，每日2次，每次2湯匙。

疗效： 治疗40例，治愈35例，无效3例。

病例：任××，男，20岁。患Ⅲ度甲状腺肿。服葯25天，肿大消失。两个月后弥漫性甲状腺肿全部消失。

沁县南泉公社

主治： 地方性甲状腺肿

方药及制法： 天星草一斤。洗净晒干，研細末。

用法： 內服，每日2次，每次2錢。

疗效： 治疗47例，治愈43例，好轉2例，无效2例。

病例：吳××，女，34岁。Ⅲ度結节性甲状腺肿，压迫气管，行走时呼吸困难。服药30天后，病人感到呼吸渐渐正常，60天后腺肿全部消失。

沁县南泉公社

主治： 地方性甲状腺肿

方药及制法： 黄叶子三斤，夏枯草十斤，制粉为丸。

用法： 內服，1日2次，每次2錢。40天为一疗程。

疗效： 观察242例，治愈126例，有效97例，有效率92.1％，无效19例（其中9例未坚持服葯）。

1949

新 中 国
地方中草药
文 献 研 究
(1949—1979年)

1979

病例：霍××，女，47岁。患弥漫型甲状腺肿Ⅲ度。颈围39公分。服药20多天甲状腺肿大由Ⅲ度减为Ⅱ度。1个月后腺肿变软，颈围36.5公分，参加一般劳动已不感呼吸困难。第二疗程服药第26天颈围33公分，并能参加一部分重体力劳动。第二疗程结束后，为防止复发，改为予防量（两天服药一次），35天后停药，痊愈。

沁源县法中公社

主治： 地方性甲状腺肿

方药及制法： 海澡、昆布等量制成散或水丸。

用法： 内服，1日2次，每次1錢。40天为一疗程。

疗效： 观察167例，治愈141例，其余均有效。

病例： 刘××，女，44岁，患混合型甲状腺肿Ⅲ度。常感呼吸困难，不能劳动。服药1个疗程后有好转，能上坡劳动，颈围37公分，第二个疗程15天后，呼吸已不感困难，颈围34.5公分，甲状腺右边已恢复正常，左边結节很小。第25天后颈围33公分，第二疗程结束后病人痊愈，能参加重体力劳动。

沁源县法中公社

主治： 地方性甲状腺肿

针刺穴位： 主穴——天突、气舍（双）；配穴——合谷、天井、列曲、泽前。

手法： 患者取坐位，头稍后仰，紧靠椅背，用75%酒精皮肤消毒。以45度角度分别刺天突、气舍穴。当針尖达胸骨柄及鎖骨内緣之后有酸、麻、胀感，术者也感觉針尖已通过障碍（即透过腺肿下緣）而达无阻力之处为宜。若感到針下有阻碍，可将針略提起再向下刺，以有感应为止。每5--10分鐘捻轉一次。一般天突穴用平补平泻，气舍穴则用先泻后补，手法熟練者可适当地提插搗动。

針刺深度：天突、气舍各刺一寸左右（主穴与配穴皆取同身寸法）。但对腺肿程度較大者应酌情提高針刺部位：Ⅲ度者比原穴位提高1寸，針入2寸左右，Ⅳ度者比原穴位提高1寸5分，針入2寸5分左右，Ⅴ度者比原穴位提高2寸針入3寸左右。配穴合谷、泽前各針5分深，列曲針2分深，天井針刺入皮肤后，臥針向上斜刺达2——3寸深。

留針時間，以半小时为宜，不得少于半小时。每3天針1次，3次为一疗程。

对結节型或混合型患者，其結节在2公分以上的，可先用火針（一般針亦可）十字横穿。尤者以左手拇、食二指将結节固定捏起，从腺肿上側或左側进針，深度以剛不貫穿腺肿为宜。扎火針时要間隔7天以上，日期太短容易造成化脓。穿刺后再針穴位，效果更好。

疗效：对1965年12月以来2012例針刺治疗1个月以后的近期疗效观察，有效率89.6％，痊愈率51.01％；对100例5——7年以后的远期疗效观察，有效率86％，痊愈率42％，复发率2％

注意事项：針刺天突、气舍须避开血管、神經和气管。刺中气管时发生嗆咳，可将針提起改变刺入角度。針刺一般沒有反应，遇暈針者可針足三里和人中穴。

中国人民解放军总医院第八医疗队

主治：慢性期布魯氏菌病

方药：土茯苓一兩 防风一钱 宣木瓜三钱 金銀花四钱 沒藥三钱 当归三钱。

用法：每日1剂，早晚各1次，水煎服。10天为一疗程，隔5—7天继續第二个疗程。服藥后无副作用。

• 107 •

1949
新 中 国
地 方 中 草 药
文 献 研 究
(1949—1979年)
1979

疗效：治疗28例，痊愈和基本痊愈16例，占57.1％；显效10例，占35.7％；有效率92.8％；无效 2 例，占7.2％。

病例：許××，男，37岁。1966年 2 月发病，5 月检查血凝 1：3200，确診为布病亚急性期。經用抗菌素和布氏治疗菌苗治疗后，其它症状消失，唯腰部、膝关节疼痛，有时很剧烈，臥床不能活动。1968年改用中葯治疗。服葯16剂后疼痛减輕，繼服20剂，疼痛完全消失，已恢复正常劳动。1970年11月随訪，未見复发。

晋中地区防治地方病领导小组办公室
太谷县"六、二六"农村卫生工作队

主治：布鲁氏菌病

方药及用法：卤碱。飯后口服，一日 3 次，每次 2—3 克，小儿 1—1.5克。最大量18—21克。

疗效：治疗69例，治愈41例，治愈率为75.36％，有效率84.06％，无效率14.50％，复发率1.45％。

病例：程××，男，23岁，患布鲁氏菌病慢性期。以卤碱治疗，每日服 3 次，每次 2 克，共服葯23天。服葯后第三天，体溫降至正常，服葯第18天諸痛消失，肝功能恢复正常，住院23天痊愈出院。

稷山县卫生办公室

主治：布鲁氏菌病慢性期、急性期、亚急性期体溫正常者。

方药：蒼术四钱　桂枝三钱　干地黃一两　甘草四钱　浮小麦一两　大枣四枚　五味子三钱　棉花根一两。

用法：煎服，每天一剂，10天为一疗程。

疗效：共观察61例，包括急性期 5 例，亚急性期16例，慢性期40例。单用本药治疗21例，配合針刺治疗34例，本葯

• 108 •

加味（知母、黄柏或白头翁）或同用闻喜县治疗布病解热經驗方（秦艽、柴胡、草果、檳榔、石膏、甘草）治疗6例。近期临床治愈49例（80.4％）近期显效5例，近期好轉6例，无效1例。有效率98.4％。

稷山县

主治： 布鲁氏菌病

方药： 卤硷，治疗菌苗和水解素

方法： 使用卤硷，治疗菌苗和水解素綜合治疗。

1.卤硷粉口服和靜脉注射：口服：成人首次1.5—2克，每日3次，飯后服。連服2—3日后，改为每次3—5克。最大剂量1日12—15克。

卤硷靜脉注射：每日1次，每次4—20毫升，加入5—10％葡萄糖液或葡萄糖氯化鈉液中，稀释后緩緩注入靜脉。20—30天可收到良好效果。

2.菌苗与卤硷靜脉注射綜合疗法：用布氏菌治疗菌苗治疗1—2疗程疗效不滿意者，改用卤硷靜脉注射（需稀释方能使用）每天注射一次，注射15—20天可治愈。

3.水解素治疗：适于布病急性期、亚急性期有体溫者，先用抗菌素控制5—7天后，再注射水解素。9—15次为一疗程，一般需1—2个疗程。

病例： 1.黄××，男，48岁，1969年突然发烧，疲乏无力，食欲减低，夜间出汗，关节疼痛，时好时重反复发作。1970年3月腰痛加重，相繼膝关节出现疼痛。来院治疗，血凝反应强阳性。入院后先用布氏菌苗治疗两个疗程，症状消失60％。又用卤硷注射液注射25天后，症状全部消失。住院65天出院。

2.刘××，男，49岁，1970年4月发病。全身疲乏，发

1949

新　中　国
地方中草药
文　献　研　究
(1949—1979年)

1979

烧，夜间出汗，食欲不振，右膝关节疼痛。发病 1 个月后检查，血凝反应强阳性。先以链霉素、长效磺胺控制体温，同时配合布氏治疗菌苗 1 个疗程后，又口服卤硷，20天痊愈出院。

运城县卫生办公室

新医疗法部份

1949

新 中 国
地 方 中 草 药
文 献 研 究
(1949—1979年)

1979

· 白 页 ·

新 医 疗 法

新针治疗眼病

一、眼病新穴的部位和治疗作用。

（一）东明一：位于10点鐘处，（以左眼为例，下同）紧贴眶緣，可刺1.5寸—2寸深，出现半个眼球麻胀感。主治视神經萎縮，视神經乳头炎、球后神經炎。

（二）东明二：位11点鐘，紧贴眶緣可刺1.5寸深，出现触电感。主治中心性视网膜炎、视网膜脉絡膜炎、虹膜炎。

（三）东明三：位于12点鐘，紧贴眶緣可刺1.5寸，出现麻感并向球后和枕部放散。主治各种早期和未成熟期白內障。

（四）东明四：位于1点半鐘，紧贴眶緣可刺1.5寸，出现麻感，可传导至顳部。主治玻璃体混浊、视网膜色素变性，夜盲。

（五）东明五：位于外眥上緣，紧贴眶緣可刺1.5寸深，出现眼內闪电感，主治近视、散光、內斜、流泪、弱视。

（六）东明六：位于內眥部上、下泪点間沿泪阜上、下边沿可刺1.5寸深，出现半个眼球麻胀感，本穴刺激性强，感觉持久。主治角膜疾患、白內障术后等。

（七）代明：位于7点鐘，承泣与下睛明間，紧贴眶緣可刺1.5寸深，出现麻胀、闪电感。主治眼疾。

二、按病取穴。針对性强，适应眼病的特殊矛盾。

（一）流泪眼：

攒竹、头維、太阳、合谷、小骨空、东明四。

1949

新 中 国
地 方 中 草 药
文 献 研 究
(1949—1979年)

1979

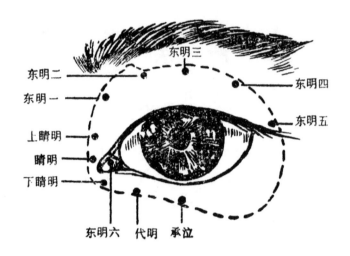

图　3

（二）結膜炎：

睛明、太阳、风池、攒竹、合谷、迎香、太冲。

（三）弱视：

睛明、承泣、瞳子髎、风池、合谷、三間、肝俞、养老。

（四）青光眼：

肝俞、关元、商阳、太阳，风池、承光、足三里、內关、三阴交。

（五）白內障：

睛明、东明六、照海、球后、承泣、光明、医明、天府。

（六）眼底病：

球后、风府、承光、肝俞、腎俞、睛明、东明二、太阳、养老、足三里、三阴交。

（七）眼顫：

通里、飞扬、肝俞、外关、內关、风府、人中、百会、听宫、劳宫、阳白、天聪。

三、分組輪换取穴，适应眼病 的 共性 ，是一种 整体疗法，輪换应用可以保持穴位的敏感性。

（一）眼病六組輪换

1組：东明一、风池、太冲。

2組：东明二、太阳、外关。

3組：东明三、头維、照海。

4組：东明四、下睛明、合谷。

5組：东明五、承泣、足三里。

6組：东明六、攒竹、大骨空。

（二）屈光不正六組輪换。

1組：东明一、球后、光明。

2組：东明二、太阳、太冲。

3組：东明三、临泣、外关。

4組：东明四、医明、列缺。

5組：东明五、头維、合谷。

6組：东明六、照海、率谷。

四、取穴规律：可分三种：

1.順經取穴，就是沿着經絡走行，与病同侧取穴。

2.逆經取穴，取穴与經絡走行相反，左病右取，上病下取。

3.阿是取穴，即針刺病处。

五、刺法：

1.皮刺：浅刺入皮肤，不超过其它組織。以应肺气。

2.五方刺：刺入后，可向四个方向提插，适应小儿麻痹症。

3.关刺：专刺关节附近的穴，是十二經所在处。

1949
新 中 国
地 方 中 草 药
文 献 研 究
(1949—1979年)
1979

4.环刺：在病变局部，用针扎一周。

5.偶刺：上下刺，左右、前后、阴阳經同时刺。

6.陪刺：局部中心刺一針，在旁边扎一針或双針。

7.直刺：針和皮肤成九十度角。

8.脉刺：刺血管放血。

六、定向：指針刺反应方向，如反应方向向着患部则效果好，反之则不好。如何控制定向？主要是針尖方向朝着需要反应的部位下斜，再調节深度即可。

病例：

郭××，女，14岁，双角膜白斑，失明11年，原視力：左二尺指数，右二尺指数，治疗后：左0.4，右0.4。

高××，男，14岁，双眼視神經萎縮，原視力：左0.05右0.2，治疗后：左0.1，右0.4。

李××，女，39岁，双眼玻璃体混浊，已三年，原視力：左0.06，右0.08，治疗后：左0.4，右0.4。

郝××，女，44岁，慢性单純性青光眼，原視力左0.8，右1.0，治疗后左1.5，右1.5。

王××，女，15岁，双眼先天性白內障术后，原視力：左手动，右手动。治疗后：左0.2，右0.2。

許××，女，44岁，老年性早期白內障，原視力：左0.5，右1.0，治疗后：左1.0、右1.5。

刘××，女，62岁，左外伤性白內障，右屈光不正，原視力左一尺指数，右0.4，治疗后：左0.06，右1.0。

中国人民解放军四七五七部

队卫生队驻太原治盲组

• 114 •

眼病新穴——党功穴

主治： 急性球后视神經炎，中心性网脉膜炎、急性虹膜睫状体炎、視神經萎縮、陈旧性网脉膜炎、浅层巩膜炎、泡性眼炎、急性結膜炎、对原发性和繼发性青光眼亦有效。

另外对咽喉痛、美尼尔氏綜合征、慢性支气管炎、消化不良均有疗效。

部位： 手第三、第四指間，指蹼背面赤白色交界綫中点。

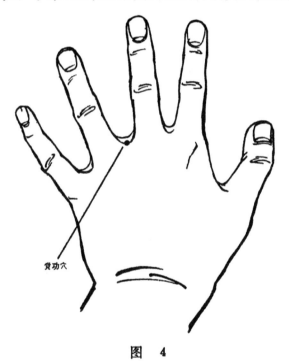

党功穴

图 4

针法： 垂直进针，斜向上（即臂侧）直刺0.5----1寸深，上下提插。每日一次，十天为一疗程。无合并症者不加其它葯物。

1949
新 中 国
地方中草药
文 献 研 究
(1949—1979年)
1979

针感：自感抽痳废胀由 指 蹼→手指→前 臂→上臂→肩部→頸→耳后→眼区，即刻有视力增进之效。

疗效：据118例統計：疗 效 显 著 者53.7%，好轉者31.9%，有效率达85.6%；在30例眼底病中，疗 效 显 著 者66.6%，好轉者20%，有效率达86.6%；在18例泡性眼炎中有效率达94%。

病例：郑××，女，39岁，患急性球后 視 神 經炎，視力：左2公分手动，右一尺手动。針刺左右"党功穴"，針感为热流传导至双眼，症状即刻减輕，針5分鐘后拔針，热感保留3——4小时，針刺11次后，双眼視力均达1.5而痊愈。

苏××，男，32岁，左眼患泡性結膜炎，針"党功穴"，每次提插3分鐘。一次自觉症状消失，結膜充血减輕，泡状隆起縮小。二次仅余輕微出血，泡状隆起消失，三次痊愈。

韓××，女，52岁，双眼青光眼术后，发作性眼痛、眼胀、虹視、恶心、失眠一年，視力左0.3，右0.4，眼压左50毫米汞柱，右30毫米汞柱。診断青光眼复发，針"党功穴"5次，自觉症状消失，眼压降低，左22毫米汞柱，右28毫米汞柱。

新针治近视眼

主穴：晴明、承泣。

次穴：攢竹、眉中、眉稍。

手法及体位：选用1.5—2寸毫針，尽量用較細者。患者仰臥，医生立于患者头前。手法用平补法，进 針 出 針要慢，防止疼痛、出血。主次穴交替使用，如第一次針晴明、承泣，眉中，第二次針攬竹、眉稍。十天为一疗程，休息五天，再針第二疗程。一般2－3疗程即愈。在治疗期间每日做保健操，揉按医明、睛明、风池等等穴，不能过久看书，不能带眼镜。

疗效：一九六九年八月至一九七〇年八月一年間，治疗六千余人次，男約占四千，女占二千，学生占80％。針治后达正常視力1.2—1.5者占百分之十五，好轉占百分之八十。

病例：王××，男，12岁，学生，右眼0.4，左眼0.3，針治三个疗程双眼視力达1.5，痊愈。

山西省晋东南地区"六·二六"简易病院

经络——穴区带疗法

在临床实践中系統观察227条經絡現象活动的规律，初步体会經絡并不是綫状的，而是成带状的。又經过700多个穴位性能的分析，发现經穴，奇穴連成片（区），片又延伸成为带，經穴与奇穴都是带內的敏感点，不存在經穴，奇穴之分；我們認为敏感点就是穴，而这些敏感点之出现与消失又跟疾病的发生发展和痊愈同时并存，如在这些敏感点用針刺，按摩等法治疗，敏感点可消失，而敏感点消失后则疾病也就跟着减輕或痊愈。对这种疗法来說初步認为：

1.經絡不是一条綫，而是一条带状区域。（定名为穴区带），穴区带与內脏及某些疾病有特定的联系，內脏有病，就在相应的穴区带內出现敏感現象，根据摸索初步将体表划分为35条穴区带。

2.对这种疗法来說敏感点就是經穴，經穴存在于穴区带內。

3.敏感点的消长情况和疾病的发生，发展，与痊愈大体是相一致的。

经络———穴区带诊治范围附表

带　　名		主 要 诊 治 疾 病 范 围
头部諸帶	头 1	各种眼疾，同侧本带及周围部分头痛
	〃 2	各种耳病，同侧本带及周围部分头痛
	〃 3	口，齿，頜，煩部疾病，局部性头痛
	〃 4	鼻病，与头5带关系密切
	〃 5	脑病，神經系統疾患，神志病，
	〃 6	脑疾，神經系病，眼病，偏头痛，耳鼻病等
	〃 7	偏头痛，亦偶治牙痛
	〃 8	咽、喉、舌頸諸疾
躯干前面諸帶	躯前 1	胸，肺，心，胁諸疾
	〃 2	胃，腸，肝，神志病等
	〃 3	腸疾，泌尿生殖系病，胃病
	〃 4	生殖器，泌尿器，腸疝諸疾
	〃 5	神志病，头面等疾
躯干后面諸帶	躯后 1	热病，胸，肺，心，胃等病
	〃 2	胃腸，肝，胆等疾
	〃 3	腹，腸，肾，腰痛，生殖系病，痔等
	〃 4	生殖系病，泌尿系病，腰疼，肛痔疾
	〃 5	神志病，神經系統，亦治附近所临各带疾病

带　　名		主　要　诊　治　疾　病　范　围
上肢诸带	上肢 1	肩，胛，臂，项诸疾
	〃 2	胸，胁，肩，臂，神志病，头目疾
	〃 3	胸，心，神志病，热病
	〃 4	胸，心，胃，神志病，热病
	〃 5	咽喉，胸，肺，热病，头颈等疾
	〃 6	颈，颊，齿，耳，神志病，肩胛病
	〃 7	头，耳，项，鼻，咽喉，热病，神志病
	〃 8	头，耳，眼，喉，热病，神志病
	〃 9	头面，眼，耳，鼻，口，齿，咽喉，胸，项，热病，肠，腹诸病
下肢诸带	下肢 1	生殖系病，泌尿系病，肠，胃，胸，肺，咽喉疾患
	〃 2	下肢局部疾病，腰胯疼
	〃 3	胃肠病，偶然亦治神志病
	〃 4	头，眼，喉，耳，胸，胁疾患，热病
	〃 5	头面，眼，鼻，口，齿，胃肠，神志病
	〃 6	肠，痔，心胃病，神经病，热病
	〃 7	腰脊痛，局部病，偶然亦治大小便疾或神志病
	〃 8	头，项，眼，鼻，神志病，热病，泌尿生殖系病

1949

新 中 国
地 方 中 草 药
文 献 研 究
(1949—1979年)

1979

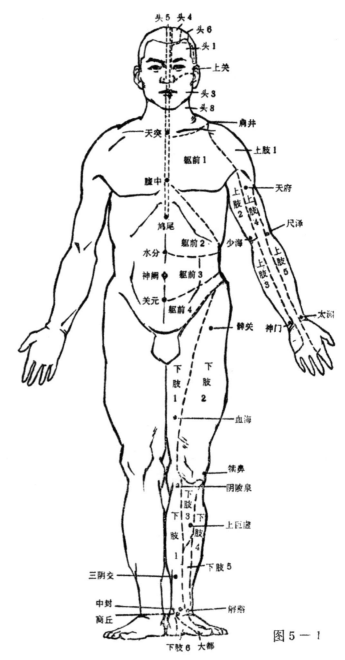

图 5 — 1

• 120 •

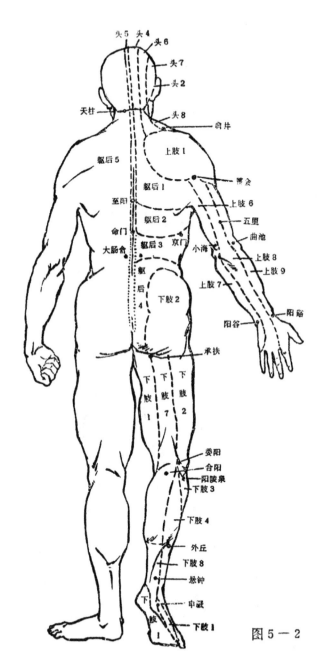

头5 头4
头6
头7
头2
天柱
头8
肩井
上肢1
躯后5
躯后1
臑会
至阳
上肢6
躯后2
五里
命门
曲池
大肠俞
躯后3 京门
小海
上肢8
上肢9
躯后4
下肢2
上肢7
承扶
阳谿
阳谷
下肢1 下肢7 下肢2
委阳
合阳
阳陵泉
下肢3
下肢4
外丘
下肢8
悬钟
申脉
下肢1
下肢1

图 5 — 2

山西省医药卫生展览技术资料选编

1949

新 中 国
地 方 中 草 药
文 献 研 究
(1949—1979年)

1979

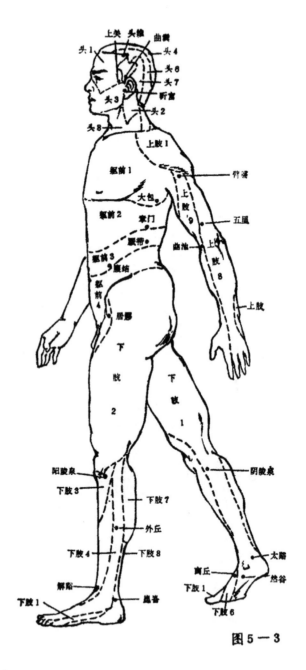

图 5—3

说明：

1.穴区分布带图中所标記的穴名是便于說明穴区带主要界綫。

2.各带內之穴区（敏感点）都有治疗局部疾病作用。

3.各带之边緣穴区乗有治疗相邻带疾病之功。

穴区带疗法的优点：扎針不記穴，簡单易学，由于追逐敏感点針刺，故有的放矢，疗效快而高。

适应症：穴区带疗法适应症很广，可治疗多种疾病，一般新医疗法的适应症均可試用本疗法。

治疗方法：

1.按中医經絡学說，循經絡——穴区带找敏感点（敏感点常以压痛形式出現）；寻找方法以手指按压或敏感点探查器寻找。如有几个压痛点，应尽力找出主要压痛点；治疗后压痛点常有移位，应追逐針之。

2.針刺深度不限，以出現最好針感为度。

3.行針时間不限，以症状减輕或消除为准。

病例：（1）程××，男，20岁，流感；头痛发烧，体温39°C，全身酸疼，鼻塞，食欲不振，伴有咳嗽，未作任何治疗，上肢9穴区带內有Ⅲ度过敏压痛区，針之，行針五分鐘，当时自觉头痛好轉鼻子通气，全身疼痛减輕，次日体溫下降至正常，仅感头暈恶心，再針后，上述症状即消失。

病例2：閻××女，37岁，右側急性乳腺炎；左側乳房高度充血肿胀，乳头直伸向前，周围呈大面积鮮紅色，剧痛拒按，五、六天之久，曾針灸无效，未作过其他治疗。右上肢第四穴区带（上肢4），上段有Ⅲ度过敏压痛点（区）。針刺入后，患者特别难受煩燥，行針十五分鐘后，疼痛减

1949

新 中 国
地 方 中 草 药
文 献 研 究
(1949—1979年)

1979

輕，安静。十分鐘后乳头变軟下垂。行針十五分。次日紅肿大都消退，痛止。捫之乳房柔軟，中部有一小硬結，再針20分鐘左右，病疼全消，可供小孩哺乳。再二日毫无痛苦，仅摸得乳房深处留有蚕豆大小的一硬結，痊愈。

山西医学院第一附屬医院

舌　针

舌針疗法，是針刺舌体穴位治病的一种新方法。經十年研究及实践証明，舌和內脏有密切联系，針刺舌体穴位，可治疗多种疾病，效果良好。

一、临床研究：

分区定穴：根据前人舌与內脏密切相关的認識，通过实践和临床观察，初步确定舌分五区及二十二个新穴位。

分区标准：

1.根据古人舌分五脏的学說分：舌尖屬心，舌根屬腎，左屬肝、右屬肺，舌中屬脾胃。

2、根据古人舌分三焦的学說分：心肺屬上焦，肺胃屬中焦，肝腎屬下焦。

3.根据古人脉診对脏腑的功能分：左为心肝腎，右为肺脾命門。

按以上三种古人的分区方法，結合多年实践經驗，初步将舌体分为心、肝、脾、肺、腎五区；每区包括若干个穴位。

定穴标准：

1.利用經絡測定仪：参考脉象和临床症状，在舌体各区进行探測。因病人舌粘膜导电程度不同，出现痛点。經絡測

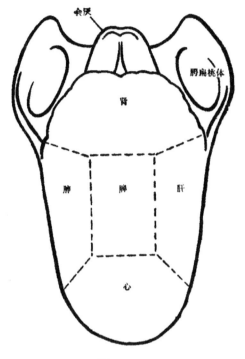

会厌

腭扁桃体

肾

肺　　脾　　肝

心

图 6 — 1

定仪指针偏高时（即微安表指针表示电流在 160～180 微 安时）即为反应点，或称穴位。（此法不易操作，因 粘 膜 湿润，往往指针偏高出现假阳性反应）。

2.以針刺入舌体經絡感应为依据：如胃腸炎患者，賈××，針刺舌体大腸穴，左上肢大腸經循經絡路綫，出現强烈麻脹感。

3.以患者脏器的病理变化，反应在舌质舌苔的异常现象来确定：如兰尾炎患者孔××，大小腸穴处有黄色 厚 苔 附着，形如南瓜子，用舌針刺后，病愈、舌苔消失。

根据以上发现，初步确定有效穴位二十二个，加上古人发现的金津、玉液、聚泉、海泉四穴，共計舌体穴位26个。

• 125 •

1949

新　中　国
地 方 中 草 药
文　献　研　究
(1949—1979年)

1979

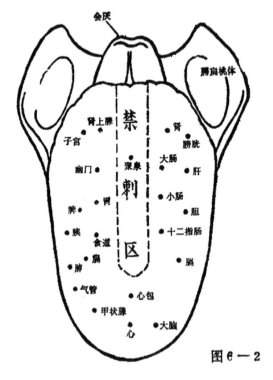

图 e—2

二、操作方法：舌針虽是一种新的医疗技术，但基本操作仍須遵守一般針刺方法。

1.用品：毫針数十枝，用五分，一寸、寸半三种，細針較好，多貝氏液，75%酒精棉球，鑷子，弯盘等。

2.体位：在操作方便，病人舒适的原则下进行，一般取仰臥位或仰坐位。

3.进針法：体位选择好后，用多貝尔氏液漱口，张口，舌自然伸出，舌尖露出約 1～2 公分，酒精消毒，左手持針以捻轉方式刺入，深度 2～3 分，有明显蔴胀感即停針。在舌尖及舌中部，可垂直刺入，在舌根部一般用斜刺。

4.行針法：

• 126 •

（1）留針法：进針后引起强烈感觉即停針不动，3～5分鐘能起兴奋作用，10～15分鐘可起抑制作用。

（2）弹針法：进針后每隔1～3分鐘，輕弹針柄3～9下，共三次，能起兴奋作用。每隔五分鐘，重弹針柄六下，共三次，可起抑制作用。

（3）速刺法：进針后，即行短暫的左右捻轉，提插，使病人产生强烈的痳困胀感，而出針。

經过长期观察，我們認为，兴奋作用含有补的意义，而抑制作用，含有泻的意义。

5.出針法：行針完毕出針，用棉球輕压刺針部位，将針輕提扭轉緩緩退出。

6.注意事項·刺針后禁止說話，咳嗽，更要随时注意病人表情，以防暈針。

三、讨论：

1.作用：

（1）对中枢神經有兴奋或抑制作用。

（2）有消炎作用。

（3）有明显的鎮痛作用。

（4）有降低血压的作用。

（5）有降低体温的作用。

（6）有发汗作用。

（7）有調节胃腸机能活动的作用。

（8）有催乳作用。

（9）有刺激子宫收縮作用。

（10）有止痒作用。

2.优点：

（1）操作簡便，易行。

1949
新　中　国
地方中草药
文　献　研　究
(1949—1979年)
1979

（2）針刺无痛，治病多，效果好，見效快。

（3）能节省药物和时間，很受广大群众欢迎。

3.关于分区定穴：虽是根据中西医学理論，結合临床实践，通过多种試驗和科学仪器对內脏功能的测量而初步总結得出的，但还不成熟，有待进一步研究。

4.从舌針的临床效果看，对功能性疾患效果最好、对菌痢、高血压，急慢性腸胃炎，闌尾炎、肝炎、术后合并症，腰麻反应，风湿性关节痛等病，也有較好的疗效，对其他疾患的疗效，正在探索中。

5.关于机制問題：經过一千多例病人的观察进行了一些探索，但对机制的研究，还有待深化，希望医界，特别是生物学，生理学工作来共同探討。

四、病例分析（从略）

长治市南蚕医院

赤医针疗法

八七三部队卫生所在文水地区用赤医針疗法治疗了三万人次，有效率在90％以上。

（一）赤医針为不銹鋼制，直径0.9～1.0毫米，长5～7厘米

（二）适应症：

精神、神經系統疾患，各种原因引起的瘫痪，小儿麻痹后遺症，神經衰弱，神經性头痛，精神分裂症，脑炎后遺症，面神經麻痹。

呼吸系統疾患：哮喘，慢性支气管炎。

消化系統：慢性胃炎，潰瘍病，急性胃腸炎，胃腸功能

紊乱，胆道蛔虫症。

皮肤病：牛皮癣，慢性荨麻疹，皮肤瘙痒症。

风湿性关节炎，腰腿痛，腰肌劳损。

眼病：角膜斑翳，白内障。

其他：淋巴结结核、泌尿生殖系统疾患等。

（三）禁忌症：妊娠，明显心功能障碍。

（四）取穴法：取端坐位，头略低，手自然下垂，于两肩突出最高点作一联綫，此联綫与胸椎棘突交叉点为四穴，沿脊柱向下每一棘穴为一穴，依次划出十六穴， 七穴为主穴，其他为辅穴。

  附 辅助穴：

    1.上合谷穴：位于合谷穴上端，在手背第一、二掌骨后端交界处

    2.銳端穴：位于上唇中心点向上人中穴斜刺

    3.立命穴：鼻翼两侧陷中取穴

    4.上合谷穴用0.7毫米不锈钢针针刺，立命，銳端用普通毫针针刺。

（五）选配穴位原则：

    1.各类病均采用主穴——七穴。

    2.配穴原则

      百病七穴求，辅穴不能丢；

      七穴上合谷，鎮静睡不够；

      七穴加九穴，止喘不咳嗽；

      辅助十二穴，可得好胃口；

      十二透十四，专治腰腿痛；

      十二加十六，小腹病可收。

此外可根据病情，用毫针选用其他穴位针刺。

1949

新　中　国
地 方 中 草 药
文　献　研　究
(1949—1979年)

1979

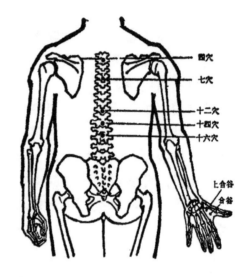

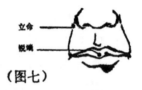

（图七）

（六）針法：背部穴选好后，右手持針与 皮肤 成45°角快速刺入，沿脊柱順皮下进針5～6厘米。上合谷穴快速进針直刺有針感后提針于皮下，沿第二掌骨橈側緣，順皮下平刺5～6厘米，留針30分，（可据病情延长至1～24小时），隔日一次（或每日一次），七次为一疗程。

八七三部队卫生所

文水县█████翻印

闪　腰　穴

主治十余例急性腰扭伤，均一次見效

取穴法：屈肘平举，在曲池和手三里連綫中点，自橈骨外側緣旁开一寸即为該穴。

直刺2寸，有針感后大幅度提插捻轉强刺激，边做腰部活动，直至疼痛全部消失起針。針感散至腕掌关节如产生耐受不了的感覺时疗效最好。

本穴配气海、腎俞、大腸俞、委中按摩、疗效更好。

大同铁路医院卫生所

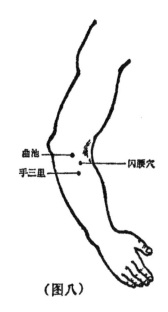

曲池
手三里
闪腰穴

（图八）

介绍手三针治肩关节周围炎

穴位： 取同侧第一掌骨头与第二掌骨头間背侧中点为第一号穴；2～3掌骨头間背侧中点为第二号穴；3～4掌骨头間背侧中点为第三号穴。

针刺方向： 向深部作30～40度斜刺。

针刺强度： 1～2寸。

手法： 强刺激、不留針或稍留針。

适应症： 肩关节周围炎

上肢前举困难者取一号穴；

上肢外展上举困难者取二号穴；

上肢后伸背屈困难者取三号穴。

根据病情，可同时应用上述三穴位。

疗效： 針治十余例，多数一次即愈。

1949
新 中 国
地 方 中 草 药
文 献 研 究
(1949—1979年)
1979

病例：楊××、男、50岁，左侧肩痛两年余，左上肢前上举、外展、后伸均感疼痛，70年2月19日經用手三針針刺治疗后，左肩关节疼痛消失，功能活动恢复。

体会：肩关节周围炎是关节囊和周围軟組織慢性退行性炎症样病变，常見症状是肩部弥漫性疼痛，并向頸項部放散，靜止时疼痛是本病的特征，表現为疼痛晨輕夜重，病人往往夜間因疼痛而惊醒，早晨起床后作輕微活动，疼 痛 反 覚 减 輕。由于疼痛而并发自卫性肌痙攣故肩关节功能障碍在早期即可出現，随着病情的发展，病变組織发生粘连，功能障碍也逐漸加重，形成"冻結肩"，俗称"漏肩风"。本病早期以疼痛为主，晚期以功能障碍为主。

手三針針刺治疗肩关节周围炎，效果很好，尤其适应早期患者；对晚期患者合并肩关节粘连僵硬功能障碍者，除針刺方法外，須配合患肩的功能鍛練，指导病人作自动操練为主。

几种肩关节功能鍛練方法：

①患者直立背靠墙，握拳屈肘成90度，逐漸鍛練使前臂外轉，練至手能挨墙为止。

②病侧手指繞过头后，作摸取对侧耳朵鍛練。

③面墙而立，使两臂上举，用两手作爬墙动作，由低而高，逐漸鍛練，并可在墙上作記号，标志功能恢复情况，增强患者鍛練信心。

④病員翻肘背手，从背后作摸取对侧肩胛骨鍛練。

⑤病侧上肢伸直，作肩关节旋轉活动数次， 再 反轉数次，每次旋轉鍛練5～10分鐘，每天2～3次，持之以恒，可巩固針治的疗效和加速功能恢复。

运城县人民医院

• 132 •

手针治疗急性腰扭伤

穴位：腰痛穴，手背侧第 2 、 3 、和第 4 、 5 掌骨間，距腕横紋一寸处。（即手针 5 、 6 号两穴）。

针刺深度：0.5～1.5寸深。

手　法：强刺激、不留針或稍留針。

针刺方向：紧靠骨膜、針尖向阳池穴傾斜30度～40度。

体　会：手針腰痛穴时，針感向手指抽者效差，若向前臂和上臂抽者效好，有时患者立感腰部发热，出汗效果更好。

病例：

赵××、男、34岁，69年 9 月12日因弯腰搬重物发生急性腰扭伤，疼痛难忍，行走不便，自行腰部热敷，贴伤膏药内服舒筋活血片等无效，經針腰痛穴后，即能起床，下地活动，照常工作。

运城人民医院

快速针刺治疗子宫脱垂

疗效：治疗 106 例，患者年龄在26—63岁之間。子宫Ⅰ度脱垂者16例，一般針 1 — 2 次即痊愈或有显效；Ⅱ度脱垂者32例，其中30例針 2 — 3 次即痊愈或有显效， 2 例有效；Ⅲ度脱垂者58例，其中53例針 3 — 5 次痊愈， 5 例有效。总之有效率100%，其中痊愈82%，显效16%，好轉 4 %。

影响疗效的因素：

一、医者方面：

1949

新 中 国
地 方 中 草 药
文 献 研 究
(1949—1979年)

1979

1.医者树立"完全、彻底"为人民服务的思想，是治疗疾病的基本保证。

2.医者必须取穴准、配穴活、手法妥当才能收到预料的效果。

3.在治疗进程中必须及时处理妇科发病，否则会影响疗效。

二、患者方面：

1.健康状况：身体健康者，治疗效果好；健康状况差，尤其是全身肌肉韧带松弛者，效果較差。

2.年令：子宫脱垂度相同的患者，年令較輕者效果較好，老年人效果較差。

3.病程与病情：病程长、病情重者，治疗效果較差。

4.并发病：合并妇科其它疾患如肿瘤，附件炎者，治疗效果較差。

5.其它：如在治疗或月經期間，避免性交，注意休息者，乃能增进疗效。

疗效标准：

疗效标准应由症状、体征的消失及减輕程度、劳动力恢复程度几方面来衡量。

1.痊愈：症状全部消失，子宫底已恢复到正常生理位置，患者能参加正常劳动，經一月随訪子宫未再脱垂者；

2.显效：症状基本消失、子宫底基本上恢复到正常生理位置，患者能参加輕微劳动，經一月随訪子宫再未脱垂者；

3.有效：症状大部消失、子宫接近恢复生理位置、但患者經参加輕微劳动后子宫又有脱垂者，經針刺或休息后又回升者。

4.无效：症状稍减輕，子宫底无明显上升者，患者仍不能参加劳动。

适应症与禁忌症：

一、适应症：健康状况一般的子宫脱垂（包括Ⅰ、Ⅱ、Ⅲ度）患者均可进行针刺；虽体弱而无严重疾病者，仍可行针刺；若脱垂部分有感染时，可于控制感染后宜行针刺。

二、禁忌症与相对禁忌症：

1.下腹部有恶性肿瘤者，如卵巢恶性肿瘤、直肠癌等；

2.有严重腹水的患者，如晚期肝癌合并腹水，门静脉高压症晚期；

3.恶液质晚期；

4.高烧的病人（退热后可行针刺）

取穴原则与穴位分组：

一、取穴原则：

1.局部取穴与远端取穴相配合，但应以局部取穴为主。

2.每次取穴不宜太多，一般取3～5个穴位。

二、穴位分组：

第一组：维胞、关元、三阴交（或阴陵泉）；

第二组：曲骨、关元、阴陵泉（或三阴交）；

第三组：维胞、曲骨、三阴交（或阴陵泉）；

第一组与第二组交替使用，效不佳时可加第三组，循环针刺。

针刺手法：

这里重点谈谈维胞穴与曲骨穴的针刺手法：针前患者先排尿。针维胞穴时，针入皮下后沿腹股沟直刺2～4寸，用大弧度捻转，患者即感到会阴部有抽动感，脱垂的子宫徐徐向上，一般留针三十分钟，在留针期间，每隔3～5分钟需加强一次针感。针曲骨穴时，针直下2～3寸，亦用大弧度

1949
新 中 国
地 方 中 草 药
文 献 研 究
(1949—1979年)
1979

捻轉，患者亦感到会阴部有抽动感，一般留針三十分鐘，在此时需加强几次針感（一般5—6次）。

在临床痊愈后，可再針5—10次，隔日一次，以固巩疗效。

作巩固治疗时，宜中、弱刺激，不宜强刺激，針維胞、曲骨二穴对子宫脱垂有奇效，可能与直接刺激子宫的园韌带与闊韌带的神經、經絡有关，当然并不排除远端取穴的作用。

病例： 患者张××，女，58岁。

患者近七、八年觉腹部下墜，行路时加剧，先后生育两胎后，病情进行性加重，并有肿物自阴道內脱出，致使患者不能正坐，劳动完全丧失，曾多方求医治疗无效而于六九年六月二十日来我队就诊。

妇科检查： 子宫頸、体全部脱出阴道口外，其粘膜增厚，干燥，临床诊断为"子宫脱垂Ⅲ度"。

69　20/6：維胞（双）三阴交（双）关元

針时，患者会阴部，两腿內侧有抽动感，出針后，子宫体脱出部分少了，患者感到有了治愈的希望。

21/6：曲骨，阴陵（双）关元

出針后，只見子宫頸在阴道口外，此时患者增强了治愈的信心。

22/6：維胞（双）曲骨

出針后，子宫脱垂部分已全部回縮到阴道內，症状全部消失

23/6：維胞（双）

雁北区军分区新医疗法学习班

针灸治疗子宫功能性出血

针刺穴位：主穴：隐白；配穴：合谷、血海。

适应症：子宫功能性出血。

用法：用艾先灸隐白穴，不效可加针合谷血海。

疗效：一般单灸隐白即可，重者 1 — 3 次。

病例：王××，女，24岁。患者阴道經常不规则出血，經多方治疗无效，后用灸治隐白配合谷，血海，收到良好效果。

十五例疗效分析：

病 名 ＼ 疗 效	痊 愈		显 著 疗 效	
	例 数	％	例 数	％
子宫功能性出血	10	66.6	5	33.3

文水县人民医院

针治卵巢囊肿

主穴：1.肿块中心点直刺；2.距中心点約二分之一处，四边各刺一針，針向中心成75度角。

1949

新 中 国
地 方 中 草 药
文 献 研 究
(1949—1979年)

1979

配穴：右手合谷（泻），左腿三阴交（补）。

针法：捻轉法，每周針一次。

病例：段四沙，女，51岁，下腹肿物十个多月，經太原山大医院診断为卵巢囊肿，需要手术治疗，后因故未行手术来我院。經針治三次，肿块消失，痊愈。

效疗：治疗 9 例，痊愈 6 例(67％)，好轉 1 例(11％)，无效 2 例（22％）。

文水县人民医院

新针治疗不孕症

针刺穴位：气海、关元、中极、子戶、維胞、子宫（双侧）。

手法：中等程度刺激，留針半小时，每隔10分鐘捻轉刺激 1 次，直刺 2 —2.5寸深，針感一般达到下腹部有絞痛感，持續 3 小时左右。7 天为一疗程。

注意事项：針治期間忌房事。

根据病人不同情况配合中葯治疗：

属于子宫发育不全，原发性不孕症者配用：

大黄、茹南沉，广木香，細辛，桃仁，枳壳，紫蔻，甘草各一钱八分。共为細末，炼蜜为丸，共制 8 丸分 2 次服。月經后服完。

属于月經不調者配用：

車前子一斤 黄酒一斤 以酒拌車前子，研末。 1 日 2 次，1 次 3 錢，开水送下。

服上葯后再服坐胎方三剂：

川芎二钱 小茴香二钱 元胡二钱 五灵脂二钱 官桂二钱

当归三钱　沒葯二钱　赤芍二钱　干姜二钱　广皮二钱　吳芋二钱
祁艾一钱半　熟地一钱半。月經期服两付，經后服一付，空心服。

疗效：共治疗7例不孕症，其中2例为原发不孕症、子宫发育不良，4例为长期月經不調、痛經，1例为輸卵管不通。患者曾多次求医服葯无效。經針治配合服中葯治疗，5例受孕怀胎，有的已生育。

病例：丁××，女，26岁，1969年因痛經不孕来就診。检查未見特殊异常。針治1疗程。一年后随訪，得知在針后第二个月受孕，于1970年5月生产。

新针治疗痔核

用新針治疗痔核，通过短期观察，在我們治疗12例痔核患者中，其中7例痊愈，5例好轉，有效率为100％。

穴位： 长强穴、可配大腸俞、腎俞。

手法： 强刺激、不留針。

针刺深度： 2～3寸。

治疗次数： 隔日或3～5日一次。共3～5次。

典型病例：

王××、男、53岁，患外痔便血四年，經常痛，行动不便，痔大如核桃。經針刺长强穴，隔日一次，强刺激不留針，第三天便血即止，症状减輕，再針长强穴加刺大腸俞，第五天痔即縮小如枣核大，第七天又按上述穴位治疗一次，經随訪观察，痔消失而痊愈。

运城人民医院

1949

新 中 国
地 方 中 草 药
文 献 研 究
(1949—1979年)

1979

新针治疗牙痛介绍

穴位与针法：

1.太阳透下关；太阳穴进针，通过颧弓后向下向下关透刺，深2～3寸，强刺激不留針，适用于牙痛，三叉神經（第二第三枝）痛。

2.平安穴：颧弓下咬肌前緣凹陷处，針刺五分到壹寸，强刺激不留針，选用牙痛侧较好。

疗效：应用上述三穴治疗牙痛10例，无論单用或三穴合用均取得滿意疗效。

运城人民医院

新穴针治单纯性耳鸣

新穴鄧位：

会下穴——听会下五分处，針刺1～1.5寸深。

垂下穴——耳垂下二分处，針刺1～1.5寸深。

4号穴——于小指近端，指間关节尺侧緣，針刺0.2～0.5寸深。

手法：强刺激，不留針或少留針。每日針刺一次或隔日一次。

病例：

景××、男、34岁、患神經衰弱，經常性耳鳴4～5年，因并发后头痛3个月，于69年11月20日就診，給針4号穴后，次日复診，自訴头痛减輕，耳鳴消失。

张××、男、34岁、耳鳴十多天，于70年3月21日就診，针刺4号穴、会下穴、垂下穴，两次痊愈，以后未再发作。

运城人民医院

新针治疗瘫痪

用新针疗法治疗小儿麻痹后遗症，脑病后遗症，脑血管疾患等所致痪瘫100余人，病程最长者20年，最短的仅几天，疗效达80%。

取穴：

上肢：肩三针，曲池，外关透内关，合谷透后溪，爱民。

下肢：环跳，风市，髀关，为农，阳陵泉，足三里，昆仑，承山。

腰部：命门，肾脊。

手法：

①瘫痪重，病程长者以强刺激，针刺顺序由近向远端。

②瘫痪重，病程短者以中强手法。

③小儿麻痹后遗症以快进针，短时中强手法为宜，以表情推测针感的出现，而快速退针。

山西医学院第一附属医院

新针治疗头痛

主穴：太阳透率谷，印堂，风池透风池，安眠Ⅰ号Ⅱ号。

配穴：合谷、内关、大椎、百会、神门、足三里。

• 141 •

1949

新 中 国
地方中草药
文 献 研 究
(1949—1979年)

1979

手法：1.头痛剧烈，病史长，体质好，中强手法，留針10～15分鐘

2.头痛剧烈，病史短，体质差，中手法，不留針。

3.头痛不太剧烈，悶头常发，中弱手法，間断刺激，不留針。

山西医学院第一附屬医院

新针治疗面神经麻痹

用新針治疗面神經麻痹15例，85%有效。

主穴：地仓透頰車，下关，太阳，四白透下睛明，阳白透攢竹、魚腰、魚尾。

手法：以中强手法，透穴时出现針感后再持續2～3分鐘，出现发热后减弱手法，拔針或留針15～20分鐘，留針时間給以手法1～2次。

体会：

1.发病后治疗早效果好，配合用葯比不配合好。

2.透穴手法不宜过强，透穴位不宜多。

3.透穴用針应消毒后再用，所透之穴用指按摩可使痛不明显，并出现舒适感。

4.針期嘱患者作面部肌肉按摩，效果好。

5.針疗效果不著，可配合頰部粘膜割划，或配合6.26治疗机治疗，可提高疗效。

山西医学院第一附屬医院

• 142 •

新针治疗脑发育不全

取穴： 大椎、安眠Ⅰ号Ⅱ号，风池、內关，神門，足三里。

手法： 年幼体弱用中手法，針刺 3～5 分鐘。年令稍大、体壮，用强手法，針刺 3～5 分鐘。年令不滿 5 岁的，以强手法，时間 0.5～1 分鐘。針刺以隔日一次，15 次为一疗程，間休 7～10 天，治疗期間配合語言訓練。

典型病例：

刘××，男，5 岁，脑发育不全，就诊时张 口 流 誕，一般不能对話，步态不稳，第一疗程后流涎已愈，上述症状減輕。第二疗程后，能回答簡单問話，能說清吃的什么，能叫不識之女同志为阿姨，男的叫叔叔，步稳。

山西医学院第一附屬医院

针治汗闭症

取穴： 大椎、行間、內庭、复溜、合谷、魚际、风池、足三里。

耳針： 神門、內分泌、交感。

手法： 合谷，魚际給以弱刺激。

大椎，行間，內庭，复溜給以强刺激。

耳針留針 3～4 小时。

病例： 患者赵××，男，36 岁，患"汗闭症" 5～6 年，全身除鼻尖部出汗外，身体其他部位一点汗不出，每入夏季不能活动，行路即呼吸困难，平素因不能出汗故常感头重悶胀不清，曾去北京，天津等地治疗无效，經新針疗法第

1949

新　中　国
地 方 中 草 药
文 献 研 究
(1949—1979年)

1979

一次后头部感到輕快，第一疗程后头部可出汗，第二疗程后腹部可出汗。

山西医学院第一附屬医院

埋线治疗高血压

取穴：曲池（双）足三里。

用具：骨髓穿刺針（将針芯磨鈍），羊腸綫用75％酒精浸泡。

操作方法：局部消毒，将消毒后的針芯抽出1.5厘米，放入1.5厘米长的羊腸綫，刺入穴位內，得气后将腸綫推出，然后拔針，局部盖以无菌敷料固定。

典型病例：

患者李××，男，35岁，职工，患高血压近一年，血压一直在160/110毫米汞柱，經其他方法治疗无效，穴位埋綫后血压下降到128/84毫米汞柱，随訪三个月未发生变化。

阳泉矿务局医院

埋线疗法

适应症：胃及12指腸潰瘍，慢性胃炎，慢性气管炎，支气管哮喘等。

治疗方法：

方法一：以上脘透中脘为例，常规消毒，局麻，用大号三角針穿"00"号或"Ⅰ号"羊腸綫，从上脘进針穿过皮下中脘出針，紧贴皮肤剪腸綫，注意勿使綫头露于皮外，然后按常规包扎。

• 144 •

方法二：以膻中穴为例；常规消毒，局麻，在膻中穴切一长5毫米小口，用蚊式钳分离至肌层并用钳按摩10～20分钟，使有酸、麻、胀感后，于切口周围行钝性剥离，放綫状埋入4～6根长约1～1.5厘米經过麻黄素或氨茶碱浸泡的羊腸綫，切口缝一針，常规包扎。

疗效：治疗285例适应症，共313人次，通过259例分析，有效率达86%。

晋中地区人民医院

埋线疗法治疗小儿麻痹后遗症

穴位选择：以恢复主要部位肌力为原则，以新穴（如抬肩、高举、迈步、糾外翻等14个新穴）为主，配合其他穴位。

操作方法：

1.埋綫疗法：

（1）按常规消毒，局麻，在选定的穴位旁与經絡行走方向呈垂直約1.5厘米处进针，（以縫皮针带00号或Ⅰ号腸綫）于穴位对側穿出皮肤，使穿入皮下一端的腸綫拉入皮下，出针端腸綫紧贴皮肤剪断，断端即自动退入皮下。

（2）术后以消毒棉球胶布盖伤口即可。

2.穴位刺激結扎疗法：

（1）按常规消毒，局麻，用刀尖刺破皮肤，切口約3～4毫米，用血管钳由切口插入至穴位加压揉动；使患者有痠，麻，胀感后取出血管钳。

（2）用縫皮针带羊腸綫（00号或Ⅰ号）由切口刺入由經穴下方穿过，于穴位对側1.5厘米处穿出皮肤，术者握腸綫

• 145 •

1949

新 中 国
地 方 中 草 药
文 献 研 究
(1949—1979年)

1979

两端，来回抽动刺激之，然后由出针处刺入，經穴位上方穿过，于入口出针。

（3）結扎羊腸綫：如属初发病（体质壮）綫穿得浅者，可稍紧扎。如发病慢（体质弱）穿得深者，可松些，然后剪去綫头，将綫結埋入切口深处，切口一般不縫，局部用消毒棉球，胶布盖之即可。

疗效：治疗418例，治愈125例，占30%，有效167例，占40%，有进步105例，占25%，无效21例，占5%。

体会：

一、根据不同病情选择适合的穴位。

二、前一次結扎，埋綫的羊腸綫未全吸收者，（約廿天以內）不能重做，多天冷，吸收慢，可以配合針刺和穴位注射治疗，促使腸綫的吸收。待腸綫全吸收后再行下次手术。

三、結扎和埋綫都是起到穴位刺激的作用，在实践中，由于选穴不同，如胸前、背后和关节活动的部位应予埋綫而不做結扎。

四、重要血管，神經，行走之表浅部位，尽可能避免取穴，以免损伤之。

五、手术后应向其亲属或本人嘱其术后应注意事项。禁食辛，辣和酸等刺激食物；要多活动，加强鍛炼，促使机能恢复。

山西晋东南区六二六简易病院

埋线、割治综合治疗胃病

用埋綫及割治方法綜合治疗胃病比单一治疗疗效高。方法参考《新医疗法汇編》及《新医疗法》等书。一般患者在

• 146 •

术后 2 — 3 天，自觉症状即开始消失。对孕期患者疗效不满意。

慢性胃炎： 除手掌部位Ⅰ割治外，同时以"O"号羊肠綫由中脘至上脘埋綫。

胃及十二指肠溃疡： 除手掌部位Ⅰ或Ⅱ割治外，加中，上脘及双侧胃俞、脾俞穴位埋綫。

为巩固疗效或术后效果不满意，一周后还可以进行一次割治。患者割治，埋綫治疗一次即愈。

治疗前后比较：

205例慢性胃炎治疗前后症状体征比较

症状与体征	胃痛	反酸	嗳气	吐酸水	饱满	恶心	呕吐	消化不良	食欲不振	压痛	注　明
治疗前	163	174	67	153	117	117	71	161	127	87	治疗后所遗留症状比治疗前亦减輕。
治疗后	10	12	7	13	3	3	1	3	2	5	

17例胃及十二指肠溃治疗前后症状体征比较

症状与体征	上腹痛	恶心	呕吐	嗳气	反酸	食欲不振	消化不良	压痛	注：
治疗前	15	6	7	11	13	14	15	12	①偶有疼痛但间隔长，发作时间短，幷能坚持住。 ②偶有反酸症状但减輕。 ③压痛减輕。
治疗后	2①	0	0	0	3②	0	0	5③	

病例： 李××患慢性胃炎十余年采取手掌部位Ⅰ割治，7 日后随訪，飲食增加，疼痛减輕，但反酸呕吐仍不好轉。

1949

新　中　国
地 方 中 草 药
文 献 研 究
(1949—1979年)

1979

二次又經上，中脘埋綫；反酸吐酸水停止再沒有复发。

二、岳××52岁，患胃及12指腸潰瘍20余年，长 年 来 上腹痛、胃部不适胀滿，不思食精神不好，軟弱无力，不能参加劳动，虽多方治疗，时好时坏，經常复发，每逢疼痛发作后，輾轉不安万分痛苦，于４月12日，經上、中脘，双侧胃俞，脾俞埋綫及手掌部位Ⅰ割治后尤后３天疼痛减輕，食欲增强，精神好轉、症状全部减輕，有时偶有疼痛，但也能坚持。

三、郑××，患慢性胃炎十余年，长期反酸吐酸水，不思食，有时呕吐，腹部膨胀，虽多方求治，疗效不佳，經手掌部位Ⅰ割治，上中脘埋綫，术后七日随訪，思食、反酸呕吐停止，飯后膨胀消失，自觉症状显著改善。

灵石县地方病防治所

埋线，割治综合治疗胃下垂

一、**器械准备**：手术刀，手术剪，蚊式止血 鉗，持 針 器，縫合針，特制大穿綫弯針，縫合綫，粗羊腸綫，消毒敷料，注射器，封閉針头，１％奴夫卡因。

二、**埋线、割治部位及方法**：

1.双侧攀登穴向神闕方向埋綫，在攀登穴上用１％奴夫卡因打一蚕豆大皮丘,然后沿皮下斜向神闕方向进針約2—3寸处再打一皮丘，持特制大弯針，穿上粗羊腸綫，自攀登穴刺入經皮下由神闕方向皮丘处穿出，然后双手拉起粗腸綫两端，拉鋸状反复刺激，患者有暨胀或困麻感觉，持續2—3分鐘，剪断腸綫两端，将腸綫头也埋入皮內，酒精棉球消毒后以消毒敷料盖之。（两侧相同）

• 148 •

2.双侧足三里割治：同一般割治疗法操作，不重复。

三、要求及注意事项：

1.选穴要准，严密消毒，操作细致。

2.攀登穴向神阙穴方面埋綫越长越好。

3.术后勿食刺激性食物。

4.术后患者食欲增加，且勿一次大量进食，可少量多餐，逐日增加。

病例：1.赵××，男，42岁，患胃下垂三年余，曾到太原等地各大医院求治，診断明确，用各种方法治疗效果不明显。69年来我院就診时症状又加重月余,食欲明显不振,每日进食2—4两，經常呕吐，腹胀不适，身体日渐消瘦，精神不振。曾拍x光片，胃已下降到盆腔。經門診进行一次埋綫，割治綜合治疗一周后，症状消失,每日进食增至1.2斤尚未有飽感，另外加食一斤牛奶，面色紅潤，精神振奋，心情愉快。

2.赵××，男，40岁，患胃下垂及十二指腸潰瘍五年余，也曾到各大医院求治，疗效不佳。来診时，不能进食，呕吐，腹胀，腹痛。經門診一次埋綫，割治綜合治疗一周后，症状完全消失，每日进食增至1.2斤

山西医学院第一庭属医院

割 治 皮 肤 病

一、适应症：

根据山西医学院第二附属医院皮肤科"六、二六"門診部，雁北軍分区▆▆▆▆《六、二六》毛泽东思想学习班及本组共一千四百九十三个病例的統計，适应症如下：

湿疹，神經性皮炎，牛皮癣，过敏性皮炎，日光性皮

1949
新　中　国
地方中草药
文 献 研 究
(1949—1979年)
1979

炎，皮肤搔痒（包括肛門、阴部搔痒），白癜风等 各 种 疾病。此外，疱疹性皮炎，脂溢性皮炎，酒渣鼻子，瘊子等一些皮肤病也有一定效果。

二、药物介绍：

（一）日光：可祛风湿舒經絡，适当照射能增强机体的抵抗力（日光性皮炎除外）。

（二）：砭石：砭石即过去取火用的火石。将 石 制 成針，使鋒利。

（三）黑胡椒：味辛，大溫无毒，有除风邪， 消 炎 止寒，杀毒虫，灭諸菌之功。

（四）紫皮大蒜：味辛，性湿，有毒，能杀虫，散肿，破冷气，除风湿。能使血行增速，并能刺激血管神經。

（五）香油（芝麻油）：味甜，微寒，无毒，能解毒，松软角化皮肤。

（六）蜜腊：味甜，性微溫，无毒。可以外敷。

三、药物配制：

（一）葯膏配制：

取黑胡椒一份，去皮蒜三份或四份，研制成泥状即成。

（二）葯油配制与应用：

取蜜腊一份，香油四份，放于鍋或盘中，在溫 火 上 溶化，溫度达40°C左右，可用刷子或棉棒蘸上葯油往 患 处 涂抹，待凉干后用布包住，以免油污衣被，所剩葯油貯存以备下次再用。治牛皮癣，神經性皮炎，干性湿疹。

病重者，每日二次，病輕者，一日一次。葯油配合耳部割治效果更佳。

应注意初次用时，溫度不要太高，以防皮肤灼伤。（溫度以不灼皮肤为宜）

四、治疗方法：

（一）术前准备：将制成的药膏，放瓶内备用。将砭石制成的术刀，放在75％酒精中消毒备用，再备适量的酒精棉球，胶布，以使用于消毒和固定药物。

（二）施术部位及操作：

（1）施术部位（皮肤割治点）：耳轮脚粗细交叉处。（见图九）

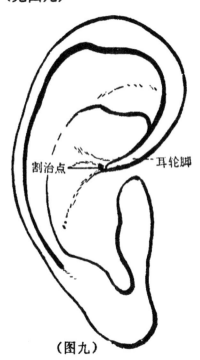

割治点 —— 耳轮脚

（图九）

（2）操作：用砭石之锐利面在皮肤割治点上割破真皮，以渗血而不外流为宜，术面要稍宽一些。然后将黄豆大小或枣核大小"药膏"，用胶布固定于切口上。

可依患者健康状况，同时施术双耳，一般情况两耳交替进行。

从术日起，每四天割治一次，每次切割一侧，两耳交替，四次为一疗程。

五、疗效：

一般规律：第一次奇痒可止，第二次皮屑开始脱落，第三次皮肤开始恢复正常；第四次基本痊愈。

我们在割治皮肤病过程中，同时也发现对胃病、高血压、耳鸣、耳聋、神经衰弱、关节炎，丹毒等有一定疗效。

1949
新 中 国
地 方 中 草 药
文 献 研 究
(1949—1979年)
1979

1969年七月份以前三个单位疗效统计表

山西医学院第二附属医院　　　　表一

病　　　　名	例　数	治　　愈	进　步	无　　效
牛　皮　癣	31	19	6	6
蕁　麻　疹	3		2	1
湿　　疹	26	21	2	3
神經性皮炎	41	36	2	3
白　癜　风	14	2	6	6
皮肤搔痒症	4		2	2
合　　計	115	78	20	21

雁北区军分区 "六·二六" 毛泽东思想学习班　　表二

病　　　　名	例　数	治　　愈	进　步	无　　效
牛　皮　癣	30	10	17	3
湿　　疹	28	14	9	5
白　癜　风	10	6	2	2
多发性疖肿	10	6	3	1
汗　　斑	7	3	3	1
鱼　鳞　癣	1	1		
合　　計	92	46	34	12

《6.26》割治皮肤病研究小组　　表三

病　　　　名	例　数	治　愈	进　步	无　效
牛 皮 癣	28	10	18	
湿 疹	21	10	10	1
白 癜 风	12	2	9	1
神 经 性 皮 炎	57	25	30	2
各 种 癣	11	5	5	1
日 光 性 皮 炎	2	1	1	
其 他 皮 肤 病	24	2	17	5
合 计	155	55	90	10

六、暂时禁忌症：

高血压、癫痫、神精病、孕妇、月經期，严重性的心脏病（冠状动脉硬化性心脏病）以及两岁以下的儿童。

山西医学院割治皮肤病研究小组

耳区割治治疗皮肤病

操作方法： 选取耳輪脚末端凹陷部，相当于耳針图上的胃区之周围。以75％酒精做局部消毒，用三棱針（原法用火石）在选定部位划一縱行小口，约0.3～0.5厘米。注意用力不可太猛，或由下向上挑割数下成一縱行小口，流出少許血液为度。然后敷上黑胡椒、大蒜糊剂（二药比例是黑胡椒二份、大蒜三份）。用胶布固定即可。

• 153 •

1949
新 中 国
地 方 中 草 药
文 献 研 究
(1949—1979年)
1979

用此法疗效不显著的病例，可配用耳針穴位，耳后靜脉放血，使疗效提高。疗效統計治142例有效109例(占76.8％)

病 种　　　疗 效	例 数	基本治愈	好 轉	无 效	有效率(％)
神 經 性 皮 炎	45	7	31	7	84.4
牛 皮 癬	18	3	10	5	72.2
白 癜 风	28	1	18	9	67.8
湿 疹	21	0	14	7	66.6
手 足 癬	30	5	20	5	83.3

山西省中医研究所

耳部划割治疗皮肤病

一、概述：

1.中医理論肺主皮毛，故刺激耳部肺穴，可以达到治疗皮肤病的目的。

2.根据耳針原理，人体各脏器与十二經絡相联系，构成統一的整体，并在耳壳上规律地分布着与各脏器有 关 的 穴位，通过刺激耳部，調节各脏器之間关系，起到改善整体生理状态的作用，而达到治疗皮肤病之目的。

二、治疗方法及适应症：

1.使用物品：石英石片，紫皮蒜及黑胡椒比 例 为2:1或3:1，分别搗烂混合制成糊剂，采用新鲜制剂，当天配好当天用，第二天再重新配制。不銹鋼毫針，我院自行創制的带有耳穴探测器的半导体医疗机。

2.治疗方法：用碘酒精棉球在施术部位消毒，用酒精浸泡过的石英石片锐利缘在耳轮角及耳甲腔之间相当于肺穴处垂直划破表皮到达真皮，切口长约5毫米，使渗出少许血液，挑绿豆大一小团大蒜黑胡椒糊剂涂于切口处，复以胶布固定，用食指在复胶布处按摩施术部位，使患者感到明显痛疼为止，每隔4－6天划割一次，可左右两耳交替划割或同时划割，大多数患者在治疗一、两次后搔痒即可停止，4~5次后可基本治愈，对牛皮癣、神经性皮炎等有个别病例疗程较长，应坚持治疗十余次至廿余次以上，直到痊愈为止。治疗5次以上不见效时，可用带有耳穴探测器的半导体医疗机在耳部进行探查，寻找新的敏感点，如耳背，耳舟等处，进行划割，或在敏感点扎上毫针，接通半导体医疗机进行治疗，每日或隔日一次。

3.适应症：可以治疗各种皮肤病，尤其对牛皮癣，神经性皮炎，湿疹、皮肤搔痒症，皮肤痒疹，过敏性皮炎，荨麻疹，头癣，手脚癣等疗效最好。

三、疗效分析：采用本法治疗各种皮肤病4316人次，1147例，疗效显著，通过对1015例的分析，有效率达89％。

附表：（见156页）

四、典型病例：

王××：男，54岁，患神经性皮炎30余年，颈部及肘部均有大片病灶，曾多方治疗无效，经耳部划割治疗4次，病灶全部消失，基本治愈。

罗××：男，40岁，患牛皮癣十余年，头部、腰背、胸腹及四肢均有大片密集病灶，曾去北京、天津、广州、太原等许多城市大医院治疗，用过十余种药物，均不见效。经耳部划割治疗11次，基本治愈。

1949

新 中 国
地 方 中 草 药
文 献 研 究
(1949—1979年)

1979

疗效＼病名＼人数	湿疹	神經性皮炎	皮肤搔痒症	牛皮癬	手脚癬	头癬	白瘷疯	蕁麻疹	接触性皮炎	座疮	脂溢性皮炎	面部干癬	体癬	扁平疣	毛囊炎	花斑癬	其他皮肤病	总計	百分比
治 愈	59	42	84	20	15	15	2	19	4	5		3	2	1	2			273	27%
明显好轉	95	70	43	58	26	21	5	3	4	14	9	3	2	5	2			369	36%
好 轉	49	58	25	30	27	20	19	2	4	8	11	4	2	2	3	4		268	26%
无 效	13	20	6	18	7	5	12		1	6	6	5	2		1	1	2	105	11%
总 計	216	190	158	126	75	61	38	24	13	33	26	21	9	5	11	7	2	1015	100%

山西省晋中地区人民医院

小儿割治疗法介绍

适应症： 小儿消化不良，不思食、面黃肌瘦，精神不振，乏力、发育不佳，营养不良。

割治部位： 小儿拇食二指之間（男左女右）。

操作方法： 常规消毒，于二指内侧切开約 2 ～ 3 厘米，取出脂肪少許后即可，常规包扎。

疗效： 經 1 ～ 2 次割治后，一般在两个月左右有明显飲食增加，精神活泼，体重增加。經治疗35例，32 例完全痊愈，治愈率达92%。

文水县医院

耳穴割治治疗肠胃病简介

适应症：胃十二指肠溃疡、胃炎、肠炎等胃肠道疾患。

方法：具体操作方法与割治皮肤病方法基本相同，其不同点如下：

（1）**药物：**鲜姜四分　黑胡椒一分研制成泥状。

（2）**施术部位：**在耳甲部胃肠区为割治点。

疗程：每4～7日割治一次，每次割治一侧，两耳交替，四次为一疗程。一般割治1～2次即可止痛，三四次即愈。

注意事项：于治疗期中勿暴饮暴食，禁刺激性食物，并适当休息。

病例：

李××，成人，患溃疡病多年，用耳穴割治疗法治疗四次，食欲增加，面容增胖，经钡餐照相证实已经痊愈。

杨××，患胃肠炎17年，每日仅能吃数两粮食，面黄肌瘦，贫血、头痛、经割治四次后，头痛、贫血消失，食量增加，每日可吃壹斤多粮食，体重增加，经随方半年未复发。

山西医学院皮肤病研究组

阿托品穴位注射

用阿托品穴位注射治疗支气管哮喘，肺炎合并心衰，麻疹合并肺炎，循环衰竭等100余例，有效率达90％。

病例：

1949

新　中　国
地 方 中 草 药
文　献　研　究
(1949—1979年)

1979

崔××、男、11岁、患肺炎合并心衰，于肺俞，膻中，定喘穴用0.5毫克阿托品分四次注射，每日二次，五天痊愈。

楊××，女、11岁，患麻疹合并心衰，于定喘穴每六小时注射阿托品0.18毫克，当日麻疹出齐，五日后痊愈出院。

保德县杨家湾公社医院

链霉素穴位注射治疗结核病

根据經絡疗法的原理，对四例住院結核病人試行了小剂量葯物穴位注射，收到了較为滿意的效果。其中空洞性肺結核一例，結核性胸膜炎，支气管內膜結核一例。

治疗方法：

1.穴位选择：选相应穴位組成一組交替輪回注射。咳嗽，胸痛，呼吸困难者，选膻中、定喘、肺俞；消化道紊乱，食欲不好者，选鸠尾，內关、足三里；咳血，精神紊乱，睡眠不好者，选合谷、魚际等穴。

2.常用穴位：天突，膻中，鸠尾，定喘、肺俞、內关、魚际，合谷。

3.注射剂量：每天两次，每次每穴0.1克。每次結合临床症状，选用二穴注射。

4.注射方法：采取适宜体位，依患者体质好坏，采取快速与慢速，用六号注射針头，直刺穴位，得气后推鏈霉素0.1克后速退針。一般体质健康者，采用直刺快推，体质較差者采用直刺慢推。

采取穴位注射，一般于一周內消化道症状有迅速好轉，十天內結核病的中毒症状得到控制。盗汗往往持續到十五天左右才消失。

一般病理改变，需坚持治疗20—30天左右，才能全部消失。

經治疗的四例患者，除一例多年的支气管內膜桔核伴大吐血三次尚在繼續观察治疗外，其余三例均痊愈出院，参加了农业生产。

保德县杨家湾公社医院

穴位注射疗法

根据中医經絡学說，于一定的穴位注射少量葯物，用以治疗各种疾病，据172例統計有效率达96％。

适应症：高血压病，神經性头痛，神經性耳鳴，各种部位的痛疼及急慢性炎症等。

常用药物：

V—B，2毫升，剂量50～100毫克。

V—B₁₂ 1毫升，剂量100～500微克。

阿托品1毫升，剂量1毫克。

青黴素每穴5万单位（注射前做过敏試驗）

5％元胡注射剂2毫升。

5％紅花注射剂2毫升。

〔注〕以上葯物每穴均注射0.2～0.3毫升。

治疗方法：用2毫升注射器抽取葯液后，局部消毒，按选定穴位刺入，得气后推葯。

病例：

王××，男，61岁，血压190/110毫米汞柱治疗 后 半小时降至150/80毫米汞柱，經治疗三次血压一直在140/80毫米

1949

新 中 国
地 方 中 草 药
文 献 研 究
(1949—1979年)

1979

汞柱以下。

张××，女，36岁，患神經性头痛六年，治疗两次后头痛明显减輕，連續治疗11次痊愈，随訪四个月沒有复发，已照常上班工作。

晋中地区人民医院

主治：急性胃肠炎

针刺及穴位注射： 噴射性呕吐：先針內关穴，强刺激暫时止吐后，于两侧足三里穴位注射黄連素3—4支（每支2毫升），10—20分鐘后即可止吐。共注射3次后即可痊愈。

榆社县卫生办公室

穴位注射疗效观察

神经衰弱： 用当归液在心俞，厥阴俞配巨厥，內关或神門注射，每日一次，1～12次为一疗程，疗效达90％。20例患者用此疗法后头昏，失眠，多梦等症状都有明显好轉，近期疗效很滿意。

腰腿痛： 用当归液于脾俞，肾俞注射，如患者贺××經一疗程治疗后，随訪四月未見再犯。

坐骨神经痛： 患者裴××患坐骨神經痛，用当归液于环跳，阳陵，足三里注射，經二疗程注射痊愈。

强直性脊柱炎： 患者刘××患强直性脊柱炎卧床不起，用当归液作脾俞，肾俞，环跳，足三里注射六次，就能下床，18次后即可自由活动。

运城人民医院

小剂量链霉素穴位注射
治疗五例急性外阴溃疡

方法： 选用三阴交，血海，足三里，阴陵泉等穴位交替注射鏈霉素，每日一次，每次0.5克分2～4个穴注射（可稀释到2毫升）。合时可配合外科换药。

治疗效果： 治疗后2～3天痛疼可明显减輕，平均約11～12天治愈。

晋南地区人民医院

水 针 疗 法

概述： 采用某些葯液注射于痛点，穴位或患病处，以治疗某些疾病。

治疗方法及常用药物： 选好注射点，常规消毒皮肤，用注射器抽取5～10％葡萄糖或生理盐水，右旋糖酐20毫升，于选定注射部位刺入，同时提掐和扭轉針头，病人有酸，麻，胀感时，即快速推注葯液，每点注射葯液5～20毫升，每日或隔日治疗一次。并根据病种加入其他药液，如V—B$_1$ 50～100毫克，V—B$_{12}$ 100～500微克，氨茶碱注射剂2毫升0.25克，5％元胡注射液2毫升，5％紅花注射液2毫升。

适应证： 风湿性腰肌炎，风湿性关节炎，腰肌劳损，各种部位扭伤。对坐骨神經痛可用6～8寸封閉針头在环跳或环跳二深部注射。

疗效： 采用本法已治疗各种适应症498人次，268例，通

山西省医药卫生展览技术资料选编

1949

新 中 国
地 方 中 草 药
文 献 研 究
(1949—1979年)

1979

过231例分析有效率达92％。

病例：焦××，男，成人，患坐骨神經痛十余年，长期无法上班，經治疗五次，现已完全治愈上班工作。

晋中地区人民医院

水针治疗慢性腰腿痛

用水針疗法治疗16例慢性腰腿痛患者，有效率达80％。

痛点选择： 治前先找原发痛点

水针药物： 5～10％葡萄糖，0.9％氯化鈉或右旋糖酐。一般一次局部最大用量为20毫升。如原发痛点消失仅遺留酸胀感可于葡萄糖液內加4％碳酸鈉溶液1/2～1/3，或加 V—B,100～200毫克。三天注射一次，一般9～15天为一疗程。

病例：

郭××，男，56岁，患风湿性腰肌炎三月余，經中西医治疗效果不著，后用10％葡萄糖液作双侧崗上肌痛点注射，病减，再用右旋糖酐在痛点作水針一次，症状消失，随訪四月未发，已参加劳动。

运城人民医院

电 兴 奋 疗 法

适应症： 神經衰弱，坐骨神經痛，风湿性关节炎，皮神經炎等疾患。

治疗方法： 以神經衰弱为例說明：

第一步：用弱感应电流，双电极置双侧太阳穴，由太阳移向阳白，头維穴，一般治疗時間为4～5秒；然后增加刺激量，按上述方法再进行一次，如此类推进行 8～4 次。

第二步：用强感应电流，双电极置双侧风池穴，双电极上下滑动造成颈部颤动，約治疗半分鐘。

第三步：若非高压患者，用直流电13～15毫安，正极置于阳白穴，負极置于风池穴，通电0.2～0.3秒，使病人眼前暴发闪电感。

第四步：用直流电50—60毫安，双电极置內外关，通电1～2秒。

疗效：用本法治疗131例，536人次，通过122例分析，有效率为91%。

晋中地区人民医院

卤碱疗法临床应用小结

怀仁县人民医院在推广卤碱疗法过程中，采取 全 面 投薬，重点治疗，集中观察，經两个月試驗，很多病人获得了显著疗效，现举具有代表性的病例加以说明：

1.治疗慢性支气管炎、肺气肿81例，其中肺心病合并心力衰竭的16例。服卤碱后，病情完全减轻的10例，明显好轉的40例，症状减輕的25例，无改变 3 例，两例因中途症状加重停薬。

2.溃瘍病30例。 2 例服薬后自感上腹烧灼未坚持用薬，其余28例均表现烧心，反酸，嗳气消失，腹痛减輕或消失，食量增加。

3.神經衰弱15例，服卤碱后头晕头痛消失睡眠安宁，精力充沛，白天困倦感消失。

4.治高血压20例，有18例血压降低，头痛，头晕緩解，

1949

新　中　国
地 方 中 草 药
文　献　研　究
(1949—1979年)

1979

睡眠时間增加。

5.治风湿性心脏病和关节炎40例，有70％的病人服药后，心悸减輕，浮肿消失，肝回縮，咳嗽气短减輕、关节不痛、四肢活动自如。

6.治肾炎10例。三例未坚持治疗，坚持的两例已基本治愈，其余患者均有显著效果。

7.治肝炎8例，除一例未坚持用葯外，其余患者自觉症状均消失，肝功检查有好轉。

8.治結核病11例。服葯后症状减輕，咳血停止，精神好轉。

9.其他如用于治疗皮肤病，各种癌症有一定效果。

卤硷熬制、使用及其成份和作用

我院目前已試制成功和临床应用的有粉剂、外用膏剂、外用洗剂、抗癌剂、內服水剂、注射針剂、糊状剂共七种。經过临床应用效果很好。现分別介绍如下。

1.卤硷粉剂。我們用的是汉沽卤水，将卤块异物洗净打碎，按1：1加溫水溶化，用四层紗布过滤后，盛放在耐火瓷盆或鎂砖炉內，以急炭火煎熬，經常保持沸騰状态，切勿攪拌，待水分全部蒸发，并与熬制器具周边干裂松动，即成卤硷，再用石碾或鉄碾碾成粉末，装瓶密封，以备待用。服时将葯放入碗內，用溫水溶化而服。小儿量每日1.5—4.5克，成人6—9克，分三次服，腸胃病飯前服，其他病飯后服。据观察消化系統疾病口服疗效較高。

2.卤硷外用膏剂。卤硷粉剂3—5克，凡士林加至100克，攪拌均与即成3％或5％膏剂。膏剂通用于皮肤病和外伤，用时直接涂患处，一日两次或一次。

3.卤硷糊状剂。卤硷粉剂 5 —10克加水至100毫升，装瓶震荡溶化即成。糊状剂用于治疗脚气病。半糖瓷盆温水，倒20—30毫升糊状剂洗脚，每日一次。

4.抗癌剂。1000毫升卤水，加27个乌梅，盛入非金属器皿内，先用急火熬 3 — 5 分钟，然后再用温火熬20分钟，静止24小时，过滤数次，加糖精、香料适量而成。此剂用于各种癌症。日服六次，一次10毫升，每顿饭前一次饭后一次。一般病人可能出现头晕脑胀症状，切勿过量。

5.10％的卤硷口服水剂。卤硷粉剂10克、枸橼酸 1 克、盐酸 2 毫升，沸水加至100毫升，混合搅拌，PH值调节至 7 左右，静止 2 小时，过滤数次，再加入香料、糖精、食品染料适量，即成有色口服水剂。小儿用量一日15—50毫升，成人60—90毫升，分三次服。此剂和药粉相同，对消化系统的疾病疗效较高。

6.5％—10％的外用洗剂。5 或10克卤硷粉剂，沸水加至100毫升，搅拌溶解后，再过滤数次即成。此剂 亦同 样适用于各种皮肤疾病，用脱脂棉直接涂洗患处，一般一日洗一到二次。

7.5％的注射液。卤硷粉剂50克、盐酸20—25毫升，蒸馏水加至1000毫升，搅拌溶解，PH值调节至 7 左右，进行过滤再过滤，装安瓶密闭封口，经过高压灭菌20—30 分 钟 即成。供静脉或肌肉注，小儿一日量2.5—10毫升，成人10—20毫升，一日注射一到两次，注射时要慢，切勿过急，以免晕昏。用于静脉注射，每10毫升卤硷注射液，亦可加25％的葡萄糖混用。

应注意的问题：

• 165 •

1949

新　中　国
地方中草药
文　献　研　究
(1949—1979年)

1979

（1）无忌禁。用药期間无需禁忌生冷和刺激物，无論什么病均可試服，通过观察，沒有发現特殊的副作用，就是治不了病，也无不良反应。

（2）毒性小。一次中毒量为250克，因为有利尿作用，所以沒有积蓄中毒現象，可以連續久服，有些老病号亦可以加量服，但要注意开始小量逐渐加大。

（3）有反应。多数病人服药后要泻肚，有的病人还可能出现胃热、头昏、腹胀、皮肤痒等症状。但并不影响治疗，一般三、五天过去，有的六、七天过去，无需特殊处理，如腹泻（非痢疾泻肚），一天3—5次，有的七、八次不等，少则一两天，多则一周，一般不影响健康，也不大难受，为稀便常伴有泡沫。这些現象的出現，大都是药量偏大的緣故，为了使其緩解，亦可作减量，或用一点輔助药物处理。

（4）有反复。有的病人服药当天見效，有的四至五天見效，还有的半月二十天后才見效。但見效后又往往出現反复，少则两三天，多则六七天。还有的病人服药后，不但不見效，反而症状加重，但这种加重亦是暫时的，五、六天即可过去，随之出現疗效。因此只要見效一定要坚持服药，据我們經驗，卤硷疗法治疗疾病是馬鞍形的，即由高到低，由低又到高，但一直是向好的方向发展的。

（5）服卤硷粉剂时，一定要用溫水溶化，切勿直接将干粉剂倒入口腔吞服，以免烧伤口腔粘膜。

（6）卤水內含有氯化氢成分，熬制卤硷时一定要把氯化氢全部放出，否则，副作用大。同时在熬制卤硷时，所放出的气体，有刺激呼吸道、口腔、眼睛，腐蚀金属和杀伤植物的作用，因此应注意熬制质量和做好健康保护。

（7）疗效高低与卤碱质量好坏有很大关系。要想提高质量，必須掌握住火候。据我們摸索，在熬制时以急火为佳，从始至終保持沸騰状态。这样熬成的卤碱质量就好，否則质量就差。好的卤碱块明显地分三层，即上层較薄，表面皺縮不平，灰色或灰褐色；中层較厚，呈垂直柱状或蜂窩状，結构疏松，白色或灰白色；底层較中层稍薄，白色致密土状物。三层碾成粉末，放入玻璃杯內用水溶解后，呈乳白色的质量較好。如层次不清，上层有結晶体状，溶于水又呈現不出乳状，质量就低劣，用于临床效果不好，又容易出現較严重的副作用。

关于药物成份和作用：

据中国科学院地球研究所的化驗，所含成分有几十种：氯化鎂占70%以上，其次是鈣、鎂、鈉、鉀、氟、銨、硫酸根、氯根、硝酸根、溴、銅、鋁、鉛、銀、錳、汞、鎳、鈷、鈦，以及鈾、硅、砷、硒等微量元素。其中許多元素是生命代謝过程中必不可缺少的，如鎂离子为哺动物所必須，是神經肌內活动的必要条件。鎂离子对神經系統有抑制作用，并可抑制心脏异位冲动的发生。鉀、鈉、鈣离子，是細胞外液的主要阳离子，对心肌收縮和传导也都有一定的作用。卤碱的利尿作用显著，可能对其中含有大量的氯、鉀、鎂、汞、鈣等成份是分不开的。鎂、鋁、鈣的盐早已做为抗酸、消化药物应用于胃炎了；鎂及硫酸根的盐，也早已做为泻剂应用了。鎂离子和溴化鈉都有抗惊厥和鎮靜作用，所以大部份病人服葯后睡眠大有好轉。从两个月的治疗实践証明，卤碱确有利尿、消肿、鎮靜、促进食欲，使肝脏回縮和心功能改善等良好作用。由此看来，卤碱的作用是綜合性的，这就是能治多种病的根据。以上分析是粗浅的，不全面的，还

1949

新　中　国
地 方 中 草 药
文 献 研 究
(1949—1979年)

1979

需进一步探討。因此，我們要遵照毛主席"中国医药学是我国人民几千年同疾病作斗爭的经验总结。它包括藚中国人民同疾病作斗爭的丰富经验和理论知识，它是 一 个 伟大的宝库，必须继续努力发掘，并加以提高"的教导，深入下去，同工农兵共同总结分析，从而扩大卤硷疗法的适应范围。

怀仁县人民医院

卤硷粉治疗哮喘、气管炎

用卤硷治疗哮喘、气管炎、肺气肿46例，总疗效82.6%。其中：

显效	3 例	占 6.5%
好轉	35例	占76.1%
无效	8 例	占17.4%

病例：

1.李××，男，51岁。

咳嗽气喘一年多，痰为灰白粘稠，量多，咽痒，胸臌滿，天冷加重，診为哮喘、气管炎。于1969年 6 月 6 日来診，共服药30天。服卤硷粉剂 170 克，1969年 7 月 7 日来診时，主訴气喘已消失，咳嗽减輕，呼吸已均匀，痰变少变利，胸臌滿已减輕，唯大便稍稀。

2.薛××，男，64岁。

咳嗽气短一年多，痰黄色粘稠不利，胸悶滿臌胀，头暈眼花。診为慢性气管炎。于1969年 6 月 6 日来我院就診，共服葯35天，服卤硷粉剂50克，1969年 7 月11日来診时訴咳嗽明显减輕，痰减少变利，胸臌滿明显减輕。

山西省中医研究所

卤硷治疗急性播散性红斑狼疮四例

治疗方法：口服卤硷，每日三次，每次 2 — 5 克，服药后如大便仍较干燥或如常，则可适当增加药量；如大便每日超过 3 — 4 次或有其他不良反应，应酌情减量。

服药期间可根据病情配合支持、对症及小量激素等治疗方法。

治疗效果：在服药后最快一周最迟三周就基本能控制各种症状。

病例：乔××，男，28岁。

主因颜面及双手发生红斑，伴发烧，全身关节痛疼反复发作已二年，近加重并伴有吐血，便血，尿血。以往治疗一直采用大量激素控制，此次住院改用卤硷疗法，服药 6 天，症状基本控制，吐血，便血，尿血停止，发烧关节痛疼消失，出院后连服卤硷三个月，至今未犯，且能参加一般生产劳动。

晋南地区人民医院

卤硷治疗颌下囊肿一例

郑××，男，28岁。16年前右下颌长一"疙瘩"，渐增至鸡蛋大，有时发红，痛疼；服卤硷，每日三次，每次 2 — 5 克，服半月后肿块稍见缩小变软，一月后缩小一半，服药二个月后全部消失，局部未留下任何痕迹。

晋南地区人民医院

1949
新　中　国
地方中草药
文　献　研　究
(1949—1979年)
1979

卤硇药粉治疗慢性胃炎

治疗：慢性胃炎　11例

　　显效　　　4例　　　　占36.3%

　　好轉　　　7例　　　　占63.7%

　　总疗效100%

病例：戚××，男，38岁。

主诉：上腹部隐疼，飢餓时明显，消化不良，食欲不振，經山医第一附屬医院診为慢性胃炎，病程5年，1969年6月9日来診，共服药35天，服卤硇45克，1969年7月14日来診时訴腸鳴增加，疼痛基本消失，其它症皆明显减輕，但一停药上腹部疼痛即出現。

山西省中医研究所

卤硇粉治疗高血压病

治疗：高血压病　　33例

　　显效　　　3例　　　　占　9.0%

　　好轉　　　20例　　　　占60.7%

　　无效　　　10例　　　　占30.3%

　　总疗效69.7%

病例：

1.竇××，男，64岁。

主诉：患高血压病6年，合并左侧偏瘫，經常头暈，視物不淸，同时并发有糖尿病3年多，平时晨尿尿糖为（卅一卅）血压210/110mmHg，1969年5月29日来診，共服药21

• 170 •

426

天，服卤碱粉65克，1969年6月20日来诊时测血压为155/95 mmHg，头晕减轻，精神好转，并诉自第一周服药后晨尿尿糖即变为（-）。

注：由此病例可看出，卤碱粉治疗糖尿病有效。应加以注意，今后可继续观察一些病例。

2.任××，女，31岁。

主诉：患高血压病1月多，经常头晕，晨起伴有颜面浮肿，1969年5月30日来诊时测血压为140/90mmHg，查小便常规正常，共服药18天，服卤碱35克，当于1969年6月18日来诊时测血压为95/70mmHg，头晕消失。

山西省中医研究所

卤碱药粉治疗风湿性及类风湿性关节炎

治疗：风湿性及类风湿性关节炎　56例

　　　显效　　　　0
　　　好转　　　27例　　　　占48.2%
　　　无效　　　29例　　　　占51.8%
　　　总疗效48.2%

病例：任××女，成人。

主诉：周身关节酸痛，20多年，两外侧膝眼处肿胀2年多，气候变化时疼痛加重，初诊为风湿性关节炎，1969年6月18日来诊，共服药28天，服卤碱125克，1969年7月16日来诊时诉，周身疼痛明显减轻，气候变化时疼痛也减轻，膝关节肿胀减轻，服药时同时出现食欲较既往增加，睡眠增加。

山西省中医研究所

• 171 •

1949

新 中 国
地方中草药
文 献 研 究
(1949—1979年)

1979

卤 碱 粉 治 心 脏 病

治疗： 风湿性心脏病及阵发性心动过速　41例

显效　　　3 例　　　占 7.3%
好轉　　　31例　　　占75.6%
无效　　　7 例　　　占17.1%
总疗效82.9%

病例：

1.张××，男，48岁。

主诉： 患风湿性心脏病8年多，近一年来加重，平时心悸气短，下肢浮肿，腹部璧胀，咳嗽咯白色泡沫状痰，两肋疼痛，腰痛，曾經山西医学院附属二院及南城区医院診为风湿性心脏病，查体唇及指甲皆見紫紺，心尖部可聞及双期杂音，心界扩大，$A_2 > P_2$心尖部舒张期震颤可捫及，心率80次/分，律正，肝大肋下二指，压痛（＋）腹水征（－）下肢有輕度浮肿，1969年6月11日初診，共服药34天服卤碱180克，1969年7月16日复診时，心悸气短明显减轻，腹璧胀减轻，咳嗽及咯痰好轉，精神好，下肢浮肿消失，紫紺消失，其它症状及体征如故。

2.郑××男，55岁。

主诉： 阵发性室上性心动过速22年（已經省立人民医院确診），心率为230次/分，伴有心悸气短头昏眼黑，有时呕吐出汗，有时发生休克，多季每日发作7－8次，平时每3－4天发作一次，近三年来发作頻繁，发作时只有西地兰才能控制，查体心率为114次/分，律尚正，血压190/110mmHg，下肢浮肿，1969年6月11日来診，共服药16天，服

· 172 ·

卤硷30克，1969年6月27日复诊时自述服药后心动过速再未发作，下肢浮肿明显减轻，心率100次以下/分，血压140/85 mmHg。在这同时治疗殷××也是阵发性心动过速，服药一月，服卤硷120克，自服药后心动过速发作次数逐渐减少，直至最后心动过速发作完全消失，未再发作。

共治两例阵发性室上性心动过速，皆有明显疗效。

山西省中医研究所

卤硷粉治疗神经官能症

治疗：神経官能症　11例

显效	9例	占81.8%
好轉	2例	占18.2%

总疗效100%

病例：

1.王××，男。

主诉：头痛、头晕、失眠，每夜最多能睡3—4小时，脱发、心煩，脑部有空虚感，食欲不振，上腹部有时有不适感，诊为神経官能症，于1969年5月26日来我院就诊，共服卤硷105克，服药50天，1969年7月16日来诊，主訴症状皆明显减轻，睡眠如常人，上腹部不适消失，食欲增加，疗效比较满意。

2.乔××，男，25岁。

主诉：患神経官能症6年多，全身乏力，失眠，多恶梦，食欲不振，头昏，脱发，1969年6月18日来诊，共服药28天，服卤硷65克，1969年7月16日来诊时訴，睡眠已正

1949

新 中 国
地 方 中 草 药
文 献 研 究
(1949—1979年)

1979

常，食欲增加，头昏明显减轻，乏力消失，但仍多梦。

山西省中医研究所

灯草灸角孙穴治疗流行性腮腺炎

灯草灸是民間沿用已久的一种簡易疗法，对流行性腮腺炎确有很好的疗效，大同矿务局紅六矿卫生站用此法治疗333例，一般 2～3 次即愈，运城人民医院治疗58例，均获得满意疗效，长治新华荣場合作医疗所，除选用角孙穴又加用耳尖穴，較重患者同时服下列方剂疗效更为满意。

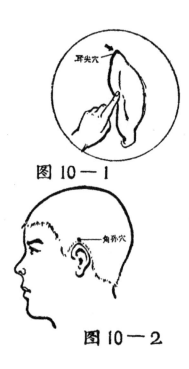

图 10 — 1

图 10 — 2

处方：

金銀花二钱　淨連壳二钱　甘草梢二钱

白桔梗二钱　牛蒡子二钱　川中吉二钱　板兰根二钱

水煎服

治疗方法：

穴位取法：耳尖穴（位于耳廓尖端）見图10—1角孙穴（耳壳向前折曲，耳尖正上方入发际处）見图10—2

操作方法：

用灯芯草适量，蘸香油（食油均可）燃点，对准穴位，迅速垂直接触皮肤，一点即起（約2～3秒），当灯草接皮肤患者觉痛时发出"叭"的爆炸声（俗称爆星），穴位上出现綠豆大水泡，不須治疗可自愈。取患侧穴若双侧腮腺均发炎则二侧同时做，一般一次即可，如未痊愈，可做第二次，但须在原穴旁开一些。

长治新华菜場合作医疗所

大同矿务局紅六矿卫生站

运　城　人　民　医　院

耳后放血治疗湿疹

方法： 1.将耳壳后面分成上、中、下三等分，在耳后上1／3与中1／3交界处耳根部，可找到较明显的毛細血管处即为針刺出血点。

2.找好部位后，用75％酒精作皮肤消毒，随后用0.5—1寸毫針斜向耳根內后刺，以刺出血为宜。

3.根据湿疹发生部位，按下述选择刺激点及辅助穴位：

头、颜面部：在双侧耳后放血；

上肢：在耳后、內关穴放血，曲池穴中刺激；

下肢：在耳后、三阴交穴放血，阳陵泉中刺激。

全身湿疹：在耳后、內关、三阴交穴放血，百会中刺激。

疗效： 治疗十四例，全部治愈，最快的針刺二次即愈，最慢的十二次愈。

大同矿务局一医院

1949

新　中　国
地 方 中 草 药
文　献　研　究
(1949—1979年)

1979

挑痔疗法

适应症：內痔、外痔、混合痔、肛裂、肛門搔痒症，輕度脱肛等。

挑痔部位：

1.痔点挑治：痔点在第七頸椎下，腰骶部，两侧胲后綫之间找。其特点是：丘疹样稍突起，帽針头大，多为灰白色，暗紅色或棕褐色，压之不退色，有些痔点上有毛，应注意与"痣"，"毛囊炎"，"色素斑"区别。

2.穴位挑治：如痔点不明显可选取上、次、中、下髎等穴。

操作方法：局部常规清毒，用左手掇起挑治部位，用粗針或三梭針挑破皮肤及皮下組織，可見白色紆維挑 断 数 十条，然后用碘酒棉球消毒，压迫止血，盖以敷料，固定。一次挑 1～2 个痔点或穴位，隔 3～4 日一次，一般挑治 2～3 次即愈。

病例：

王××，患混合痔13年，痔大小如小指头，出血、痛疼、不能骑車，行走困难，經一次挑治后，出血停止、痔 核 縮 小、痛疼减輕，骑車而来，第二次挑治后痛疼与 痔 核 均 消 失。

山西医学院第一附属医院

兽 医 部 份

1949

新　中　国
地方中草药
文　献　研　究
(1949—1979年)

1979

· 白 页 ·

兽 医 部 份

布氏杆菌五号菌苗气雾免疫

耳穴注射红花液
治愈骡食滞性胃扩张

穴位：图11

（1）**穴：**在耳背部与耳凹面的前后耳褶交叉点上方两横指处。

1949
新 中 国
地方中草药
文 献 研 究
(1949—1979年)
1979

（2）穴：在耳背部与耳凹面的前后耳褶交叉点上方一横指处。

二、药液：15% 红花液。

三、操作方法：

耳背部剪毛消毒后用长封闭针头，在（1）穴、（2）穴的上方1—2横指处刺入皮下，然后沿皮下进针，直至耳根凹处，按上针筒注入药液，边推针芯边退针头，使药液在皮下浸润至各穴，一次注射药液用量25毫升。

病例： 太谷石象大队一队、骡、六岁。一九七〇年

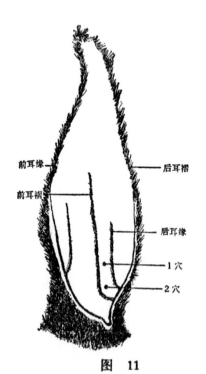

前耳缘 ——
前耳褶 ——
—— 后耳褶
—— 后耳缘
—— 1穴
—— 2穴

图 11

十一月二十五日晨拉车两小时发病肚痛、前腿刨地、气喘、四肢站立不安。

直检： 脾脏后移至嗛部，胃增大三倍，压迫坚硬有疼痛反应，前肢前蹬，后肢后蹬，小肠内充满气体，肠音不振，不吃草。

下午三时四十五分在左右耳（1）穴、（2）穴各注射红花液二十五毫升，四时十分肠音旺盛，拉稀一次。四时四十分放屁一次，直检胃内体积缩小，小肠气体消失，肚痛停止，让畜主牵回家。

二十七日上午直检胃内坚硬物消失，小结肠有很多的粪

球。畜主講：昨晚屙了不少粪，牲畜一直想吃，再未肚痛，病畜痊愈。

注：15％红花液配制法：

将150克红花放入1000毫升水中浸泡4—6小时后，微火煎至一半，取上清液，再加水1000毫升煎至一半，再倾出上清液。将两次上清液滤过，如不足1000毫升，可用蒸馏水补足。如超过1000毫升煮沸浓缩至1000毫升。分装灭菌，备用。

山西省畜牧兽医研究所

淡醋治疗胃食滞

用常醋半斤至一斤、加常水一倍、混合、一次内服、服后停食一天。

疗效：常一剂而愈。

山西省畜牧兽医研究所

牙痛吐草

方药：生地一两　威灵仙二两　细辛五钱　元参七钱　川芎七钱　白芷五钱　黄芩一两　升麻五钱　云苓八钱　蜂蜜四两

用法：上药共为细末、加入蜂蜜、开水冲调、候温一次内服。

疗效：一般用一至三剂即可治愈。

山西省畜牧兽医研究所

• 179 •

1949

新 中 国
地 方 中 草 药
文 献 研 究
(1949—1979年)

1979

卤硇制剂治疗家畜疾患

主治：感冒、气喘、肺炎、便秘、颌窦蓄脓、消化不良、过劳、外伤、皮肤病等。

方药：卤硇制剂

制法：①精制：取市售卤硇粉100克，慢慢加入1000毫升温水中，煮沸15分钟，经两次过滤，蒸去水分，然后烘干，即得精制卤硇粉。

②20％卤硇配制法：称取精制粉剂20克，用注射用水溶解，过滤，调整酸硷度至PH 7 — 8，分装、消毒、备用。

病例一：解放军×部队一头母猪咳嗽，气喘、呼吸极度困难，每分钟达80次以上，腹式呼吸，吃食减少，体温不高，确诊为气喘病。用20％卤硇注射液，肌肉注射，每日二次，每次10毫升，经第一日注射后症状减轻，连续治疗五天痊愈。

病例二：太谷畜牧兽医研究所食堂猪场，有一头小猪突然发病，经检查，精神沉郁，体温40.2°C，不吃食，印象是消化不良，用20％卤硇注射液肌肉注射10毫升，第二日病猪恢复健康。

病例三：×工厂猪场的猪突然发病，病猪体温升高41—42°C，不吃，个别猪并有神经症状，当时未确诊病名，用20％卤硇注射液对五头病猪进行治疗，第二天病猪体温普遍下降，症状减轻，以后连续治疗三天，恢复健康。

病例四：太谷惠安三队，骡一头，精神沉郁，吃草减少，心音低而混浊，确诊为过劳，第一天用健胃散和人工盐治疗无效，第二天改用10％卤硇注射液静脉注射200毫升，一次即愈。

病例五：襄汾县荆村城尔大队有一头母马，病了五个多月，现症病畜两侧鼻腔流出脓性鼻漏，象豆腐渣状，恶臭，低头时流出更多，确诊为颌窦蓄脓。初用土霉素，知母、黄柏、广木香治疗无效，后改用10％卤硷注射液200毫升，静脉注射，一日一次，第二日观察鼻漏减少，恶臭减轻，精神好转，仅有喷鼻症状，继续治疗两天后，鼻液基本消失。为了巩固疗效，用上法又治疗三天，到第六天痊愈出院。

病例六：平遥马车社公马一匹，三个月前因患腺疫，在兽医院治疗好后，就发现咳嗽，曾用大量青霉素，磺胺治疗不见好转，体温39.4°C、精神沉郁、食欲减退、两侧鼻孔流出浆性鼻漏、干咳、呼吸困难、肺部听诊、呼吸音粗厉、有干、湿性罗音、听诊有小片浊音、确诊为支气管肺炎，用20％卤硷注射液治疗，一次静脉注射200毫升，一日一次，第二天体温下降，注射二次后食欲增加，注射三次后咳嗽大减，不见鼻漏，连注十天，痊愈出院。

山西省畜牧兽医研究所

马骡耳针麻醉

省畜牧兽医研究所在解放军的帮助下，开展了耳针麻醉，用耳针麻醉进行了肋骨切除、开腹切肠等外科手术，获得成功。实践证明针麻效果确实，方法简便，没有付作用，不受地区条件限制，适合战备。

一、马（骡）外耳廓的形态结构

马（骡）的外耳廓，前面为凹面，称舟状窝。后面为凸面，称为耳背，舟状窝的底部，有三条与耳纵轴相平行的

• 181 •

1949
新 中 国
地 方 中 草 药
文 献 研 究
(1949—1979年)
1979

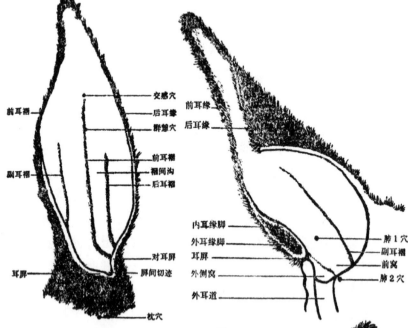

图 12—1　　　图 12—2

皮肤皱褶，由前向后分别称为副耳褶、前耳褶与后耳褶。前、后耳褶向下延伸，汇合为总耳褶。前后耳褶间，形成一纵行浅沟，称褶间沟。

外耳廓的前、后两面邻接处，形成耳缘。依其位置区分为前耳缘与后

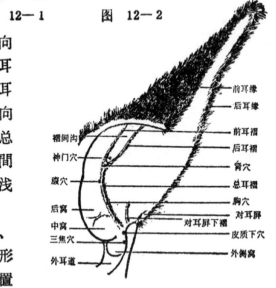

图 12—3

耳緣。前、后耳緣上端汇合处形成耳尖，下端汇合处构成屏間切迹。前耳緣向下伸延分叉为两支，一支轉向內側称內耳緣脚，一支繼續向下延伸称外耳緣脚，两耳緣脚之間形成一个窝（略呈三角形），称脚間窝。 前 耳 緣 下 端，靠近屏間切迹处，有一小隆起，称耳屏。后耳緣下端，靠近屏間切迹处，亦有一小隆起，称对耳屏。在对耳屏內側直下，有一横行皮肤褶，为对耳屏下褶。

由舟状窝向下至外耳道口之間，形成一个弯 漏 斗 形的腔，称耳甲腔。耳甲腔的縱軸，略长于横軸。其底部、被三个皮肤皺襞区分为四个浅窝，依其位置分别称为 前 窝、中窝、后窝与外側窝。其中以中窝较大，后窝最小。外側窝紧靠中窝的外側，其下端为外耳道。（見附图）

二、马、骡耳针穴位及取穴方法

穴 位	取 穴 方 法
交 感	前耳褶上端終止处下5分后緣。
神 門	褶間沟內，总耳褶分叉上方3分。
腎	总耳褶分叉处前方2分。
腹	总耳褶上⅓与中⅓交点处前緣。
胸	总耳褶下⅓与中⅓交点处。
三 焦	耳甲腔外側窝纵軸綫上⅓和下⅓交点处。
肺	內耳緣脚基部向付耳褶引水平綫，此綫中点处。
枕	屏間切迹下1寸前5分处。

三、操作方法

1949

新 中 国
地方中草药
文 献 研 究
(1949—1979年)

1979

（一）针具：兽医新针、针长10厘米、15厘米。

（二）选穴：选用神門穴、肺（1）穴、腹穴、群慧穴，四个穴位。

（三）保定：六柱栏內站立保定。

（四）针法：針刺时先难后易，按上述穴位先后进針，进針则捻，針斜刺，針达耳甲腔部抵軟骨部，进針后进行电刺激。

（五）效果观察：电針刺激15—20分鐘，作肋骨切开时，在誘导时間，牲畜伏臥下安靜不动，在手术进行时，牲畜站立，偶有輕度不安，未用鎮靜葯，手术过程順利。

做腹腔手术、在誘导期牲畜站立安靜、手术全程一直麻醉良好，除拉动腸管时发生短暫輕微不安，手术时一直安定，手术順利完成。

山西省畜牧兽医研究所

红花液耳穴麻醉

紅花液耳穴麻醉，旣保持了針刺耳廓的优点，又克服了針刺耳廓始終需要捻針等缺点。

（一）针具和药物：

①針具：18号肌肉注射針头（較长的）。

②葯物：15％紅花液

（二）选穴和操作方法：

单例耳穴和双侧耳穴葯物注射都能起到麻醉效果，一般取手术部位同侧注射較好。

①取穴：肺①穴、肺②穴，腹穴、神門穴、群慧穴。（看图12）

• 184 •

②操作方法：每穴注射红花液2－3毫升。

病例：太原小店公社大村四队，红公骒，三岁、其右胸壁2——14肋间有长44公分、宽35公分、高10公分的肿胀物，压迫质硬，周围界线明显，肿胀物穿刺未见任何液流出，根部不移动，牲畜食欲正常。

诊断：脂肪瘤

治疗方案：手术摘除肿瘤，用15％红花液耳穴麻醉。

注射后表现：8分钟后，前蹄刨地两次，上下嘴唇抽动、伸颈。10分钟后骚动一次，瞳孔略散大，27分钟后逐渐安静。35分钟切开皮肤，骚动一次，切口长44公分，动物安静。40分钟肌肉剥离，动物安静，剥离到肋骨时骚动一次。50分钟后瞳孔缩小，眼半闭，动物安静。60分钟分离靠背部时，肌肉躁闪几次，但未骚动。最后缝合皮肤都保持安静，抬头两次，手术顺利结束，患畜现已完全恢复健康，参加劳役。

山西省畜牧兽医研究所

马骡颌骨骨折固定法

（一）颌前骨骨折固定法

在临床上见到的多为上切齿齿根骨折。患畜在张口时，上切齿自然下垂，接于下切齿，不能采食。

固定方法：先准备好12号铜丝二尺，套管针，电工钳，骨钻等。

1.患畜在柱栏内站立保定，以左、右、上三绳索牵引固定头部。

2.将骨折缝中的草渣，污物等清洗干净并撒布消炎粉。

1949

新 中 国
地 方 中 草 药
文 献 研 究
(1949—1979年)

1979

3.在門齿正中縫隙的中点，用骨鉆钻一小孔，将准备好消毒的12号銅絲二尺长，从齿前繞到齿后，二个銅絲头从孔里穿出，拉紧后扭在一起（扭处約1－2公分长），再将其銅絲的两个头，从上唇与齿齦联合处分别穿入两鼻中，（先用套管針刺一导孔，銅絲由套管通过然后去掉套管），再将一側鼻孔穿出的銅絲从鼻膈穿入对側，将骨折的切齿确实拉紧后，二个銅絲头扭結在一起，固定则告完成。

二、下頜支骨骨折固定法：

患畜下切齿向外翻下垂，不能与上切齿吻合，也不能采食。該部骨折，有全骨折的，也有一側支骨骨折的，在临床上多为两侧性全骨折。

治疗固定方法：

1.患畜横臥保定进行手术。

2.骨折处破損时要先清理洁净。

3.用骨鉆在下切齿中間和第一臼齿与第二臼齿之間各钻一个孔，准备銅絲通过。

如为两側全骨折时，两側臼齿同时钻孔。然后用12号銅絲先拴捆好切齿，然后进行整复，即将折断的下頜骨前端向上抬使断端吻合。此时将拴住切齿的銅絲头，通过臼齿上钻的孔拉紧后再返回到切齿上的孔中拉紧。如此反复2－3次拉紧后，将銅絲头扭在一起即告完毕。

疗效：临床上用这样方法治疗数十例，均获痊愈。

山西省畜牧兽医研究所

牲畜膝盖骨脱臼的新疗法——修蹄

馬、騾、驴的膝盖骨脱臼是常見疾病之一。病畜患肢

图13-1 膝盖骨脱臼症状

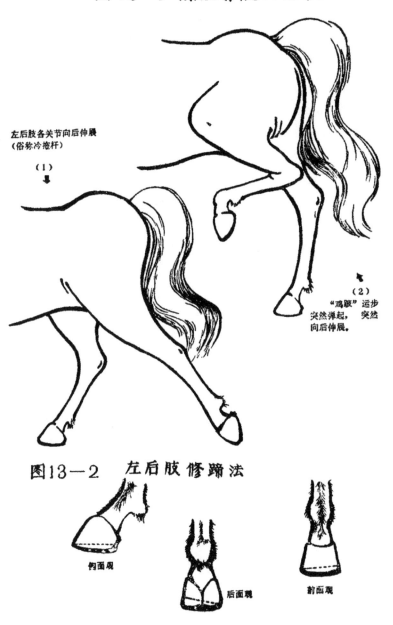

左后肢各关节向后伸展
（俗称冷拖杆）

（1）

（2）

"鸡跛"运步
突然弹起，突然
向后伸展。

图13-2 左后肢修蹄法

侧面观

后面观

前面观

1949

新中国
地方中草药
文献研究
(1949—1979年)

1979

（后腿）向后伸张，各关节不能屈曲，失去負重前进的能力（民間称冷拖杆），或病肢象接触弹簧一样，向后伸的后肢，突然高举各关节屈曲，又很快伸直各关节落地，形成弹跳式的步伐（鸡跛）（見图13—1）

现用修蹄方法，由后上方到前下方造成一个斜面，使外側壁，特别是后外（踵壁）方蹄壁切短，使患肢运步时产生捻轉步（向內捻轉），能起立竿見影之效。牲畜能馬上参加劳役。（見图13—2）

水针治疗牲畜麻痹症

牲畜神經麻痹症过去用注射硝酸士的年等方法，效果不显，后改用穴位注射5％盐水的方法治疗，效果比较滿意。隔日一次，每次注射15～20毫升，一周为一疗程，一般不到一疗程就出現明显效果。

注射部位：

1.橈神經麻痹：撞风穴，針刺深度与肩关节等长。

2.股神經麻痹：股神經穴，股四头肌凹窝內，由外向內直刺約12公分。

3.尺神經麻痹：前肢腕关节上一掌正后方肌沟皮下，尺神經穴。

山西省畜牧兽医硏究所

大葱蜂蜜膏治疗褥疮

大葱一根，切碎捣烂，加入蜂蜜五錢，調勻后直接涂敷

• 183 •

在創面上，用綳帶紗布包扎，每日換薬一次。

山西省畜牧兽医研究所

碘仿、乙醚、樟脑油治疗深部化脓疮

方药： 碘仿五克　乙醚100毫升　樟脑油100毫升

制法： 先将碘仿放入到乙醚内充分溶解后，再加入樟脑油搖匀，即可待用。

用法： 先用消毒液，将深部脓汁冲洗干净，再用上述薬液灌入到創腔内即可。初用时一日換薬一次，当用二次以后，可隔一至二天再換薬一次。

病例： 介休龙头大队，騸騾、腹壁后下方一个大嚇尔尼亚，当时夾腔很大，周围范围有一市尺左右，术后一周，向外排出较多的脓汁及坏死組織块，同时局部肿胀面积也较大，采用抗菌素及其他外用薬处理，效果不显，仍然排出较多的脓汁。后就采用上述薬液，仅治疗四次，当治疗第二次时脓汁大有减少，脓肿也消失一半，又进行到第三、四次时，沒有脓汁排出，創口干燥，肿胀完全消失，經四次治疗即愈。

山西省畜牧兽医研究所

敌百虫、甘油治疗眼病

主治： 角膜炎、結膜炎等眼病。

方药： 敌百虫5克　甘油100毫升。

制法： 两种薬混在一起搖匀即可。

用法： 先将患眼用棉球擦干眼泪，后用滴管吸上薬液滴

• 189 •

1949

新　中　国
地方中草药
文　献　研　究
(1949—1979年)

1979

入眼內即可，每日一次，連用一个疗程（五次）。

病例：太谷桃园堡六队，騸驴，八岁，于1970年11月15日发现右眼流泪，角膜呈灰白色，占眼球四分之三，视力很差，結膜充血，初用自家血及眼葯点眼，效果不显，后改用上药治疗，第二天灰皮就大有縮小，不流泪，视力增加，連用三次基本退完，视力完全恢复。

山西省畜牧兽医研究所

中草药验方选编

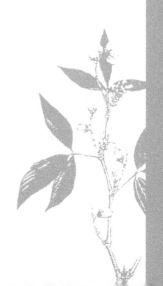

提　要

内蒙古自治区医院编。

1972年9月第1版，1973年11月第2版。32开本。约1.4万字。定价0.53元。

共200页，其中目录7页，正文189页，插图3页，插页1页。蓝色封面，平装本。

内蒙古自治区医院的医务人员将多年临床实践中证实有效的方剂进行了筛选整理，共选出400多个方，又搜集了常用新医疗法，将之编辑成册，供广大"赤脚医生"和医务人员参考。

方剂部分按内科、外科、皮肤科、妇产科、小儿科、五官科、肿瘤科顺序排列。每一科中先列举相应的疾病，每病下又列举有数量不等的效验方，每个验方下说明其适应证、处方（组成）、制法、用法等。有的验方下加有备注，根据症状情况对药味、药量加减说明。有些验方后附有典型病案。

新医疗法部分对常用新医疗法、新穴位补充和几种常见病的治疗方法进行了说明。常用新医疗法包括新针疗法、耳针疗法、水针疗法、挑治疗法、埋线疗法、割治疗法、穴位刺激结扎疗法。此部分对每种疗法的操作方法、适应证及注意事项进行了详细说明；对新穴位所在位置、针刺方法及适应证进行了介绍；列举了几种常见病的新医疗法及治疗效果，并附加病案说明。

书末附正面、背面和侧面针灸穴位图，便于学习者查找穴位。

目　　录

内　　科

1

1949

新 中 国
地 方 中 草 药
文 献 研 究
(1949—1979年)

1979

外　　科

2

皮 肤 科

妇 产 科

1949

新 中 国
地 方 中 草 药
文 献 研 究
(1949—1979年)

1979

小 儿 科

4

五 官 科

肿 瘤 科

1949
新中国
地方中草药
文献研究
(1949—1979年)
1979

附：新 医 疗 法

6

7

· 白 页 ·

内 科

感 冒

方一： 麻黄薄荷汤

【适应症】伤风：头痛、鼻塞、流清涕、浑身痠困、怕冷、脉浮、无汗，表实证。

【处方】

麻 黄三钱　　薄荷叶三钱

【制法】水煎麻黄半小时许，再放入薄荷叶一半（另一半放二煎），煎2—3分钟即可，若煎时长，则薄荷力大减。

【用法】每日一剂，可连服2—3剂。

方二： 羌活紫苏汤

【适应症】伤风：头痛、鼻塞、流清涕、身酸痛、无汗。

【处方】

羌 活三钱　　紫苏叶三钱　　防 风三钱

细 辛一钱　　白 芷三钱　　荆 芥三钱

【用法】水煎服，每日一剂，分两次服。

流 感

方一： 贯众连翘汤

【适应症】流行性感冒：恶寒轻、发热重、咳嗽、流

1949

新　中　国
地方中草药
文　献　研　究
(1949—1979年)

1979

涕、头痛。

【处方】

　　贯　众六钱　　连　翘五钱　　金银花三钱

　　甘　草一钱

【用法】水煎服，早晚趁热服。

【备注】临床应用效果显著。儿童酌减。本方也可用于预防。

方二：流感汤

【适应症】流感或预防。

【处方】

　　贯　众一两　　大青叶五钱　　藿　香三钱

　　苏　叶三钱　　薄　荷三钱　　生甘草二钱

【用法】水煎服，饭后服。或按上比例用大锅煎熬，每人服一杯作预防。

方三：银翘散加减汤

【适应症】流行性感冒：发热、头痛、全身痛。

【处方】

　　牛蒡子二钱　　金银花六钱　　柴　胡二钱

　　连　翘五钱　　桂　枝一钱　　芦　根五钱

　　菊　花三钱　　芥　穗二钱　　僵　蚕二钱

　　玄　参三钱　　蝉　蜕三钱　　薄　荷二钱

　　甘　草二钱

【用法】水煎服，每日一剂，分两次服。

【备注】伴严重恶心、呕吐可加竹茹二钱，半夏二钱。高热40度以上者，加生石膏四至八钱。

急、慢性支气管炎

方一： 宣肺止咳汤

【适应症】急、慢性支气管炎：咳嗽、吐白痰或粘痰不利，偏风热者。

【处方】

桔　梗三钱　　贝　母三钱　　杏　仁四钱

炙麻黄二钱　　桑　皮三钱　　款冬花三钱

甘　草三钱　　百　部四钱

【用法】水煎服，每日一剂，重者可每日服一剂半。

【备注】胸满加枳壳二钱；高热口渴加生石膏四钱；痰黄加金银花四钱、黄芩三钱。

方二： 麻黄射桔汤

【适应症】咳喘：咳嗽、痰少（或无痰）、鼻塞、流清涕、脉浮缓，偏风寒者。

【处方】

射　干三钱　　桔　梗三钱　　麻　黄三钱

干　姜八分　　细　辛一钱　　五味子二钱

紫　菀四钱　　款冬花三钱　　半　夏二钱

大　枣二个　　薄　荷三钱（后下）

【用法】水煎服。

【备注】咳甚者，加米壳五分。

方三： 银百花膏

【适应症】咳喘不止。

— 3 —

1949

新 中 国
地 方 中 草 药
文 献 研 究
(1949—1979年)

1979

【处方】

　款冬花　百合　银杏等分

【用法】以上三味煎熬为膏。成人每服三钱，小孩减半，乳婴由母代服。

方四：清嗽饮

【适应症】咳嗽多痰，或久病喘息咳嗽之症。

【处方】

当　归三钱	川　芎钱半	茯　苓二钱
陈　皮二钱	青　皮钱半	桑　皮钱半
半　夏钱半	贝　母钱半	杏　仁钱半
百　合钱半	冰　糖四两	

【用法】水煎去渣后，加冰糖调服。

方五：清咳汤

一、药物

| 百　合二钱 | 桑　皮二钱 | 款冬花二钱 |
| 川贝母二钱 | | |

用纱布包好，熬后将药渣去掉，只用药水。

二、上等红茶一两，放在锅内将茶熬透以后只用茶水。

三、大青萝卜五斤，将萝卜擦成细丝以后，放入锅内，熬透以后将萝卜丝子捞出去，只用汤。

四、冰糖半斤。

五、蜂蜜半斤。

六、红枣一斤（去掉枣核）。

最后药水、红茶水、蜂蜜、红枣、冰糖，都放到萝卜汤内，再熬一下，即成。早晚各喝一茶杯，15天一疗程。隔7—8天后，再进行第二疗程。

方六：五虎汤

— 4 —

464

【**适应症**】外感风热,寒少热多,黄绿痰稠,咽喉发痒,入夜则甚,咳喘难眠。

【**处方**】

麻　黄二钱　　杏　仁三钱　　生石膏一两
甘　草二钱　　加龙井茶

【**用法**】水煎服,每天早晚各一次,热服。

方七：止咳验方

1.款冬花一钱,用道林纸卷筒烧烟吸。治咳效佳。

2.桑白皮、款冬花各五钱,水煎分五次作茶服。治咳嗽。

3.枇杷叶、梨汁等分煎服。止嗽。

4.紫苏子三钱、莱菔子二钱、生姜一钱,为细末,冲服。治虚寒咳喘。

5.天南星五分、黄芩五分,为粗末,煎服。治热痰咳嗽。

6.阿胶三钱、五味子五分,为蜜丸,每服一钱。治虚喘气急。

7.贝母二钱,知母二钱为粗面,每次煎二钱服。

8.蒲公英五钱、陈皮五钱作细末,蜜水煎罨。每次服二钱,清热止咳化痰。

9.款冬花、百合等分,炼蜜为膏,每服二钱。

10.黄柏根皮一两,水煎服。治急性支气管炎。

方八：气管炎I号丸

【**适应症**】慢性气管炎。止咳、平喘为主、兼有祛痰、消炎作用,用于寒、热症状不明显者。

【**处方**】

地　龙五钱　　百　部五钱　　黄　芩五钱
蔓陀萝花五分

1949

新 中 国
地 方 中 草 药
文 献 研 究
(1949—1979年)

1979

【制法】将上药共为细面，炼蜜为丸，每丸三钱重。

【用法】一日二次，每次一丸，白开水送服，饭后服。

方九：气管炎Ⅱ号丸

【适应症】慢性喘息性气管炎。平喘、祛痰为主，兼有止咳、消炎作用，偏于热型者。

【处方】

　　地　龙五钱　　　百　部五钱　　　黄　芩五钱
　　穿山龙五钱

【制法】将上药共为细面，炼蜜为丸，每丸三钱重。

【用法】一日二次，每次一丸，饭后白开水送服。

【备注】大部分病人效果很好，副作用较小，但个别病人服后稍有口干。

方十：气管炎Ⅲ号丸

【适应症】慢性气管炎、阻塞性肺气肿、肺心病。有祛痰、清肺、强心利尿作用，痰实者宜用。

【处方】

　　地　龙五钱　　　百　部五钱　　　黄　芩五钱
　　葶苈子五钱

【制法】将上药研成细面，炼蜜为丸，每丸三钱重。

【用法】一日三次，每次一丸，白开水送服，饭后服。

哮　　　喘

方一：哮喘方

【适应症】哮喘。

【处方】

乌贼骨一斤（研细）　　砂　糖一斤

【用法】二药调匀，成人每日服五至八钱，小儿酌减。

方二：定喘汤

【适应症】哮喘。

【处方】

麻　黄三钱　　杏　仁四钱　　苏　子三钱
甘　草二钱　　橘　皮四钱　　黄　芩三钱
款冬花三钱　　半　夏三钱　　白果仁三钱
葶苈子三钱　　细　辛一钱

【用法】水煎服，每日一剂。

方三：定喘化痰汤

【适应症】咳嗽痰多、胸闷气喘，偏于寒喘者。

【处方】

苏子　白芥子　莱菔子　半夏　陈皮　茯苓
甘草各等分　生姜一片　大枣一个

【用法】水煎服，共煎两次，早晚各服一次。

【临床疗效】较好。

方四：香尾散

【适应症】肾虚咳喘，痰鸣多汗。

【处方】

蛤蚧尾一对　　沉　香五分　　五倍子三分

【用法】上药三味，共研极细末。每服二分，白开水送下，每日早晚各一次。

【临床疗效】服之辄效。

方五：平喘止咳汤

【适应症】风寒咳嗽痰喘。

【处方】

1949

新 中 国
地 方 中 草 药
文 献 研 究
(1949—1979年)

1979

炙麻黄钱半　　杏　仁三钱　　苏　子三钱

款冬花三钱　　清　夏二钱　　黄　芩三钱

槟榔片二钱　　生甘草二钱　　白果仁二钱

六神丸十粒（冲服）

【用法】水煎，早午晚各服一次，每日一剂。

支 气 管 扩 张 症

方一：支气管扩张汤一号

【适应症】支气管扩张症。由于感冒和感染引起病人发热咳嗽，咳痰多，咳脓性痰，气短。

【处方】

金银花六钱　　连　翘四钱　　芦　根三钱

牛蒡子二钱　　玄　参三钱　　百　合六钱

桔　梗二钱　　杏　仁钱半　　桑　皮三钱

生　地六钱　　川贝母二钱　　橘　红三钱

【用法】水煎服，每日一剂，分两次服。

【备注】体温40度以上可加生石膏4—6钱。

方二：支气管扩张汤二号

【适应症】支气管扩张症：发热、咳嗽，咳脓痰，伴有少量及大量咯血者。

【处方】

金银花六钱　　生　地五钱　　百　合五钱

白　芨二钱　　藕　节五钱　　白茅根四钱

大小蓟各二钱　　茜　草三钱　　阿　胶三钱

汉三七面一钱（冲服）

【用法】水煎服，每日一剂，分两次服。

— 8 —

肺　　炎

方名：加味麻杏石甘汤

【适应症】肺炎初期：咳嗽、痰黄稠、胸痛、高烧。

【处方】

麻　黄二钱	杏　　仁三钱	生石膏一两
甘　草二钱	浙贝母三钱	知　母三钱
黄　芩四钱	金银花五钱	芦　根五钱

【用法】水煎服，一日一付，分三次服用。

肺　化　脓　症

方名：肺痈汤

【适应症】肺化脓症。

【处方】

金银花五钱	芦　根一两	败酱草四钱
苦杏仁三钱	薏苡仁五钱	冬瓜仁六钱
瓜蒌仁四钱	桔　梗二钱	甘　草二钱
浙贝母三钱		

【用法】水煎服，一日一付，分三次服。

【备注】热盛者：加黄芩、黄连或石膏、知母。咯血者：去桔梗、杏仁，加生地、茜草、茅根、丹皮、小蓟。

1949
新 中 国
地 方 中 草 药
文 献 研 究
(1949—1979年)
1979

肺 结 核

方一：黄蛤丸

【适应症】浸润型肺结核。

【处方】

黄　连19克　　百部201克　白芨40克　枯矾8克

冬虫夏草100克　地骨皮40克　蛤蚧一对

【制法】各味研极细末蜜丸，每丸二钱重。

【用法】每日三次，每次一丸，开水送服。

方二：寒降汤

【适应症】肺结核、咯血。

【处方】

赭　石四钱　　大力参钱半　　白　芍六钱

当　归三钱　　瓜蒌仁三钱　　苏　子二钱

生　地五钱　　焦栀子三钱　　黄　芩三钱

丹　皮三钱　　川贝母三钱

【用法】每日一剂，水煎，早晚服。

方三：白蚧丹

【适应症】咳嗽咯血。

【处方】

蛤　蚧一对　　白　芨二两

【制法】上药两味，为极细末。

【用法】每服三钱，每日早晚各一次。

【临床疗效】效果较好。

方四：抗痨九一号

—10—

【适应症】肺结核活动病灶。

【处方】

蛤　蚧一对(去头足)　　　当　归五钱

川　芎四钱　　川贝母四钱　　冬虫夏草五钱

甘　草五钱

【制法】共为细末，炼蜜为丸，共分三十丸。

【用法】每天早晚各服一丸，共吃三付，计一个半月。

【临床疗效】抗痨效果显著。患者×××患重症浸润型肺结核，经服本剂一半个月后，病灶已吸收好转。

方五：抗痨丸二号

【适应症】肺结核空洞。

【处方】

百　部八两　　白　芨八两　　川贝母八两

沙　参八两　　冬虫夏草八两　　汉三七五钱

蛤　蚧两对(去头足)　　　蜜　蜂二斤

【制法】共为细末，炼蜜为丸。共制成二百丸。

【用法】每天早晚各一丸，共服一百天。

【临床疗效】疗效较佳。

高　血　压

方一：

【适应症】高血压：头晕、脉弦有力、属肝肾阴虚，阳亢。

【处　方】

生赭石六钱　　生龙骨　生牡蛎各五钱

1949

新 中 国
地方中草药
文 献 研 究
(1949—1979年)

1979

生龟板五钱　　元　参五钱　　天　冬四钱

怀牛膝一两　　川楝子二钱　　生白芍三钱

地　龙三钱

【用法】水煎450毫升，早、午晚三次分服。

方二：

【适应症】高血压：肝胆火旺、头眩晕、脉弦、舌质红。

【处方】

龙胆草四钱　　夏枯草五钱　　生黄芩三钱

龙　骨四钱　　牡　蛎五钱　　炒山栀三钱

川　芎二钱　　寄　生三钱　　竹　茹三钱

生白芍三钱

【用法】水煎，早晚分服。

方三：

【适应症】更年期高血压。

【处方】

知　母四钱　　黄　柏四钱　　当　归三钱

仙　茅三钱　　仙灵脾三钱

【用法】水煎服，每日一付。

方四：

【适应症】高血压病：头痛、头晕、头胀。

【处方】

龙胆草三钱　　车前子三钱　　山　枝二钱

木　通二钱　　柴　胡三钱　　生　地四钱

夏枯草三钱　　黄　芩三钱　　黄　柏三钱

丹　皮二钱　　薄　荷二钱　　芥　穗钱半

甘　草二钱

【用法】水煎服，每日一剂，分两次服。

【备注】失眠梦多，可加夜交藤三钱、枣仁三钱。

方五：

【适应症】高血压病：血压持续性升高，头晕、头痛、耳鸣，伴有动脉硬化。

【处方】

生龙骨五钱	生牡蛎五钱	金　蝎一钱
勾　藤五钱	夏枯草四钱	怀牛膝四钱
桃　仁二钱	红　花二钱	龙胆草三钱
菊　花三钱	车　前三钱	焦　栀二钱
黄　柏三钱	酒　军二钱	

【用法】水煎服，每日一剂，分两次服。

【备注】伴气短、气喘者，可加党参四钱、苏子一钱半、百合五钱。

冠　心　病

方名：营心汤

【适应症】冠状动脉粥样硬化性心脏病、心绞痛。

【处方】

全瓜蒌一两	清半夏四钱	薤　白三钱
枳　实三钱	郁　金三钱	五灵脂三钱
蒲　黄三钱	桂　枝四钱	甘　草一钱
陈　皮四钱	桃　仁三钱	

【用法】水煎服，一剂分三次服。

疗程：一个月为一疗程。可服1—3个疗程或4—6个疗程，服完一个疗程可停药数日，视情况再用。

1949

新 中 国
地 方 中 草 药
文 献 研 究
(1949—1979年)

1979

【备注】气短、心慌，去五灵脂，加党参三至五钱、丹
参五钱至一两。

溃　疡　病

方一：胃溃疡散

【适应症】胃、十二指肠球部溃疡，慢性胃炎：胃痛、
吞酸、嗳气、喜烈、怕冷，偏于寒者。

【处方】

广木香　　荜拨　　良姜　　肉桂　　鸡内金
佛手各六钱　　苏打六两

【用法】共研细面。每服五分至一钱，一日三次，饭前
半小时服。

【备注】偏寒兼中气虚者，与黄芪建中汤加乌贼骨三钱
（捣碎）同服。（黄芪建中汤见方五）

单服胃溃疡散，对缓解疼痛、吞酸等症状疗效颇佳。

方二：加味乌贝散

【适应症】溃疡病：胃痛、吐酸。

【处方】

乌贼骨三两　　白芨三两　　甘草二两
大贝母二两　　制乳香一两　　制没药一两

【制法】上药共研细面分70包。

【用法】早晚空心各服一包，疗程 1 — 3 个月。

【备注】个别病人，可出现浮肿，或腹胀加重。前者可
停药数日，消失。后者不必停药，即可渐渐消失。

方三：消溃病偏方

【适应症】脘腹急痛。

【处方】

八角茴香六钱

【用法】为细面，日服三次，每次一钱，连服两日疼痛可止，水煎三次服亦可。

方四：加减和中汤

【适应症】胃、十二指肠球部溃疡：胃脘痞满、吞酸、食欲差、消化欠佳，或腹胀、便溏；苔白厚，脉沉缓或沉细，偏脾虚者。

【处方】

党　参三钱	白　尤三钱	苍　尤三钱
厚　朴二钱	陈　皮三钱	茯　苓三钱
木　香二钱	神　曲四钱	半　夏二钱
吴茱萸一钱	生　姜二钱	

【用法】水煎服，每日一剂。

【备注】消化改善后，可服加味乌贝散。

方五：黄芪建中汤加减

【适应症】中气虚腹痛、溃疡病（胃、十二指肠）：上腹疼痛、按之无压痛，或压痛不明显，或便潜血，或吐酸水。

【处方】

黄　芪六钱	肉　桂二钱	白　芍一两
炙甘草六钱	乌贼骨五钱（打碎）	
大贝母四钱	生　姜三钱	大　枣四个

【用法】水煎服，每日一剂。

【备注】便潜血，加炒地榆四钱、白芨三钱、桂枝三钱，去肉桂。

1949

新 中 国
地 方 中 草 药
文 献 研 究
(1949—1979年)

1979

方六：和中汤

【适应症】溃疡病（胃、十二指肠）上腹痛、脉缓。

【处方】

白　芍五钱　　　生甘草五钱　　　乌贼骨五钱（打碎）

【用法】水煎服，每日一剂。

【备注】胃脘痞满加枳实三钱。

方七：止血汤

【适应症】胃与十二指肠溃疡出血。

【处方】

薄荷炭三钱　　　荆芥炭三钱　　　黄芩炭三钱

焦山栀三钱　　　广郁金三钱　　　汉三七一钱

花蕊石三钱　　　广橘络一钱　　　丹　皮三钱

川军炭三钱

【用法】水煎服，每天一剂，煎二次，每次煎成200毫升，温服。

方八：黄云散

【适应症】溃疡病。

【处方】

海螵蛸粉一钱半　　　生甘草一钱　　　牡　蛎五分

白　矾二分

【用法】上药四味，共为细面。每服一钱，白开水送下。

【临床疗效】疗效显著。

方九：四味止血散

【适应症】溃疡病出血。

【处方】

乌贼骨　　乳香　　没药　　白芨各等分

【用法】研成细末，每服五分，每天三次，饭前服。

—16—

方十：止酸定痛汤

【适应症】胃及十二指肠溃疡病：吐酸多而胃痛。

【处方】

生甘草五钱　　五灵脂四钱　　元　胡三钱

牡　蛎五钱　　乳　香三钱　　木　香一钱

【用法】水煎服，每天服三次，饭前服。

慢　性　胃　炎

方一：芳香化湿汤

【适应症】胃脘痛、慢性胃炎、食积、消化不良。

【处方】

广藿香三钱　　苏　梗三钱　　姜半夏三钱

广陈皮三钱　　云茯苓三钱　　炙甘草一钱

焦枳实四钱　　六神曲三钱　　佛　手三钱

竹　茹三钱

【用法】水煎服，每天一剂，煎二次，每次煎200毫升，温服。

【临床疗效】效果满意。

方二：加味金铃散

【适应症】肝胃气痛不已，胃痉挛。

【处方】

川楝子三钱　　元　胡三钱　　郁　金三钱

白蒺藜五钱　　醋制香附三钱　苏　梗五钱

白　芍三钱　　赤茯苓三钱　　吴茱萸三分

【用法】以上诸药共为极细末，痛时服二钱至三钱。

—17—

1949

新 中 国
地 方 中 草 药
文 献 研 究
(1949—1979年)

1979

方三：

【适应症】胃痉挛。

【处方】

上油桂八分（后入）　杭白芍三钱　干　姜二钱

姜半夏三钱　　　　广陈皮三钱　云茯苓三钱

炙甘草一钱

【用法】水煎服，每天一剂，煎二次，每次煎成200毫升，温服。

方四：导滞散

【适应症】慢性胃炎：脘腹痞闷、疼痛、拒按胁胀、吞酸暧气、口苦呕吐、便秘，属寒实者。

【处方】

西红花五钱　　巴豆霜钱半　雄　黄钱半

木　香钱半　　白古月钱半　灵　脂五钱

枳　壳五钱　　公丁香钱半　麝　香五分（另研）

元　胡五钱　　甘　草三钱

【制法】碾成细面，再研入麝香，合匀后每包五分。

【用法】成人每服半包至一包，日服2—3次。黄酒或白开水送下。

【备注】孕妇禁服。

方五：加味泻黄汤

【适应症】胃炎：脘腹疼痛、发胀、吞酸、暧气嘈杂、食后隐痛、尿色赤、脉弦数、舌苔黄腻、口臭、唇干、属实热者。

【处方】

甘　草一两　　防　风四钱　石　膏六钱

焦栀子三钱　　藿　香三钱　漏　芦三钱

—18—

红　花二钱　　内　金三钱

【用法】水煎服，成人每服100毫升，日二次。

【备注】孕妇忌服。胃肠实热盛者，石膏可加至一两。

胃溃疡属温热者，亦可用。

神 经 性 呕 吐

方一：加味温胆汤

【适应症】神经性呕吐。

【处方】

清半夏四钱　　陈　皮四钱　　云茯苓五钱

枳　实三钱　　黄　芩四钱　　甘　草一钱

枣　仁五钱　　竹　茹四钱

【用法】水煎服，分三次，一日一付。

方二：加味旋复代赭汤

【适应症】幽门痉挛：腹痛、呕吐。

【处方】

代赭石一两　　旋复花三钱　　半　夏四钱

生　姜三钱　　大　枣二个　　公丁香二钱

广藿香三钱

【用法】水煎服，一日一付，分三次或多次服。

急 、 慢 性 肠 炎

方一：

【适应症】急性肠炎：腹痛、腹泻、口渴、心烦或发热、

1949

新 中 国
地方中草药
文 献 研 究
(1949—1979年)

1979

小便赤涩。

【处方】

葛　根四钱　　黄　芩四钱　　黄　连三钱

白　芍二钱　　木　香三钱　　扁　豆五钱

藿　香三钱　　川　朴二钱

【用法】水煎服，饭前服，一日一剂，分三次服。

方二：

【适应症】慢性肠炎。

【处方】

姜汁黄连一钱　　炮姜炭四钱　　川军炭四钱

藕节炭四钱

【用法】水煎服，每天一剂，煎二次服（每天煎服200毫升）。

【备注】如消化不良可加焦三仙一两、焦枳实四钱。

方三：消炎汤

【适应症】溃疡性结肠炎暴发型。

【用法】

党　参四钱　　苍　术三钱　　川　连二钱

公　英五钱　　白　芍四钱　　木　香三钱

槟榔片三钱　　连　翘三钱　　白头翁一两

青　皮二钱　　丹　皮三钱

【用法】水煎服，一日一剂，分三次，饭前服。

方四：痛泻方

【适应症】虚寒腹痛、腹泻、痛经、疝痛等。

【处方】

冬葵子二两（即苎麻籽）

【用法】冬葵子用铁锅炒热，以毛巾包裹冬葵子置脐上熨之，以冬葵子热减为止，日二次。

方五：食盐熨方

【适应症】脐腹疼痛、少腹痛、气滞血瘀痛、阴寒疝痛、痛经、虚寒腹泻。

【处方】食盐一斤(大粒)

【用法】将食盐用铁锅炒热，以毛巾包裹置脐上熨之，日二次。

方六：固肠汤

【适应症】慢性结肠炎：腹泻、腹鸣、便前腹疼、粪便中有粘液或不消化食物，便后下坠感，且有下腹部怕凉，苔薄白，脉沈缓或沉细。

【处方】

诃子肉三钱	乌 梅三钱	黄 连二钱
吴茱萸二钱	补骨脂二钱	五味子三钱
肉 叩二钱	白 术五钱	党 参三钱
甘 草三钱		

【用法】水煎服。一日一剂，分三次服。

【备注】对病久、偏虚寒者用之较佳。汤剂服 5—10 付左右，见效后，可制丸剂服以巩固之。

方七：加减参苓白术散

【适应症】慢性肠炎：腹泻、稀便、无臭味，属脾虚者。

【处方】

焦白术四钱	茯 苓三钱	人 参二钱
山 药五钱	砂 仁二钱	薏苡仁五钱
焦三仙六钱	内 金二钱	莲 肉三钱
甘 草二钱		

【用法】水煎服，每日一剂，分两次服。

—21—

1949

新 中 国
地 方 中 草 药
文 献 研 究
(1949—1979年)

1979

【备注】伴有腹痛加木香三钱；伴有粘液、脓血便，加黄连二钱、白芍六钱。

细 菌 性 痢 疾

方一：菌痢方一号

【适应症】痢疾。

【处方】

白头翁五钱	秦 皮三钱	黄 芩四钱
黄 连三钱	川 军二钱	木 香二钱
葛 根三钱	槟榔片三钱	

【用法】水煎服，一日一剂，分三次、饭前服。

方二：菌痢方二号

【适应症】细菌性痢疾。

【处方】

白 芍四钱	甘 草二钱	川 连三钱
川军炭一钱	厚 朴三钱	金银花一两
焦山楂三钱	滑 石三钱	木 香三钱
诃 子三钱		

【用法】水煎，日服一剂。

方三：马齿苋汤

【适应症】细菌性痢疾。

【处方】

马齿苋

【制法】马齿苋500克加水2000毫升，煎1000毫升。

【用法】成人日2—4次，每次40—50毫升，小儿酌减。

—22—

连服一周为一疗程。

方四：椿根皮汤

【适应症】痢疾，不分赤、白均可。

【处方】

椿根白皮八钱　　秦　皮五钱

【用法】水煎二次，分三次服，早、中、晚各服一次。

【备注】连服三天，轻者一天见轻，重者三天见效。若严重脱水、发烧、呕吐者，可并用其它疗法。一般无不良反应。

方五：鸡子矾

【适应症】痢疾（赤、白色痢疾）：脓血便、腹痛食少、里急后重。

【处方】

鸡蛋1-2个，白矾面二钱。

将白矾放入热锅或铁勺内加温至不起泡即可，研细备用。鸡蛋烧熟去皮。

【用法】成人以3-4个鸡蛋，小儿以1-2个鸡蛋蘸白矾面吃下，每日二次。

阿 米 巴 痢 疾

方一：加减白头翁汤

【适应症】阿米巴痢疾。

【处方】

山　药五钱　　白头翁八钱　　秦　皮三钱

生地榆四钱　　白　芍五钱　　汉三七钱半

1949

新　中　国
地 方 中 草 药
文 献 研 究
(1949—1979年)

1979

鸦胆子三钱　　甘　草二钱

【用法】水煎，早晚分二次服。

方二：烧鸡蛋

【适应症】阿米巴痢疾：腹痛肠鸣、消化不良，大便后带血，便常规有阿米巴原虫、红白血球。

【处方】

鸦胆子七个（即苦参子）　　龙眼肉二钱　　鸡蛋两个

【制法】鸦胆子去皮包在龙眼肉内，再塞入鸡蛋里糊好，文火烧熟，去皮口服。

【用法】每日吃1—2次，一般一周至二周为一疗程。

【备注】鸦胆子味苦，有反胃之副作用，但疗效比较好。

肝　炎

（黄疸型与无黄疸型）

方一：牛黄散

【适应症】传染性肝炎（无黄疸型）：口苦、苔黄、脉弦或数，偏热者。

【处方】

鲜牛胆一枚　　黄　连四钱　　川　军二钱

木　香一钱　　板兰根三钱　　甘　草二钱

琥　珀二钱

【制法】将药装入鲜牛胆内，浸泡48小时，取出晒干，研成细末。

【用法】成人早晚各服一钱，6个月至2岁每服2分。

方二：加味茵陈汤

—24—

【适应症】急性传染性黄疸型肝炎：恶心、巩膜黄染、周身发黄、厌油腻、苔白燥或黄、右胁疼（或不疼）、胃脘痞满、尿黄或赤、脉数、大便色灰白（在早期不明显），偏肝胆湿热者。

【处方】

茵　陈一至二两	栀　子三钱	板兰根五钱至一两
竹　茹三钱	藿　香三钱	大　黄二至三钱
泽　泻三钱	茯　苓五钱至一两	

【用法】水煎服，一日一剂。

【备注】发热、恶寒加柴胡五钱、黄芩四钱；右胁疼加郁金三钱；便溏，大黄减量。一般服 5—10 付即可退黄。

方三：陈香捻

【适应症】黄疸型肝炎。

【处方】

茵　陈一两　　苦丁香一两

【用法】将二药砸烂，用纸裹成条状，将纸卷燃着熏鼻用。

方四：瓜蒂散

【适应症】黄疸（传染性肝炎、肝硬化）。

【处方】

香瓜蒂（即瓜香尼巴）

【用法】将瓜蒂烤干压成细面，放入纸筒吹入鼻孔中少许。

【备注】瓜蒂粉吹入鼻孔后，少时即流粘性黄水，黄疸渐渐消退。

方五：肝脾双理丸

【适应症】迁移性肝炎：肝脾不和、消化不良及肝区痛。

1949

新　中　国
地 方 中 草 药
文　献　研　究
(1949—1979年)

1979

也可治妇女经行腹痛。

【处方】

生白芍三两　　肉　桂一两半　　川　朴一两半

冰　片二钱　　薄荷片三钱　　甘　草二两

【制法】共研细末，冰片、薄荷片二味单研极细面，和匀，炼密为丸，一钱重。

【用法】早晚各服1丸。

方六：茵陈苍朴方

【适应症】黄疸期湿盛为主，如口淡无味、不想饮水、恶心欲吐、上腹痞满、大便溏稀、舌苔白腻、脉滑数或细弦，消化道症状突出者。

【处方】

茵　陈一两　　苍　朮四钱　　川　朴四钱

泽　泻四钱　　茯　苓三钱　　木　通四钱

【用法】水煎成200毫升，日服二次。

方七：茵陈丹栀三黄方

【适应症】黄疸期热盛者，如发热、口干、舌燥、便秘、小便赤涩、苔黄或腻、质红，脉滑数弦大。

【处方】

茵　陈一两　　丹　皮四钱　　栀　子四钱

大　黄二钱　　黄　柏三钱　　黄　连二钱

茯　苓四钱　　泽　泻四钱　　木　通四钱

【用法】水煎成200毫升，日服1—2次，大黄、黄柏、黄连（三黄）因辨证可加减用量。

方八：退黄饮

【适应症】对体质尚好或辨证为实热症者，退黄较好。

【处方】

—26—

龙胆草—两　　车　前四钱　　泽　泻四钱

黄　芩四钱　　木　通三钱　　黄　连二钱

大　黄二钱　　生　地四钱　　当　归三钱

【用法】水煎服，每日早晚各一次，或龙胆泻肝丸1—2丸，每日二次，并用双氢克尿塞25毫克，每日二次（连服3—5天）。

方九：降酶饮

【适应症】传染性肝炎在急性期或恢复期对降低转氨酶有一定效果。

【处方】

金银花—两　　公　英—两　　红　花四钱

大青叶—两（或板兰根—两）

丹　参四钱（或莪术三钱）

【用法】水煎服，每日二次。

方十：补肝消瘀汤

【适应症】迁延性肝炎：肝脾大、两胁疼、食欲差、腹胀、疲倦、脉弦。

【处方】

丹　参五钱　　苍　术五钱　　当　归三钱

白　芍四钱　　香　附三钱　　桃　仁三钱

红　花三钱　　莪　术三钱　　茯　苓三钱

郁　金三钱　　甘　草三钱

【用法】水煎服，每日一剂。

【备注】疲倦者加党参五钱。

方十一：开结汤

【适应症】肝炎：肝区刺痛、恶心、食欲不振、腹胀、疲乏无力、消化不良、便秘尿黄、性情急躁。

1949
新 中 国
地方中草药
文 献 研 究
(1949—1979年)
1979

【处方】

三　棱三钱	莪　术三钱	桃　仁五钱
红　花三钱	甲　珠二钱	皂　刺三钱
当　归三钱	丹　皮三钱	土鳖虫三钱
沉　香三钱（冲面）		木　贼二钱
卷　柏四钱	甘　草三钱	

【制法】先将西红花、沉香碾研细面均成三包，余药水煎三次，每次煎100毫升。

【用法】成人每服100毫升，冲面药一包，早晚各一次。

肝　硬　化

方一：消水丹

【适应症】肝硬化腹水、心脏性水肿。

【处方】

黑　丑半斤	沉　香二两	琥　珀一两
甘　遂半斤		

【制法】共为细面，水泛为丸，绿豆大。

【用法】每服十丸至二十丸，体壮实者，每服三、四十丸，白开水送服，隔日服一次。服药后呕吐甚者，慎用。

方二：软肝汤

【适应症】肝硬化（早期）：腹胀、消化不良、两肋疼、疲倦、肝脾大。

【处方】

丹　参一两	鳖　甲一两	苍　术四钱
莪　术三钱	党　参五钱	黄　芪五钱

—28—

【用法】水煎服，每日一剂，可服 1 — 3 个月。

方三：遂肾散

【适应症】肝硬化腹水；腹胀。

【处方】

炙甘遂九钱　　　炙大戟三钱　　　猪腰子三个

【制法】首将甘遂、大戟炒黄醋淬后，干燥，碾研细面。猪腰子切成大片，药面夹在中间，蒸熟，切碎干燥，碾研细末，每包五分。

【用法】成人每服一包，重者服二包，日 1 — 2 次。

【备注】忌食咸盐。此药忌与甘草同服。如服后出现呕吐者，停服。

泌 尿 系 感 染

方一：通淋饮

【适应症】泌尿系感染：尿急、尿频、尿痛、小肚抽疼或腰疼、尿赤（尿血）。

【处方】

栀　子三钱	黄　芩四钱	黄　柏四钱
知　母五钱	大　黄钱半	泽　泻四钱
木　通钱半	滑　石六钱	车前子五钱
当　归三钱	萹　蓄四钱	甘　草三钱

【用法】水煎服。每日一剂，可服 6 — 10 剂。

方二：公英通淋汤

【适应症】泌尿系感染：尿急、尿频、尿疼、小腹抽疼、尿血。

1949

新 中 国
地 方 中 草 药
文 献 研 究
(1949—1979年)

1979

【处方】

车前子一两　　公 英一两　　知 母五钱

【用法】水煎服，每日一剂，连服 5 — 7 剂。

方三：解毒通淋汤

【适应症】急性泌尿系感染：尿急、尿频、尿疼、尿血、发烧。

【处方】

柴　胡六钱	黄　芩四钱	白头翁五钱
萹　蓄四钱	知　母五钱	黄　柏四钱
泽　泻四钱	滑　石六钱	猪　苓四钱
栀　子三钱	甘　草三钱	竹　叶一钱
灯　芯一钱		

【用法】水煎服，每日一剂，两煎分三次服。

方四：三妙丸加减

【适应症】肾盂肾炎。

【处方】

贯　众五钱	苦　参三钱	马齿苋二钱
忍冬藤三钱	连　翘三钱	栀　子二钱
竹　叶二钱	萆　薢三钱	萹　蓄三钱
海金沙三钱	滑　石二钱	木　通一钱
赤　苓三钱	薏苡仁五钱	甘　草一钱

【加减】兼外感加苏叶三钱、大豆卷三钱、芦根三钱；肝肾阴虚加女贞子五钱、甘菊三钱、知母二钱；兼脾肾气虚加生芪五钱、党参二钱、山药三钱、川断三钱。

方五：

【适应症】血尿（肉眼或镜下），属血热引起。

【处方】

—30—

490

生　地五钱　　赤　芍三钱　　木　通三钱
滑　石三钱　　甘　草一钱　　当归尾二钱
炒栀子二钱　　竹　叶二钱　　白茅根五钱
大小蓟各三钱　藕　节三钱　　炒蒲黄三钱

【用法】水煎服。

急、慢性肾炎，水肿

方一：蝼蛄汤

【适应症】肾炎水肿：尿少而红、腹胀膨闷。

【处方】

蝼　蛄七个　　老黄瓜皮一两

【用法】上二药水煎二次200毫升。每服100毫升，日二次。

【备注】忌盐。

方二：益母煎

【适应症】急性肾炎：浮肿、尿少而赤、腰疼。

【处方】

益母草二两　　白茅根一两

【用法】水煎服，每日一剂，连服2—3周。

方三：和解汤（丸）

【适应症】急性肾小球肾炎、慢性肾小球肾炎急性发作、肾盂肾炎。

【处方】

柴　胡四钱　　清　夏三钱　　党　参二钱
黄芩炭四钱　　防　己四钱　　黄　芪四钱

1949

新 中 国
地 方 中 草 药
文 献 研 究
(1949—1979年)

1979

白 朮四钱　　生 姜三片　　大 枣三枚

甘 草一钱　　灯 芯二钱　　竹 叶二钱

【制法】

①水煎服，每日二次。

②若配丸药，将上药研为细面，炼蜜为丸，三钱重。

【用法】汤剂每日服一剂；丸剂一丸，日二次。

方四：黄芪茅根汤

【适应症】急性肾炎。

【处方】

生黄芪　　白茅根各一至二两。

【用法】水煎服，每日一剂，早晚服。

【备注】用鲜茅根效果更好。

方五：黄芪党参汤

【适应症】慢性肾炎（蛋白尿）：食少、倦怠、或便溏、脉虚等，脾虚型。

【处方】

黄 芪五钱　　党 参三钱　　山 药四钱

芡 实三钱　　薏苡仁五钱　　复盆子五钱

【用法】水煎服。

【临床疗效】服药3—6月，蛋白尿消失或显著减少。

方六：黄芪冬瓜皮汤

【适应症】慢性肾炎：浮肿、尿少、脉缓无力。

【处方】

黄 芪二两　　冬瓜皮二两

【用法】水煎服，每日一剂，连服3—5剂。

【备注】尿增肿消，冬瓜皮可减为一两。

方七：十皮熨法

—32—

【适应症】水肿之重症。

【处方】

陈　皮三钱	地骨皮三钱	生姜皮三钱
紫蒜皮三钱	大葱皮三钱	茯苓皮三钱
大腹皮三钱	五加皮三钱	蚕豆皮三钱

【用法】上药共为细末。用荞麦皮和莜面作圈围脐四周，将药面放置中间，再以三寸长葱白若干根填满，上以烙铁熨之。

【临床疗效】烙铁熨上，药力入达腹中，肿即渐消，再以清热祛湿、补中益气等剂健脾养血，收功较好。

方八：消水散

【适应症】腹水、胸水、全身水肿。

【处方】

大　戟一两	白芥子一两	慈　菇二两
商　陆一两	黑白丑一两	大　枣一百枚

【制法】共为细面，每包一钱。

【用法】成人每服一包，日1—2次。

【备注】脾肾气虚、体质衰弱者，慎用。

过敏性紫癜

方名：加减归脾汤

【适应症】过敏性紫癜：食少、疲倦，或腹隐痛、按之痛减，脉虚、苔白厚，甚者可有腹痛较重、便潜血等。

【处方】

党　参三钱	茯　神三钱	当　归三钱

1949

新 中 国
地 方 中 草 药
文 献 研 究
(1949—1979年)

1979

黄　芪三钱　　枣　仁三钱　　阿　胶三钱
远　志三钱　　木　香二钱　　炙甘草二钱
白　术三钱

【用法】水煎服，成人每日一剂，早晚服，小儿酌减。

【备注】据中医辨证，属于脾不统血者，应用本方效果颇好。

甲状腺机能亢进

方一：当归六黄汤

【适应症】甲状腺机能亢进：心慌、出汗多、脉洪大或滑数者。

【处方】

黄　芪一两　　黄　芩三钱　　黄　连二钱
黄　柏三钱　　生熟地各一两　　当　归四钱

【用法】水煎服。

方二：知柏地黄汤加味

【适应症】甲状腺机能亢进：心慌、烦躁、易激动、脉数者。

【处方】

生　地五钱　　云茯苓三钱　　山　药五钱
丹　皮三钱　　泽　泻三钱　　黄　肉三钱
女贞子三钱　　旱莲草三钱　　知　母三钱
黄　柏三钱

【用法】水煎，早晚空心服。

方三：治瘿汤

—34—

【适应症】甲状腺机能亢进。

【处方】

黄药子三钱　　浙贝母三钱　　海　藻三钱

昆　布三钱　　牡　蛎一两　　丹　参三钱

【用法】水煎服。

方四：消瘿汤

【适应症】甲状腺机能亢进、甲状腺肿。

【处方】

昆　布三钱　　海　藻三钱　　菖　蒲一钱

胆　星三钱　　大贝母三钱　　枯　草六钱

黄药子二钱　　橘　红三钱

【用法】水煎服，日一剂。

风 湿 性 关 节 炎

方一：九分散

【适应症】男女老幼腰痛、腿疼、胳膊痛和局部麻木。对羊痫风、吊线风（即面神经麻痹）、紧口风（受风后牙关紧闭）、产后风也有效。

【处方】

牛　膝　　甘　草　　苍　朮　　麻　黄

全　蝎　　乳　香　　没　药　　僵　蚕

以上八味各一两二钱　　马钱子十两（生的）

该方可按比例配半料或四分之一料。

【制法】

①牛膝、甘草、苍朮、麻黄、全蝎、僵蚕用砂锅炒成

1949

新 中 国
地 方 中 草 药
文 献 研 究
(1949—1979年)

1979

黄色即可，避免炒得过度。

②乳香、没药的炮制是用盖房用的瓦（将瓦洗净）炒去油。在瓦上炒至基本不起泡沫为止，但不要炒焦，以免失去药力。

③马钱子的炮制：首先用砂锅煮，同时放入一把绿豆，等绿豆煮开花时，然后剥去黑皮，用刀切成纸薄的薄片（注意要随剥随切，以免硬化），经过晒二、三日后，再用砂锅掺砂土炒至黄色（剥去的外皮挖坑埋掉，以免毒死家畜等）。

以上各药炮制成后，共碾成细末，即可服用。

【用法】每次服药的剂量多少，要根据身体强弱和年纪大小来确定。强壮人每次服八至九分，最强壮人每次服药也不得超过一钱；年老者每次服五至六分；8—15周岁（小孩）根据年龄情况，每次服二至四分；一周岁儿童，每次不得超过江米粒大的一丸。无论大人小孩，每次的服药量不要超过上述规定。过量后容易引起牙关紧闭和发抖，一旦发生也勿惊慌，轻者不会有什么危险，叫患者喝几口温水，很快就可好转（如用过量发生中毒，肌肉强直呼吸困难者，即注苯巴比妥钠适量就立即缓解）。

每天服一次，最好是每天临睡前空服。引子用黄酒2两，无黄酒时用白开水也可。

服此药时，头部稍有影响（即有头昏），因此服药时要静坐半小时后再睡。

在服药期至不服药的3—4日内，要忌吃荤腥、生冷、茶叶、绿豆，并防止受风、用力或接触冷水。

方二：追风汤

【适应症】风湿性关节炎：关节疼痛，阴雨则加重。

【处方】

追风草一两　　桂　枝三钱　　赤　芍四钱

川牛膝三钱　　甘　草二钱　　麻　黄二钱

滑　石四钱　　红　花二钱　　乳　没四钱

制马钱子五分

【用法】水煎服，日服一剂。

方三：豨莶汤

【适应症】关节疼痛：痛处发凉，脉缓或弦。

【处方】

豨莶草一两　　薏苡仁一两　　海桐皮五钱

当　归三钱　　牛　膝五钱　　鸡血藤一两

制川乌二钱　　丹　参五钱

【用法】水煎服，每日一剂。

方四：祛风活血汤

【适应症】关节炎：关节痠痛、发凉。

【处方】

羌　活四钱　　独　活四钱　　防　风三钱

柴　胡三钱　　板兰根三钱　　川　芎三钱

当　归三钱　　红　花三钱　　熟　地四钱

首　乌三钱　　甘　草二钱

【用法】水煎服，每日一剂。

方五：五痹丸

【适应症】风湿性关节炎：周身关节疼痛或肌肤麻木不仁、血脉滞涩、筋急拘挛、浑身串痛，甚则关节奇型作肿。

【处方】

生川乌三两　　生草乌三两　　紫草根三两

乌梅肉二两　　金银花二两　　制乳香三两

制没药二两　　羌　活二两　　桂　枝二两

—37—

1949

新　中　国
地 方 中 草 药
文 献 研 究
(1949—1979年)

1979

透骨草二两　　红　花二两　　当　归三两

甘草梢三两

【制法】共碾研细面，炼蜜为丸，一钱重。

【用法】成人每服一丸，日二次，黄酒或白酒为引。

【备注】孕妇禁服。体壮邪实者，服后微汗。

方六：三七血红散

【适应症】风湿性关节炎：风湿串痛、关节肿痛、肌肉麻木。跌打损伤：跌打损伤瘀血、肿胀、扭腰岔气。

【处方】

当归尾三两　　炙川乌三两　　乳香珠三两

没药珠三两　　血　竭三两　　西红花二两

汉三七三两　　麝　香五分　　自然铜三两

骨碎补三两

【制法】先碾研粗料，再研入细料和匀，每包一钱，蜡封，备用。

【用法】成人每服1—3包，黄酒或白酒送服，日三次。

【备注】孕妇禁服。忌食豆类。此方疗效佳。

方七：草汉三七

【适应症】风湿痛、各类出血、月经不调。鼻衄、紫癜、筋骨疼痛、四肢麻木不仁、腰痛、少腹痛、骨蒸烦热。

【处方】草汉三七二两

【制法】

①取鲜草汉三七二两，干的一两，水煎两次共400毫升。

②取干草汉三七若干，碾研细面，每包三钱重。

【用法】

①成人每服煎剂100毫升，日二次，黄酒为引。小儿

—38—

酌减。

②成人每服粉剂一包，日 2 — 3 次，黄酒为引。小儿酌量。

【备注】

1.草汉三七出产黑龙江地区，多在民间培植，成为民间验方。

2.小儿服此药用红糖为引。

3.孕妇禁忌。

风 湿 性 心 脏 病

方一：养心安神汤

【适应症】风湿性心脏病：心慌、气短、胸闷、头晕、失眠、精神不宁、浮肿等。

【处方】

党　参三钱	沙　参三钱	夜交藤三钱
丹　皮四钱	当　归四钱	川　芎二钱
琥　珀一钱	茯　神三钱	茯　苓三钱
柏子仁二钱	甘　草二钱	大　枣五个

【用法】水煎服，每日一剂，分两次服。

方二：遂心散

【适应症】风湿性心脏病：风湿痹痛、心悸、气短烦热、颜面及全身性水肿，甚则不得平卧，尿少而赤，食欲不振。

【处方】

炙甘遂三钱　　朱　砂二钱　　猪　心一个

【制法】将甘遂喷醋炒黄，碾研细面与朱砂调匀，放入

1949

新 中 国
地 方 中 草 药
文 献 研 究
(1949—1979年)

1979

猪心内蒸熟，切片晒干，压成细面每包五分。

【用法】成人每服一包，重者二包，日2—3次。

【备注】忌咸盐。水肿减轻后，即宜扶正，如益气强心等。

心 律 不 齐

方名：补气养心汤

【适应症】顽固性心律不齐，频发早跳二、三联律：心慌、气短、胸闷、脉结。

【处方】

党 参三钱	当 归四钱	黄 芪四钱
熟 地三两	薤 白三钱	爪 蒌三钱
红 花三钱	桃 仁三钱	半 夏三钱
茯 神三钱	甘 草二钱	大 枣五个

【用法】水煎服，每日一剂，分二次服。

【备注】补气养心汤加新针疗法，疗效好。

病例：解××，异位心律，频发室性期前收缩形成二、三联律已六年。经治疗无效。用上方法两周痊愈，出院观察一个月未复发。

肠 蛔 虫 症

方一：使君子

【适应症】蛔虫症：腹痛、食欲不振、择食、消瘦、面

—40—

500

黄，吐蛔虫或便蛔虫。便常规检查有蛔虫卵者。

【处方】

使君子二两

【制法】将使君子去皮取仁，炒黄备用。

【用法】成人每次嚼食15—20粒，三至七岁小儿吃5—7粒，每日二次，可连服 2—3 天。

【备注】出现呃逆时，多饮热水即解。

方二：苦楝根皮汤

【适应症】驱蛔虫。

【处方】

苦楝根皮六钱至一两（一日量）。

【制法】将苦楝皮外层老皮剥去，用水一碗泡一小时，慢火煎一小时滤过，再加水一碗煎半小时滤过，两煎和匀分两次服。

【用法】早晚空心服，可连服三天。服药前，可先喝几口糖水，再服药。

【备注】严重心脏病、活动性肺结核、溃疡病、贫血等慎用。

若出现头晕、腹痛、恶心、呕吐者，为毒性反应。停药后，可在数小时内消失。

绦 虫 病

方一：驱绦汤

【适应症】绦虫病。

1949

新 中 国
地 方 中 草 药
文 献 研 究
(1949—1979年)

1979

【处方】

小茴香三钱　　焦山楂三钱　　川　椒三钱

榧　子三钱　　槟榔片八钱　　大　黄一钱

芒　硝二钱　　甘　草二钱　　雷　丸二钱

【用法】水煎，空腹服，日服一剂。方内硝、黄不需共煎，可用开水浸泡后与上药共服即可。雷丸另研面冲服，因煎煮则失效。

方二：绦虫饮

【适应症】绦虫病：有时腹痛或面黄肌瘦，大便有时带有扁形节片样虫体。查便常规有绦虫卵。

【处方】

槟榔片四两　　核　桃五个(打碎)

【用法】水煎200毫升，每服100毫升，日二次。

【备注】

1.服药后无不良反应，但注意绦虫排下时视虫头是否下来（虫头尖圆），如未下继续服之。

2.另一种服法：槟榔片单煎，核桃取仁半斤，另加硫酸镁。先服槟榔片煎剂100毫升，十五分钟后，吃下核桃仁半斤，再过十分钟服硫酸镁25克，此法对排泻虫体迅速。

方三：雷丸散

【适应症】绦虫病。

【处方】

生雷丸三钱　　茴　香五分　　苏　打2克

【制法】将雷丸、茴香研细末，混匀。

【用法】一日二次，一次三钱，饭前服。服散剂后，即服苏打二克，服药后一小时内不进饮食。

【备注】此散不能煎煮，煎后即失效。

—42—

偏、正头痛

方一：

【适应症】神经性头痛。

【处方】

荆芥穗三钱　　防　风三钱　　白　芷三钱

藁　本三钱　　焦苍术三钱　　川羌活二钱

苏　梗三钱　　广藿香三钱　　生　羌一钱

【用法】水煎200毫升，每天一剂，分二次服。

方二：活血祛风汤

【适应症】偏正头痛，但无伤风症状，脉沉缓而弱。

【处方】

当　归三钱　　川　芎四钱　　白　芍五钱

熟　地二钱　　白　芷四钱　　荆　芥三钱

防　风三钱　　羌　活二钱

【用法】水煎服，每日一剂，可服二至四剂。

【备注】感冒头痛，去熟地加生地二钱；自汗者去羌活加桂枝三钱；消化不好加砂仁五分。

方三：芎芷公英汤

【适应症】偏头痛久治不愈，时作时止，甚则呕吐。

【处方】

川　芎四钱　　白　芷四钱　　当　归三钱

公　英二两　　白　术三钱　　焦芥穗四钱

白　芍三钱　　半　夏三钱

—43—

1949

新 中 国
地 方 中 草 药
文 献 研 究
(1949—1979年)

1979

【用法】水煎服，可服二至四剂。

【备注】呕吐甚者加半夏六钱、生姜三钱。

方四：头痛散

【适应症】神经性头痛。

【处方】

白　芷一两半　　川　芎一两　　甘　草一两

薄荷叶五钱　　生川乌五钱　　制川乌五钱

【用法】共研细末，每服一至二钱，花茶煎汤送服。

方五：外敷头痛散

【适应症】神经性头痛。

【处方】

谷精草一两　　木　贼五钱　　菊　花五钱

【用法】共研细末，将上药掺三钱白面，以醋调如糊状，摊纸上或白布上均可，贴太阳穴处。

方六：川芎饼

【适应症】剧烈头痛。

【处方】

川　芎五钱　　大葱白五根

【用法】两药锤作两饼，分贴左右太阳穴，贴十五分钟，即取去。仍然痛再贴，以愈为止。

【临床疗效】止痛效果颇佳。

方七：石膏茶调散

【适应症】风火头痛。

【处方】

石　膏三钱　　川　芎钱半　　白　芷五分

【用法】上药共为细末，每次服二钱，清茶调服。

方八：木竭丸

—44—

【适应症】颜面三叉神经痛。

【处方】

木　耳五钱　　川楝子三钱　　全　蝎一钱

钩　藤二钱　　桂　枝一钱　　苍　术一钱

【制法】上药共为细末，蜜丸一钱重。

【用法】重症每服三丸，轻症一丸，日服二次，白开水送下。

病例：杜××，患三叉神经痛，服木蝎丸，每次三丸，一日二次，三日缓解。再服舒肝汤剂四剂痊愈。

糖　尿　病

方名：治糖尿病验方

【适应症】糖尿病。

【处方】

枸杞子五钱　　淮山药四钱　　白　术三钱

金石斛三钱　　黄　芪四钱　　天　冬三钱

黄　精三钱　　萸　肉三钱　　生　地三钱

熟　地三钱　　党　参三钱　　首　乌四钱

【用法】水煎服，每天一剂，分二次服。

癫　痫

方一：止痉散

【适应症】痫症。

1949

新 中 国
地方中草药
文 献 研 究
（1949—1979年）

1979

【处方】

蜈　蚣七条　　全　蝎七个

【制法】共研细面，分七份。

【用法】每晚用小米汤送服一份。

【备注】服后如出现皮肤发痒，为过敏反应。轻者可以续服，重者停服。用两周停一周再用。

方二：痫症方

【适应症】癫痫，属痰火引起。

【处方】

牛　黄二分　　朱　砂三分　　生姜汁六两

竹　沥三两

【制法】牛黄、朱砂共为细末。以上四味药再共同混合。

【用法】为一日量，分三次服。

癔　　病

方名：解郁汤

【适应症】癔病，属七情内伤、肝郁气滞之类型。

【处方】

柴　胡三钱　　藿　香三钱　　苏　梗三钱

香　附三钱　　佛　手三钱　　郁　金三钱

路路通三钱　　枳　实四钱　　川　芎三钱

广橘红三钱

【用法】水煎服，每天一剂，分二次服。

神 经 衰 弱

方一：安神汤

【适应症】神经衰弱，属心脾不足者：失眠、心慌、脉弱。

【处方】

炙甘草四钱　　元　肉五钱　　枣　仁一两

龙　齿一两

【用法】水煎服。

方二：养心安神汤

【适应症】失眠、心慌、头昏、脉缓，偏心神虚。

【处方】

炒枣仁五钱至一两　　　　知　母三钱

茯　神四钱　甘　草一钱　川　芎三钱

夜交藤五钱

【用法】水煎服，一日一剂。连服1—2周。

方三：补脑安神汤

【适应症】失眠、头痛、口干、入睡困难、脉沉细。

【处方】

首　乌四钱　　熟　　地四钱　　五味子五钱

枣　仁五钱　　茯　　神五钱　　远　志三钱

石莲籽五钱　　栀　子二钱　　乌　梅三钱

生龙齿五钱　　柏子仁四钱

【用法】水煎服，一日一剂。

—47—

1949

新 中 国
地 方 中 草 药
文 献 研 究
(1949—1979年)

1979

精 神 分 裂 症

方名：调神和气汤

【适应症】精神分裂症（癫狂）：神志失守，狂妄失眠，喜笑不休，言语无伦，目直骂詈，不避亲疏，登高而歌，弃衣而走，胸闷痞塞，脉实而洪，目直而痴，心悸健忘。

癫痫：突然昏倒，口吐涎沫，四肢抽搐，苏醒后如好人一样（也有发作频繁者）。

【处方】

茯　神三钱	远　志三钱	枣　仁三钱
柏　仁三钱	益智仁三钱	菖　蒲三钱
石　斛三钱	当　归三钱	白　芍三钱
木　香三钱	甘　草三钱	珍　珠一分
牛　黄二分	朱　砂二钱	琥　珀二钱
竺　黄二钱	熊　胆一分	冰　片六分
麝　香二分		

【制法】先将细料按上次序研成极细面。粗料，水煎服二次，每次煎100毫升。

【用法】成人每服煎剂100毫升，随即将细料面药开水冲服一半，每日服二次。

【备注】孕妇禁服。此方剂量较大，疗效较好。

再生障碍性贫血

方一：益气养血汤

【适应症】再生障碍性贫血：疲倦，颜面、口唇粘膜苍白，头晕，食欲不振。

【处方】

党　参五钱	白　术五钱	当　归四钱
黄　芪五钱至一两	首　乌三钱	白　芍四钱
茯　苓三钱	甘　草二钱	熟　地四钱
五味子四钱	陈　皮三钱	大小蓟各五钱
龟　板三钱	阿　胶二钱	大　枣四个

【用法】水煎服，每日一剂，连服两周，再用方二服之。

方二：补肾养血汤

【处方】

党　参五钱	白　术四钱	当　归四钱
白　芍四钱	首　乌四钱	枸　杞四钱
菟丝子四钱	五味子四钱	鹿角霜三钱
熟　地四钱	肉　桂一钱	

【用法】水煎服，每日一剂，连服1—2周再用一方。两方交替服用。

1949

新 中 国
地 方 中 草 药
文 献 研 究
(1949—1979年)

1979

外 科

淋 巴 结 核

方一：大戟鸡蛋方

【适应症】淋巴结核。

【处方】

红芽大戟二两　　　　鸡 蛋七个

【制法】水两大碗（约600—800毫升），泡红芽大戟一小时，用慢火煎一小时左右，把鸡蛋放入煮五分钟许，估计蛋清稍凝固，将蛋取出，将壳轻轻击碎（内膜不要击烂），或用针扎小孔也可。再放入，煮至蛋熟即可。鸡蛋仍泡在药水中供食。

【用法】每日早上吃鸡蛋一个，连吃3—4周。

【备注】忌与甘草同服。如在夏秋季节，蛋易放坏，可将药分七份，每天用一份煮一个鸡蛋。煮好后，在原汤内泡2—3小时再吃。

方二：猫爪草

【处方】

猫爪草四两

【制法】水泡一小时，再煮半小时。

【用法】每日一剂，四天一疗程。停三天再服。

【备注】一般4—6斤可治愈，如服一个月无效者即停。

方三：透骨丹

—50—

【适应症】淋巴结核等。

【处方】

凤仙花_{两株}　　磺胺粉_{10克}

【制法】将凤仙花两株洗净熬成糊状,加磺胺粉十克(即磺胺结晶一袋），熬成膏。

【用法】手术创口久不收口者，每天将膏薄敷一次，数次即可结痂。如淋巴结核肿胀未破溃者，不加磺胺结晶，仅用凤仙花为细末用醋或黄酒调敷。

【备注】止痛消淡。凤仙花以白色为良,无白色,淡红、深紫也可用，效果相同。

方四：淋巴腺结核方。

【适应症】淋巴腺结核。

【处方】

好陈醋　　生半夏_{一钱}　　白凤仙花末_{一钱}

【制法】好陈醋熬至滴水成珠,加生半夏、白凤仙花末,调匀敷之。

【用法】夜敷晨换，逐渐肿消。忌各种辛辣发物，多吃海带、荸荠。

【临床疗效】日久，可以完全消退。

【备注】原方来自沈仲圭氏方，经加凤仙花末后，效果更佳。

虫　咬　伤

方一：

【适应症】蚊、蠓咬，蜂螫，毒气蔓延、无头肿痛，其

1949

新 中 国
地 方 中 草 药
文 献 研 究
（1949—1979年）

1979

则溃疡；跌打损伤血肿不易消者。

【处方】鲜榆树皮若干

【制法】将榆树皮去老皮，取嫩皮以凉水浸泡（剪碎），再捣成膏状涂敷患处。

【用法】将膏抹患处，每日换1－2次。

【备注】消肿止痛好。

方二：牛蒡草叶

【适应症】无名肿毒及蚊、蠓咬、蝎螫等症。

【处方】

牛蒡草若干

【制法】采取新鲜牛蒡叶（即俗称老母猪耳叶）。

【用法】将牛蒡草叶加热后，敷盖患处日换2－3次。叶干后再换。

疗　疮

方一：癞蛤蟆墨

【适应症】疗肿恶疮、无名肿毒及各种未溃之肿物。

【处方】香京墨一块　　癞蛤蟆一个

【制法】先将香京墨塞进活癞蛤蟆肚内，悬起风干，备用。

【用法】将癞蛤蟆墨研成细汁，涂抹患处，每日2－3次。

方二：

【适应症】疗疮。

【处方】

—52—

白信石三分　　桂元肉二钱

【用法】捣烂，贴在患处。

方三：解毒汤

【适应症】疖、痈、疔毒。

【处方】

地　丁三钱　　金银花三钱　　连　翘三钱

草河车三钱　　半枝莲三钱　　丹　皮三钱

黄　芩三钱　　赤　芍三钱

【用法】水煎一日一剂。

【备注】热毒炽盛者加黄连。忌鱼腥荤。

方四：黄芙蓉膏

【适应症】一切红肿高大的无名毒疮。

【处方】

芙蓉花五十朵　　黄荆条五十根

【制法】上药共为细末（在石臼中捣），和生蜜成膏。

【用法】外贴。

【效果】止痛、消毒，将疮毒拔尽后，再搽生肌膏而愈。

跌打损伤　接骨止血

方一：

【适应症】伤筋、软组织肿痛。

【处方】

栀　子五钱　　桃　仁五钱　　高粱酒

【用法】将栀子、桃仁捣烂，用高粱酒调成糊状，敷在患处，用纱布包扎。

1949

新 中 国
地 方 中 草 药
文 献 研 究
(1949—1979年)

1979

【临床疗效】门诊使用疗效较好。

方二：接骨散

【适应症】跌打损伤：筋骨受损，有接骨续筋作用。

【处方】

黄瓜籽若干

【制法】将黄瓜籽焙干，碾研细面，每包一钱。

【用法】每服一包，日2—3次，元酒为引。

方三：伤科正痛散

【适应症】跌打损伤，剧痛不已。

【处方】

乳　香一钱　　没　药一钱　　川　芎一钱
生　地一钱　　白　芍一钱　　丹　皮一钱
甘　草一钱

【制法】共为极细面。

【用法】每次服二钱至三钱。

方四：金伤散

【适应症】刀伤斧砍，及一切外伤出血。

【处方】

牛　胆一个　　陈石灰若干。

【制法】先将陈石灰塞进牛胆内，反复捏匀，悬起风干。

【用法】将金伤散研细面，涂抹伤处，包扎后即可。

【备注】金伤散止血镇痛作用良好，包扎后不出血，一般不换药。在有条件的情况下，金伤散内可加冰片少许，效果更佳。

方五：接骨丸

【适应症】跌打骨折，能促进断骨的愈合。

【处方】

焙地龙一钱	龙 骨二两	麝 香五分
醋炒自然铜二两	制川乌二两	
炒醋滑石二两	土鳖虫四两	
醋炒赤石脂二两	乳 香二两	没 药二两
鹿角霜二两	当 归四两	骨碎补二两
制草乌二两	红 花五钱	朱 砂一钱

【制法】研细末，好酒为丸，每丸二钱重，早晚各一丸，白开水送下。

方六：外伤膏

【适应症】跌打损伤，血肿皮未破者，腱鞘炎。

【处方】

生石膏一两	细 辛二两	血 竭五钱
红 花一两	羌 活一两	独 活一两
生山栀一两	乳 香一两	樟 脑一两
凤仙花全棵五钱		

【用法】上药磨成细面，用好醋调，再加少许蜜糖，调成糊状，外敷。

方七：吊伤膏

【适应症】跌打损伤，血肿疼痛。

【处方】

生川乌一两	生草乌一两	生大黄一两
乳 香一两	没 药一两	红 花五钱
白 芷二两	当 归一两	生山栀三两
儿 茶五钱	王不留一两	血 竭五钱
樟 脑五钱		

【制法】将上药研成细末，用70%高粱酒和30%蜜糖调成糊状，瓷罐收贮备用。

1949

新　中　国
地 方 中 草 药
文　献　研　究
(1949—1979年)

1979

【用法】将膏放在纱布或绵纸上贴敷伤处。

方八：外用止血粉二号

【适应症】外伤出血。

【处方】

　　赤石脂八分　　　五倍子六分　　　松　香六分

【制法】先将松香研末，放在两层草纸中间，用两块烧热的砖，从两面挤压，油脂浸在纸上，取剩下的白霜和上两药共研细末，备用。

【用法】遇有外伤出血或渗血的伤口，在创口周围消毒，放以少量止血粉，加压包扎即可。

方九：外用止血粉三号

【处方】

　　猪苦胆　　　　　熟石灰

【制法】将熟石灰放入苦胆内装，干燥后去掉苦胆皮，压成粉状备用。

方十：外用接骨方

【适应症】跌打骨折。

【处方】

　　水冬瓜根二两　　　骨碎补根二两　　　野葡萄根二两

【用法】将上述药捣烂，加白酒调成糊状外敷，同时用夹板固定。

方十一：十味散

【适应症】跌打损伤，出血。

【处方】

　　三七　乳香　没药　白芨　白蔹　生姜　刘寄奴

　　血竭　儿茶各一两　　麝　香五分

【用法】将上药研细末，每服一钱，黄酒送服，童便亦可。

方十二：消肿方

【适应症】跌打损伤，肿痛不已。

【处方】

白芥子十斤　　山　栀五两　　黄　柏五两

冰　片二两

【制法】煎洗，或研末以凡士林调成糊状外敷。

痔 疮

方一：痔疮丸

【适应症】痔疮。

【处方】

诃　子五钱　　透骨草三钱　　蔓荆子三钱

山　奈二钱　　连　翘二钱　　朝天椒二钱

【制法】共研为细末，制成水丸，如绿豆粒大。

【用法】成人日服一次，每次13—15粒，开水送下，空心服用。

方二：苦参汤

【适应症】痔疮。

【处方】

苦　参三钱　　川　军二钱　　甘　草二钱

杭　菊五钱　　地　龙一两　　连　翘五钱

【用法】水煎日服一剂，止疼止血有效。痒加荆芥三钱，便血加椿皮一两。

方三：槐花饮

1949

新　中　国
地 方 中 草 药
文　献　研　究
(1949—1979年)

1979

【适应症】痔疮便血。

【处方】

槐　花五钱至一两

【用法】蜜炒水煎频饮，每日一剂，连服10—20天

【备注】形成瘘疮者效差。

方四：葱蜜箭

【适应症】痔核。

【处方】

葱　汁四两　　蜂　蜜四两　　五倍子一两

儿　茶五钱　　地　榆五钱

【制法】葱汁与蜂蜜熬炼成浓膏，五倍子、儿茶、地榆共为细末，和浓膏为栓剂。每栓剂重三钱。

【用法】塞入肛门。外有皮肤病者慎用。

【临床疗效】止痛、消炎，用二次停二周，日久即愈。

方五：双槐汤

【适应症】肠风下血。

【处方】

槐　花三钱　　槐　角三钱　　椿　皮三钱

桑　皮三钱　　乌　梅五个　　红　枣七个

陈黑豆一两

【用法】以上七味，共为细末。每服三钱，用牛膝煎汤送下。每日三次，饭前服。

【临床疗效】止血止痛，效果颇佳。

方六：五黄四胶膏

【适应症】内痔便血。

【处方】

生地黄一两　　黄　柏一钱　　黄　芩一钱

黄　连一钱　　阿　胶三钱　　鹿　胶三钱

龟　胶三钱　　黄明胶三钱　　当　归四钱

黄　芪二钱　　地　榆二钱

【制法】以上十一味，为膏。

【用法】每服三钱，开水冲服。一日三次，饭前服。

【临床疗效】止血、止痛、消痔。

疝　　气

方名：红花双香汤

【适应症】多年寒疝疼痛。

【处方】

盐水炒橘核二钱　　小茴香二钱　　川楝子二钱

香附子二钱　　　　山　楂三钱　　红　花五钱

神曲二钱（为引）

【用法】二煎混合分为二次服，每日早晚各服一次。

【临床疗效】有效。

病例：杜××患寒疝多年，服上药六剂，消肿、痛止。

副　睾　炎

方名：治结核性副睾丸验方

【适应症】结核性副睾丸炎。

【处方】

当　归四钱　　白　芍六钱　　柴　胡三钱

—59—

1949

新　中　国
地方中草药
文　献　研　究

(1949—1979年)

1979

云茯苓四钱　　薄　荷一钱　　川楝子四钱

乌　药五钱　　生牡蛎五钱　　杜　仲五钱

海　藻三钱　　乳　香三钱　　没　药三钱

【用法】水煎服，一日一剂。

烧　烫　伤

方一：

【适应症】小面积烫伤。

【处方】

黄柏一两（研末）　　　　鸡蛋清

【用法】将黄柏面用鸡蛋清调成糊状，敷患处。

【临床疗效】临床使用效果较好。

方二：

【适应症】水火烫伤。

【处方】

川　连三钱　　花　粉五钱　　元　参三钱

赤小豆一两　　山　栀三钱　　连　翘三钱

生甘草三钱

【用法】清水煎服。

方三：

【适应症】烧烫伤。

【处方】

石　膏三钱　　生大黄二钱　　荞　面半两

【用法】研面凉水调涂。

方四：

—60—

520

【适应症】水火烫伤。

【处方】

草河车　生地榆　生石膏　生川军　寒水石各等分

【用法】共为细末，香油调敷，如患处渗出液多则上干粉。

方五：清凉膏

【适应症】烧烫伤：火烧或水烫，皮肤起水疱、肌肉嫩肿，亦有肌肤烧焦、疼痛难忍，甚则发烧发冷、恶心呕吐，食欲不振。

【处方】

泛化石灰一斤　　香油一斤

【制法】先将泛化石灰加水浸泡，取滤过的石灰清浆一斤，陆续兑入香油一斤，搅拌后成软膏状备用。

【用法】将烧伤的局部消毒，放出疱中毒水，必须保持破的皮肤均整原样，再涂抹清凉膏，每日更换一至二次，或间日换一次。

【备注】清凉膏中的香油如果没有时，在实践中用麻油（小麻子油）或凡士林代替，效果亦佳。

清凉膏对于止痛，伤口恢复，防止感染效果好，但视情况可服清热解毒药物，促进恢复。

方六：烧伤Ⅰ号

【处方】

大黄粉　　香油等量

【制法】大黄研粉加等量香油成糊剂。

【用法】伤面清洗消毒后，将水泡剪破，把糊剂涂抹伤面，每日1－2次。

【临床疗效】1－2及3度伤，均有效。对3度者，

1949
新 中 国
地方中草药
文 献 研 究
(1949—1979年)
1979

适于小面积烧伤。

方七：烧伤Ⅲ号

【处方】

大 黄一两　　黄 连一两　　冰 片五分

香 油适量

【制法】大黄、黄连、冰片研粉。前两药取等量，后药少许，加适量香油拌成糊剂。

【用法】伤面清洗后，把水泡剪破放水，用上药涂抹，每日2—3次。

方八．烫伤膏

【适应症】烧烫伤。

【处方】

黄 连一两　　冰 片五钱　　大 黄三两

地 榆二两

【制法】将上药研细末，凡士林调成糊状，若伤口渗出水多者，可用干粉。

肾 结 石

方一，排石汤

【适应症】肾结石，膀胱、输尿管结石。

【处方】

金钱草一两　　车前草五钱　　金银花三钱

滑 石五钱　　丹 皮三钱　　栀 子三钱

生甘草二钱　　元 胡二钱　　白茅根一两

【用法】水煎600毫升，一次200毫升，一日三次。

—62—

522

方二：紫珠草

【适应症】肾结石，尿血。

【处方】

紫珠草一两

【用法】水煎服，每日一次，服十剂后，血尿症即可好转。

鸡　　眼

方名：治鸡眼验方

【处方】

生半夏或熟半夏适量，碾面备用。

【制法】先洗净患处（消毒局部），用手术刀削去鸡眼硬结（角化组织），呈一凹面，放入半夏面，外贴大小适宜胶布，经5—7天，鸡眼坏死脱落，肉芽组织新生，数日即愈。

胆　石　症

方名：排石汤

【适应症】胆石症。

【处方】

金钱草一两	柴　胡三钱	白　芍三钱
枳　实三钱	甘　草一钱	乌　药三钱
香　附三钱	王不留四钱	地　龙三钱
木　通三钱	牛　膝四钱	内　金一钱

【用法】水煎，每日服一剂。

1949

新 中 国
地 方 中 草 药
文 献 研 究
(1949—1979年)

1979

急 性 胆 囊 炎

方名：加减大柴胡汤

【适应症】急性胆囊炎。

【处方】

柴 胡三钱	半 夏三钱	黄 芩三钱
杭白芍三钱	木 香三钱	郁 金三钱
大 黄三钱	元 胡三钱	

【加减】

热重：加板兰根、金银花、连翘。

便秘：加厚朴、芒硝。

疼痛：加川楝子、元胡。

呕吐：加竹茹。

瘀血：加当归、赤芍。

【用法】水煎服，一日一付，分三次，饭后服。

病例：苏××，男，60岁，急性胆囊炎，胆囊增大如小鸡蛋，压痛明显，服上方三剂后，胆囊触不到，压痛基本消失。

胆 道 蛔 虫 症

方名：驱蛔汤

【适应症】胆道蛔虫症。

【处方】

槟 榔五钱	苦楝根皮五钱	木 香四钱
芒 硝三钱	使君子一两	乌 梅五枚
枳 壳三钱		

【用法】水煎服，一日一付，分三次，饭前服。

雷 诺 氏 病

方名：小续命汤、蠲痹饮加减

【适应症】雷诺氏病及风湿性关节炎。其功用为温阳益肾，养血去风，温经逐寒。

【处方】

附 子三钱	党 参三钱	炙麻黄三钱
熟 地三钱	桑寄生三钱	元 参三钱
干 姜二钱	桂 枝二钱	当 归二钱
羌 活二钱	桃 仁二钱	甘 草二钱
黄 芪一两	赤 芍五钱	

【用法】水煎服，日服一剂。

【加减】服二剂后症状减轻，再加鸡血藤三钱、鹿角霜二钱、土鳖虫二钱、红花二钱。

【临床疗效】曾治一例，连服二十付而愈。

血栓闭塞性脉管炎

方一：加味四妙勇安汤

1949
新 中 国
地 方 中 草 药
文 献 研 究
(1949—1979年)
1979

【适应症】血栓闭塞性脉管炎。

【处方】

当　归五钱	金银花五钱	元　参五钱
甘　草二钱	乳　香三钱	没　药三钱
牛　膝四钱	红　花四钱	桃　仁三钱
黄　芪一两	党　参五钱	皂　刺二钱

【用法】水煎600毫升，分三次，一日服完。

【备注】寒邪盛者加附子、桂枝，本方对雷诺氏病亦有效。

方二：

【适应症】血栓闭塞性脉管炎。

【处方】

米　珠五分	水　银二两	轻　粉一两
红　粉一两	火　硝五两	白　矾五两

【制法】用铁锅或砂锅，除米珠外余药和匀放入锅内，用细瓷碗覆盖，再用麻纸三、四层盖严，用黄砂泥固封，一定不要漏气，碗底放少许小米，用木柴火或炭火（电炉子亦可）烧二小时（这时小米也爆开了）即可，候冷取开，碗上有一层红黄色粉末，将其刮下即可 。

米珠煅后研极细末，与上药和匀，装入胶囊内（每个装150—200毫克）备用。

【用法】服时用红枣泥包好胶囊吞服，或将药与枣泥和成小丸服也可。每日服一次，饭后二小时服。共服 9 —10天为一疗程，休息两天，可继服中败毒汤。

【备注】

①本方共观察38例，其中显效18例，好转14例，无效 6 例（其中 3 例手术治疗）。

②副作用，一部分患者，服后有吐、泻及齿龈疼，轻者

不需停药，较重者，可暂停1－2天再服。反应严重者，停服。

③溃疡病、肝炎、肾炎、肾盂肾炎等忌服。

方三：中败毒汤

【适应症】血栓闭塞性脉管炎。

【处方】

连　翘三钱	土茯苓三钱	当　归二钱
公　英三钱	川　芎钱半	全　虫三个
花　粉三钱	赤　芍二钱	大　黄四钱
芒　硝三钱	蝉　蜕二钱	甘草梢三钱
蜈　蚣一条		

【用法】水煎服，只服一次即可。

【副作用】服后有呕吐或下泻、全身疲倦、关节酸麻等不适感。

方四：加味黄芪建中汤

【适应症】血栓闭塞性脉管炎（脱疽）：四肢发凉，患肢痿痛，轻者足趾青紫，重者紫黑，疼痛日久，逐渐坏死。证属寒凝血瘀者。

【处方】

黄　芪一两	赤　芍四钱	桂　枝三钱
生　姜一钱	大　枣十枚	川　乌三钱
附　子三钱	桃　仁三钱	红　花三钱
川牛膝三钱	甘　草二钱	乌　蛇三钱

【用法】水煎服二次200毫升，成人每服100毫升，温服。

1949

新 中 国
地 方 中 草 药
文 献 研 究
(1949—1979年)

1979

破 伤 风

方一： 祛风汤

【适应症】破伤风。

【处方】

木　瓜三钱　　制胆星三钱　　僵　蚕三钱

白蒺藜三钱　　蝉　蜕五钱　　天　麻钱半

吴茱萸钱半　　防　风一两

【用法】水煎服，每日一付。另用：蚯蚓三条、蜈蚣三条或者全蝎七个、朱砂一钱、雄黄三分，以上研细末，冲服。

方二： 破伤风汤

【适应症】破伤风。

【处方】

羌　活三钱　　白　芷三钱　　川　芎三钱

蜈　蚣三条　　防　风三钱　　蝉　蜕三钱

川　乌三钱　　天　麻三钱　　草　乌三钱

白附子三钱　　全　蝎三钱　　清　夏三钱

僵　蚕三钱　　大　黄三钱　　天南星三钱

甘　草三钱

【用法】水煎二次共600毫升，一日三次，每次服200毫升。

方三： 玉真散（汤）

【适应症】破伤风。

【处方】

制南星三钱　　防　风三钱　　白　芷三钱

天　麻三钱　　羌　活三钱　　白附子四钱

【用法】水煎早晚分服。

方四：五虎追风散

【适应症】破伤风。

【处方】

蜕　蝉一两　　天南星三钱　　明天麻三钱

全　蝎一钱　　僵　蚕二钱　　朱砂面五分（冲服）

【用法】水煎早晚服，黄酒为引，每日一剂连服三天。

【备注】服后可出汗疹。

方五：祛风解毒汤

【适应症】破伤风，实热型。

【处方】

大　黄四钱　　枳　实三钱　　朴　硝二钱

连　翘五钱　　蝉　蜕四钱　　天南星三钱

僵　蚕三钱　　葛　根五钱　　石　膏一两

生　地二两

【用法】水煎服每日一付，分三次服。

病例：王××，女，26岁，产后两周发病，经服上药并注射破伤风类毒素三周全愈出院。

阑　尾　炎

方一：瓜蒌红花汤

【适应症】阑尾炎初期。

1949

新 中 国
地方中草药
文 献 研 究
(1949—1979年)

1979

【处方】

全瓜蒌一两　　红　花三钱　　大小蓟各一两

天花粉一两　　肉　桂一钱　　松　香二钱

五灵脂五钱　　生甘草五钱

【制法】水煎服，煎取600毫升，每2小时服150毫升。

【备注】若发热者，去肉桂加公英、金银花。

方二：加味大黄牡丹皮汤

【适应症】急性单纯性阑尾炎。

【处方】

大　黄三钱　　丹　皮三钱　　川楝子五钱

元　胡三钱　　桃　仁三钱　　木　香三钱

金银花五钱

【用法】水煎服，一日一付，分三次饭前服。

方三：银翘桃红汤

【适应症】急性阑尾炎：发冷发烧，右侧下腹部剧烈疼痛，按之反跳痛，甚则恶心呕逆、便秘、尿黄。

【处方】

金银花三钱　　　连　翘三钱　　桃　仁三钱

红　花三钱　　　公　英三钱　　地　丁三钱

甲　珠三钱　　　皂　刺三钱　　大　黄二钱

芒　硝二钱(另包冲服)　　　　　没　药三钱

甘　草二钱

【用法】水煎服二次，200毫升，成人每服100毫升、冲服芒硝一钱，日二次。

【备注】大便干燥甚者硝黄加量，一般3—4剂可愈。

慢 性 溃 疡

（外用药）

方一：疮疖消肿膏

【适应症】疮疖初起、红肿热痛、乳腺炎、虫咬肿痛。如已化脓出头，则不宜应用本品。

【处方】

天南星1.4%	独 活3.6%	苍 术1.4%
姜 黄3.6%	川 乌1.4%	白 芷3.6%
甘 草1.4%	大 黄3.6%	陈 皮0.7%
地 丁3.6%	樟 脑0.7%	天花粉5.7%
松节油1.4%	凡士林67.9%	

【制法】将上述药物磨成细粉，另取凡士林加热到100度以上，用100目筛过滤，随即取热凡士林、药粉在保温桶内搅拌均匀，待温度下降到65℃时，将松节油、樟脑混和后加入搅匀，在55℃左右装瓶。

方二：溃疡膏

【适应症】下肢溃疡，久而不愈。

【处方】

二妙丸（即黄柏、苍术）一两　　熟石膏一两

【制法】研极细末，用菜油调匀备用。

方三：褥疮膏

【适应症】褥疮

1949
新 中 国
地 方 中 草 药
文 献 研 究
(1949—1979年)
1979

【处方】

黄　连五钱　　黄　柏五钱　　生　　地一两

当　归一两　　紫　草五钱　　冰　　片一钱

凡士林一斤

【制法】将前五味研细末，将凡士林加温40℃，先放入冰片搅匀，再加入药面，搅匀备用，搽患处。

脑 震 荡 后 遗 症

方名：柴胡细辛汤

【适应症】脑震荡后，眩晕、恶心、气滞、瘀阻。

【处方】

柴　胡二钱　　川　芎二钱　　细　辛一钱

清半夏三钱　　薄　荷一钱　　泽　兰三钱

当归尾四钱　　丹　参四钱　　土鳖虫二钱

黄　连一钱

【用法】水煎服。

皮　肤　科

脱　　发

方一：神应养真丹

【适应症】脱发。

【处方】

羌　活二两　　当　归四两　　天　麻二两

白　芍三两　　川　芎二两　　菟丝子四两

熟　地四两　　木　瓜二两

【制法】共为细末，炼蜜为丸，三钱重。

【用法】早晚各服一丸，饭后服。

【备注】经临床应用加山萸肉四两、菊花二两尤效。一般服1—2料即可复生。

方二：

【适应症】脂溢性脱发。

【处方】

皂　荚三两

【用法】将皂荚打碎，放在沸水内，待温度适当，洗发。

方三：头发暴落生新方

【适应症】秃头等症。

【处方】

生　地二钱　　当归尾三钱　　熟　地二钱

砂　仁五分　　枸杞子三钱　　山萸肉三钱

1949

新　中　国
地方中草药
文　献　研　究
(1949—1979年)

1979

藁　本一钱	白菊花钱半	麦　冬三钱
酒黄柏钱半	龟　板二钱	玄　参二钱
丹　皮二钱	知　母钱半	女贞子钱半
何首乌三钱	夜交藤钱半	甘　草五分

【制法】水煎服，或加十倍料为丸均可。

【用法】汤剂每天早晚各一次，如服丸剂则早晚各服一丸。

【临床疗效】一般服数剂停止落发，继服则可以生新，逐渐达到痊愈。

黄　水　疮

方一：

【适应症】黄水疮。

【处方】

海螵蛸钱半　　川　连钱半

【用法】共为细面，香油调搽。

方二：乳香膏

【适应症】黄水疮。

【处方】

乳　香适量　　香　油适量

【制法】将乳香点燃后，将熔化之乳香滴于冷水中凝固然后把凝固之乳香研细末，用香油调成糊状备用。

【用法】将膏外搽患处，一日1—2次。

【备注】用此膏治愈多人的黄水疮。

方三：

【适应症】黄水疮。

【处方】铜绿　白矾　铅粉　松香　朱砂　川连

【用法】各等分研细面，香油调敷。

方四：

【适应症】小儿黄水疮、头疮、脐疮。

【处方】

川　连三钱　　黄　柏三钱　　川　军四钱

枯　矾四钱　　儿　茶四钱　　冰　片钱半

寒水石一钱　　汉三七一钱　　硼　砂二钱

红　粉二钱

【用法】共为细末，香油调敷。

方五：拔干散

【适应症】黄水疮及一切浸润流水、痛痒疾患。

【处方】

炉甘石粉三钱　　乳　香三钱　　白　芷三钱

黄　连三钱　　蒲黄炭四钱　　章　丹二钱

冰　片五分

【制法】共研细面，每包五分重。

【用法】

①患处水少，用猪板油溶化成膏，加药搅匀，待冷后涂患处。

②患处水多，以干药粉涂患处，以无脓水为度。

【备注】忌食发物性食物。

方六：黄芩散

【适应症】疮疖、黄水疮、旋耳疮、羊胡疮。

【处方】

黄　芩五钱

1949

新 中 国
地 方 中 草 药
文 献 研 究
(1949—1979年)

1979

【用法】黄芩焙干研细面，用素油调涂局面，一日一换，每次都应先用盐水洗净患处。

湿 疹

方一：湿疹方

【适应症】湿疹。

【处方】

炒吴茱萸一两　　海螵蛸七钱　　硫 黄二钱

【制法】研细末，用猪油调外搽。

方二：

【适应症】皮肤湿疹、口唇湿疹。

【处方】山羊须、黑豆、菜油。

【用法】将山羊须、黑豆适量放在瓦盆内煅成炭，然后用菜油调敷患处。

【临床疗效】临床使用效果满意。

方三：养营疏风汤

【适应症】湿疹：局部或全身性皮肤骚痒，红色疙瘩，搔之出血或流水，伴有寒热咳嗽痰涎，食欲不振。痤疮：皮肤骚痒、红疙瘩、干燥出血，为血热风感，宜养血活血清热疏风。皮炎：皮肤搔痒，红疙瘩表面浅红，出水发粘为湿感风热，宜养血活血、清热化湿。

【处方】

当归尾三钱　　川 芎三钱　　熟 地三钱

白 芍三钱　　桑 皮二钱　　地骨皮二钱

白鲜皮三钱　　蝉 蜕三钱　　红 花一钱

乌 蛇二钱　　艾 叶二钱　　甘 草二钱

【用法】水煎服200毫升，成人每服100毫升，小儿每服30—50毫升，日2—3次。

【备注】

1.湿疹偏于湿者，以此方加茯苓皮三钱、麻黄二钱，减地、芍。儿童用量减半。

2.忌食发物性食物，如牛、羊、鸡、鱼腥类。

方四：洁表冲洗汤

【适应症】

湿疹：全身或局部布满或散在的红色颗粒，痒甚难堪，久者不愈，搔之出血、出水，分泌物渐渐渗出。

荨麻疹：全身性或局灶性起风疹块，痒甚，搔之不解，有的反复发作。

过敏皮炎：内服或外用某种药物或接触某种药物，皮肤出现片状炎症，干燥发痒。

【处方】

艾 叶一两　　麻 黄五钱　　川 椒三钱

红 花三钱　　蝉 蜕三钱　　芒 硝五钱（另包）

白 矾五钱（另包）

【制法】水煎或用面盆盛药，芒硝、白矾入一半，开水冲之，扣上另一盆，待药色发浓，药味满室，将药水滤过待用。药渣再加入芒硝、白矾，第二次照法冲之。

【用法】每日洗全身或局部一次。身痒甚以药水狠搓患处，洗后轻松愉快。

【备注】此药止痒洁表佳。如无麻黄，以浮萍代替之。

1949

新 中 国
地 方 中 草 药
文 献 研 究
(1949—1979年)

1979

白 癜 风

方一：

【适应症】白癜风。

【处方】

当　归五钱	川　芎三钱	白鲜皮二钱
补骨脂二钱	苏　木三钱	红　花二钱
地　风二钱	甲　珠二钱	薄荷叶二钱
五加皮二钱	首　乌五钱	

【用法】水煎服，每月服2—3剂，连服半年至一年。

方二：蝉花酒

【适应症】白癜风、痒疹。

①皮肤出现洁白色斑，不痛不痒，渐渐蔓延，甚则眉、发、眼毛皆白黄。

②皮肤红疹发痒、干燥，搔之出血。

【处方】

蒺　藜一两	蝉　蜕五钱	红　花三钱
白　酒半斤	红　糖一两	

【制法】将药装入布带内，浸泡在酒中七日，滤过加红糖溶化。服完继浸二次。

【用法】成人每服一酒盅，日服二次。小儿酌饮。

【备注】儿童服此药时，白酒可更黄酒为宜。

方三：蒺藜饮

【适应症】白癜风。

【处方】

　　白蒺藜三钱　　　蝉　蜕三钱

【用法】水煎服，每日一剂，连服 1 — 2 个月。

【备注】如用 2 个月无效即停用，无副作用。

荨　麻　疹

方一：消风散

【适应症】荨麻疹、风疹。

【处方】

　　羌　活三钱　　　防　风三钱　　　荆芥穗三钱

　　川　芎钱半　　　川　朴三钱　　　党　参三钱

　　云茯苓三钱　　　陈　皮二钱　　　僵　蚕三钱

　　蝉　蜕三钱　　　藿　香三钱　　　甘　草一钱

【用法】水煎服。

【备注】本方对于风寒而起的痒疹有效，经临床运用效果良好。有热者加栀子二钱、紫草三钱；久不愈者可加黄芪五钱、白芷三钱。

方二：

【适应症】荨麻疹。

【处方】

　　白　芷三钱　　　细　辛三钱　　　生艾叶一两

　　芒　硝一两　　　苍　术三钱　　　黄　柏三钱

　　薄　荷三钱　　　甘　草三钱

【用法】水煎洗浴。

1949

新 中 国
地 方 中 草 药
文 献 研 究
(1949—1979年)

1979

方三：

【适应症】荨麻疹。

【处方】

生麻黄三钱　　牛蒡子三钱　　　　紫苏梗三钱

白　芷三钱　　苍　朮三钱　　　　蝉　蜕三钱

僵　蚕三钱　　冬瓜皮、子各三钱　　大贝母三钱

猪苓、茯苓各三钱　薄荷叶三钱

【用法】水煎，每天一剂，煎两次服。

硬　皮　病

方名：黄芪活血汤

【适应症】硬皮病、红斑性狼疮、结节性动脉周围炎。

【处方】

黄　芪一两　　当　归五钱　　乳　香五钱

没　药五钱　　阿　胶五钱　　龟　板五钱

生　地三钱　　枳　壳三钱　　陈　皮三钱

白　芍三钱　　川　芎三钱　　甘　草五钱

【用法】水煎服，一付分三次服。

【备注】高血压加杜仲三钱。

妇 产 科

痛 经

方一： 当归元胡散

【适应症】经痛：脉沉或弦。

【处方】

当 归五钱　　川 芎三钱　　醋炒元胡三钱

香 附五钱

【用法】水煎，行经期服，可服 2—3 付。

【备注】少腹发凉加肉桂一钱、吴茱萸二钱；血块多者加红花三钱。

方二： 三物汤

【适应症】痛经：经行少腹冷痛，经内血块较多，色紫，脉弦或紧，痛发喜按，得热则舒。

【处方】

当 归三钱　　白 芍三钱　　川 芎三钱

茴 香二钱　　乌 药三钱　　生蒲黄三钱

灵 脂三钱　　甘 草二钱

【用法】水煎，日服一剂。

【备注】适用于血块较多，经行不畅。

方三：

【适应症】痛经：经行不利，遇寒则痛。

【处方】

1949

新 中 国
地 方 中 草 药
文 献 研 究
(1949—1979年)

1979

　　益母草一两　　赤砂糖一两　　鲜　姜五钱
黄　酒半斤

【用法】水煎服，每天一次，连服二、三天。

【临床疗效】临床使用疗效满意。

方四：

【适应症】月经痛：经寒腹痛，痛发呕吐，胁痛不适，脉沉弦。

【处方】

　　肉　桂八分(后入)　　　　当　归三钱

　　赤　芍三钱　　白　芍三钱　　大川芎三钱

　　香砂仁一钱　　香　附三钱　　淡干姜三钱

　　益母草三钱　　广郁金三钱　　广艾叶三钱

　　藕　节三钱

【用法】煎剂，每日一剂，煎三次服，每次煎成200毫升温服。

【临床疗效】效果满意，适用于偏寒者。

功能性子宫出血

方一：胶艾四物汤

【适应症】功能性子宫出血：冲任气虚，肾气不固，血海虚寒，月经淋漓不止，腹中疼痛，脉沉弦而弱。

【处方】

　　当　归四钱　　川　芎二钱　　生　地三钱

　　白　芍四钱　　艾叶炭三钱　　阿胶珠三钱

　　坤　草三钱

—82—

【用法】水煎，早晚服。

方二：补血汤

【适应症】功能性子宫出血：气虚心悸，短气，脉沉弱，腹胀坠隐痛，血出久不止者。

【处方】

黄　芪八钱　　　当　归五钱　　　川　芎二钱
三　七一钱（冲服）　　　大　蓟一两

【用法】水煎服，日服一付，早晚服。

【备注】适用于气虚者。

方三：益阴煎

【适应症】妇女绝经期子宫出血：经漏下血、耳鸣、腰痛、足跟痛、血较多、色鲜红、舌红、脉细数，属阴虚血热者

【处方】

生　地五钱　　　知　母三钱　　　黄　柏三钱
龟　板五钱　　　砂　仁一钱　　　炙　草一钱

【用法】水煎服，每日一剂，分二至三次服。

【备注】适用于阴虚血热者。

方四：四炭止崩汤

【适应症】功能性子宫出血：血崩大下，色淡清稀，心悸短气，脉虚大而芤或沉弱，面色萎黄，脱血严重，身体瘦弱，气血俱虚者急以固气摄血。

【处方】

黄　芪一两　　当　归四钱　　川　芎三钱
炒白芍三钱　　生地炭三钱　　元　参三钱
黄柏炭三钱　　地榆炭三钱　　莲房炭三钱
焦白术三钱　　甘　草一钱　　阿胶珠三钱
升　麻钱半

1949

新 中 国
地方中草药
文 献 研 究

(1949—1979年)

1979

【用法】水煎，早晚服。

方五：海仲丸

【适应症】功能性子宫出血：淋漓不断，血量不多，久不愈者。

【处方】

贯众炭一斤　　海螵蛸一斤

【制法】共为细末，水泛为丸如小豆大。

【用法】每服20丸，每日三次。

【备注】适用于出血量不甚多者。

方六：归胶丸

【适应症】功能性子宫出血，缠延不愈。

【处方】

阿　胶五两　　当　归五两　　蒲黄炭五两
血余炭五两

【制法】共为细末，炼蜜丸三钱重。

【用法】早晚各服一丸，重者日服三丸。

方七：莲梅丸

【适应症】功能性子宫出血：血量较多，并见肝火盛者。

【处方】

莲房炭二两　　焦乌梅二两

【制法】共为细末，炼蜜丸三钱重。

【用法】早晚每服一丸，以荞麦子三钱煎汤送服。

闭　　经

方一：加味四物汤

【适应症】经闭：气滞血瘀型经闭症，面色紫，下腹疼痛拒按，肋痛胸闷，喜叹息，易激怒，手足心烦热等。

【处方】

熟　地四钱	当　归一两	白　芍四钱
川　芎三钱	仙　茅三钱	鹿　胶四钱（烊化）
红　花三钱	三　棱三钱	莪　术三钱
川牛膝三钱	黄　芪一两	

【用法】水煎600毫升分三次服，饭前服。

【备注】某一未婚女子，患经闭年余，用西药黄体酮治疗则经行，不用则又经闭，后服用此方，月经按期来潮。

方二：四物汤加味

【适应症】闭经：面色苍白，腰腿软，目眩耳鸣，心悸，手足心烦热，动则呼吸短促无力，消瘦，舌淡苔少，脉弱无力。

【处方】

当　归五钱	川　芎二钱	白　芍四钱
熟　地三钱	党　参三钱	黄　芪四钱
枸　杞四钱	菟丝子五钱	阿　胶三钱
牛　膝三钱	红　花二钱	元　肉三钱

【用法】水煎服，早晚分服。

月 经 不 调

方一：逍遥散加减

【适应症】经行先期，烦躁易怒，乳胀，肋痛，或挟有血块，脉弦滑或弦数。

1949
新 中 国
地 方 中 草 药
文 献 研 究
(1949—1979年)
1979

【处方】

当　归四钱　　白　芍三钱　　柴　胡三钱

白　术二钱　　元　参三钱　　丹　皮三钱

栀　子二钱　　薄　荷一钱　　甘　草一钱

煨　姜一钱

【用法】水煎服，早晚分服。

【备注】

①本方宜在经潮前二、三日服，连服4—6付。

②加热盛脉数、口干舌红，去煨姜；头晕耳鸣重加白芍；胸痞嗳气者加香附、青皮，去白术；经少而血块多者加泽兰、益母草；潮热者去柴胡加青蒿、鳖甲。

方二：固阴煎加减

【适应症】经来先后无定，量少色淡清稀，头晕耳鸣，腰痠，大便不实，舌淡苔薄、脉沉弱。

【处方】

党　参五钱　　山　药五钱　　熟　地三钱

菟丝子五钱　　五味子二钱　　远　志二钱

炙甘草二钱　　补骨脂三钱　　附　子二钱

肉　桂一钱

【用法】水煎，分早晚服。

【备注】如月经过多，可加芥穗炭二钱、姜炭二钱，去附子。本方适用于脾肾虚型，若肝郁气滞有郁热者，可用丹栀逍遥散方。

带　症

（宫颈糜烂）

方一：银海汤

【适应症】白带过多或呈黄色，有臭味，浸及外阴起湿疹，脉滑数或弦数。

【处方】

金银花一两　　公　英一两　　海螵蛸五钱（捣碎）

当　归四钱　　川　芎三钱

【用法】水煎服每日一剂，可服四至六剂。

【备注】素有虚寒，少腹发凉，白带下清稀者，忌用。

方二：二矾粉

【适应症】子宫颈轻度糜烂：白带如涕，不多，脉弦细或弦滑。

【处方】

枯　草二两　　明　矾二两　　雄　黄两半

五倍子二两　　青　盐两半

【用法】共研细末，局部外敷。

方三：糜烂粉

【适应症】子宫颈糜烂：较重，白带如脓、量多、味大，脉滑数，心烦等。

【处方】

蛤　粉一两　　章　丹五钱　　雄　黄三钱

乳　香一钱　　没　药一钱　　冰　片一钱

1949

新　中　国
地 方 中 草 药
文 献 研 究
(1949—1979年)

1979

【制法】共为细末（或以蜂蜜调成饼）。

【用法】将宫颈冲洗净，再将药敷于糜烂面上。

方四：蟾蜍散

【适应症】子宫颈糜烂：白带恶臭色杂，有脓性分泌物，检查宫颈溃疡较深或以上几方无效者，脉弦滑或数。

【处方】

　蟾　蜍一两　　　雄　黄四钱　　　白　砒一钱

　五倍子八钱　　　明　矾二两　　　紫硇砂一钱

【制法】共研细末（或蜜调做成小饼状，装瓶备用）。

【用法】局部外敷。

方五：泻白胜湿汤

【适应症】白带症：白带过多、全身怠惰、食少纳呆、面目虚肿、腰痠、腹满腹胀、口中乏味等。

【处方】

　桑　皮四钱　　　地骨皮三钱　　　粳　米三钱

　羌　活四钱　　　独　活三钱　　　川　芎三钱

　荆　子四钱　　　藁　本三钱　　　防　风三钱

　甘　草二钱

【用法】水煎二次，每次煎100毫升。每服100毫升，日服2次。

【备注】没有粳米以大米代替。血瘀者加桃仁四钱、红花四钱。本方用于风湿性关节炎，效果亦佳。

不　孕　症

方一：暖宫汤

—88—

548

【适应症】不孕症：子宫发育不良者。

【处方】

当　归三钱	川　芎三钱	炒赤芍四钱
党　参三钱	肉　桂三钱	川牛膝三钱
车　前二钱	茴　香三钱	乌　药三钱
坤　草五钱	生艾叶三钱	香　附三钱
甘　草二钱		

【用法】水煎，日服一剂。

方二：启宫丸（坐药）

【适应症】宫寒不孕：赤白带下，少腹冷痛，经行不利。

【处方】

吴茱萸二钱	蛇床子二钱	远　志二钱
干　姜二钱	麝　香一分	

【制法】共研细末，蜜调如枣大，以细软布包紧用线扎好，留线头10厘米备用。

【用法】纳入阴道中，将线头露外即可。

方三：温经汤

【适应症】宫寒不孕：少腹发凉，月经过期或提前，行经腹痛，或血色浅淡，手心烧、咽干。

【处方】

吴茱萸二钱	当　归三钱	白　芍三钱
甘　草三钱	桂　枝三钱	川　芎二钱
党　参三钱	丹　皮钱半	阿　胶二钱（烊化）
麦　冬二钱	菟丝子五钱	黄　芪六钱
川　断一钱	生　姜三钱	大　枣二个

【用法】水煎，从经行服，连服6—10天，每日一付。

—89—

1949
新中国
地方中草药
文献研究
(1949—1979年)
1979

方四：温经化瘀汤

【适应症】不孕症：少腹发凉，行经腹痛，量少有瘀血块，或色黑等，脉沉细或两尺弱。

【处方】

当 归三钱	川 芎二钱	赤 芍三钱
炒干姜二钱	灵 脂二钱	蒲 黄二钱(炒)
官 桂三钱	炙甘草一钱	没 药钱半
巴戟肉三钱		

【用法】水煎，经期服，连服五剂，下月如不孕再服。

恶 阻

方一：香砂六君子汤

【适应症】妊娠恶阻。

【处方】

党 参三钱	白 术三钱	云茯苓三钱
陈 皮三钱	甘 草一钱	竹 茹三钱
砂 仁三钱	枳 壳三钱	半 夏三钱
生 姜三片		

【用法】水煎，服早晚空心或频频服。

方二：二陈汤加味

【适应症】妊娠呕吐

【处方】

陈 皮三钱	清 夏三钱	茯 苓三钱
甘 草三钱	生 姜三钱	竹 茹三钱
枳 壳三钱	藿 香三钱	寸 冬三钱

—90—

黄　芩三钱

【用法】水煎，早晚服。

保　　　胎

方一：寿胎丸

【适应症】先兆流产。

【处方】

菟丝子四两　　寄　生二两　　阿　胶二两

川　断二两

【制法】除阿胶外余三味研为细末，以温水化胶和为小丸一钱重。

【用法】每服1—2丸，开水送服，每日二次。

【备注】气虚者，加人参或党参二两、黄芪二两；食少者加炒白术二两；有热者加生地二两。如作汤剂，服用量两改为钱。

方二：泰山盘石饮

【适应症】习惯性流产。

【处方】

党　参五钱　　白　术三钱　　当　归四钱

川　芎二钱　　熟　地三钱　　白　芍三钱

炙　草二钱　　黄　芪四钱　　黄　芩三钱

川　断四钱　　砂　仁三钱

【用法】水煎服，每日一剂，在怀孕三、四月或习惯性流产月份的前两周开始服，每周四付。

—91—

1949

新 中 国
地 方 中 草 药
文 献 研 究
(1949—1979年)

1979

异 位 妊 娠

方名：

【适应症】宫外孕。

【处方】

丹　参三至五钱　赤　芍二至三钱　乳　香二钱

没　药二钱　　桃　仁二至三钱

【用法】

不稳定型：用主方。

包块型：主方加三棱、莪术各一至二钱。

腑实证：热实者加大黄、芒硝；寒实者用九种心痛丸。

【备注】经临床观察十三例，仅一例手术治疗，其他十二例均愈。在治疗中除上述原方外，有热者加公英、地丁、银花、连翘等清热之品各五钱；胃纳不佳者加白术、砂仁、陈皮等各三钱；血脱严重(失血性休克)加人参三钱冲服，或党参一两；血虚(贫血)加黄芪一两、当归四钱等。

本病系急腹症之一，患者因大量出血，严重者可陷于休克，有生命危险，对重症患者应做好手术准备，服用中药，严密观察，用药无效时，应及早进行手术治疗。

产 后 乳 少

方一：下奶汤

【适应症】乳汁缺乏。

【处方】

王不留五钱　　甲　珠三钱　　通　草三钱

漏　芦三钱

【用法】水煎，早晚饭后服。

【备注】气血虚弱者：加黄芪一两、党参五钱；肝气郁结者：加柴胡三钱、香附三钱；胃纳不振者：加花粉、陈皮、寸冬各三钱。

方二：红桃汤

【适应症】奶少。

【处方】

红　花三分　　桃　仁一钱　　木　香五分

白　芷五分　　甘　草一钱　　通　草一钱

甲　片钱半　　天花粉二钱　　王不留三钱

当　归三钱

【用法】水煎，头三煎合为一器，分六次服，两天服完。

【临床疗效】第三天，乳多涌出。

方三：乳泉饮

【适应症】缺乳。

【处方】

甲　珠三钱　　王不留三钱　　当　归三钱

川　芎一钱　　熟　地一钱　　瓜　蒌三钱

丝　瓜二钱　　通　草三钱　　红　花三钱

路路通五钱　　火麻仁二钱　　猪　蹄两个

【制法】先将猪蹄熬成汤，用汤煎药，每次一个猪蹄煎服。

【用法】每服100毫升，热服，日二次。

【备注】忌烦怒。

1949

新 中 国
地 方 中 草 药
文 献 研 究
(1949—1979年)

1979

方四：催奶方

【适应症】乳汁缺乏。

【处方】

桂　枝三钱　　赤　芍四钱　　桔　梗二钱

瓜　蒌五钱　　冬虫夏草三钱　路路通三钱

甘　草二钱

【用法】水煎服。

产 后 自 汗

方名：加参生化汤

【适应症】产后体虚自汗、头晕。

【处方】

人　参二钱　　当　归五钱　　川　芎二钱

桃　仁一钱　　炮　姜五分　　炙　草一钱

【用法】水煎服，每次150毫升，一日三次。

【备注】无人参可用党参五钱至一两。

子 宫 脱 垂

方一：五倍洗剂

【适应症】子宫脱垂及脱肛。

【处方】

五倍子一两　　芒　硝一两　　金银花一两

【用法】水煎熏洗。

—94—

方二：补气汤

【适应症】子宫脱垂、脱肛。

【处方】

党　参一两　　黄　芪一两　　升　麻二钱

甘　草一钱　　柴　胡二钱

【用法】水煎服，可连服5—10付。

另以五倍子三钱、蝉蜕三钱，煎水放温，坐浴半小时左右，每晚一次。

催　　产

方名：加味芎归汤

【适应症】高年产妇难产。

【处方】

当　归一两　　川　芎七钱

生龟板四钱至一两（醋炙）

发　灰三钱

【用法】水煎饭前服，一付分三次。

【备注】若气虚体弱，加人参二钱，或党参五钱至一两。

1949

新 中 国
地 方 中 草 药
文 献 研 究
(1949—1979年)

1979

小 儿 科

感冒、麻疹、猩红热

方一：犀角避痘散

【适应症】感冒：发冷发烧，头疼身痛、关节痠痛。麻疹：鼻塞流涕，喷嚏瘖哑、麻疹欲出不出。水痘：水痘外出不畅，伴有高烧。肺炎、气管炎：咳嗽喘息、气逆痰鸣。猩红热：全身出现弥漫性红疹，杨梅舌。

【处方】

犀牛角二钱	冰 片一钱	雄 黄六钱
紫 草二两	地 丁一两	金银花两半
公 英一两	生 地一两	连 翘八钱
赤 芍一两	贝 母五钱	玄 参六钱
桔 梗一两	牛蒡子六钱	黄 连五钱
羚羊角二钱	牛 黄五分	珍 珠三钱
熊 胆一钱		

【制法】将粗料经干燥碾成细面，加入细料、每包二分。

【用法】1—7岁小儿每服一包，8—15岁每服二包，日服2—3次。

方二：清解散

【适应症】感冒：发冷发烧、自汗、头昏身痛。麻疹：欲出不出。肺炎、气管炎、扁桃腺炎：咳嗽、喘息、鼻扇、

—96—

咽痛、痰鸣，或鼻衄血。腮腺炎：两腮肿胀。

以解表清里、宣肺透表。

【处方】

金银花三钱　　连　翘三钱　　牛蒡子三钱
紫　草三钱　　防　风三钱　　薄　荷二钱
桑　皮三钱　　地骨皮三钱　　粳　米三钱
浮　萍三钱　　红　花一钱　　蝉　蜕三钱
甘　草一钱

【制法】共碾研细面，每包二分。

【用法】1—7岁小儿每服1—2包，8—15岁每服2—3包，白开水送服。日服2—3次。

【备注】忌食油腻、辛辣之物。

上述适应症服散剂效差者改服汤剂。

方三：贯仲汤

【适应症】流行性感冒：发冷发烧、头痛、身痛、自汗或无汗、鼻塞流涕、喷嚏流泪、咳嗽声重、鼻衄、便秘、尿红黄、体温高。

以清瘟发表、消导瘀热。

【处方】

贯　众二钱　　青　叶二钱　　柴　胡二钱
桑　叶钱半　　菊　花钱半　　红　花一钱
大　黄五分

【用法】水煎至100毫升。1—7岁服30毫升，8—15岁服50毫升，日服二次。

【备注】此方既治疗又预防流感。

方四：五根汤

【适应症】猩红热及其他热性病：发热、恶寒、头痛、

1949

新 中 国
地 方 中 草 药
文 献 研 究
(1949—1979年)

1979

身痛，全身皮肤出现散在或弥漫性 红疹、杨 梅 舌、咽 红 肿痛、恶心呕吐、自汗或无汗、尿少红黄，甚则尿血。红疹出现后发痒，疹退后脱皮，暂遗痕迹。

【处方】

葛　根钱半	板兰根钱半	山豆根钱半
茅　根钱半	芦　根钱半	藿　香钱半
红　花一钱	大　黄五分	

【制法】水煎二次，每次煎100毫升。

【用法】1—7岁服30毫升，8—15岁服50毫升，日2—3次。

【备注】此方对治疗和预防均适宜。便溏减大黄。

方五：羚羊清瘟散

【适应症】流行性感冒：头痛、身重、四肢倦怠、发热、恶热或恶风、自汗口渴、心烦呕逆、骨节痠疼。小儿麻疹、水痘：咳嗽痰涎、鼻塞声重、欲出痘疹者。

以清瘟解毒、宣散透表。

【处方】

羚羊角二钱	犀　角二钱	金银花一两
连　翘五钱	牛蒡子五钱	薄　荷五钱
蝉　蜕三钱	紫　草三钱	荆　芥四钱
菊　花四钱	羌　活三钱	

【制法】先将粗料碾成细面，再研入羚羊．犀角，合匀后，每包二分。

【用法】1—7岁小儿服一包，8—15岁服2包，成人每服五包，日服2—3次。

【备注】孕妇忌服。

此方对治疗和预防流感、麻疹有效。

方六：犀角清宫丹

—98—

558

【适应症】麻疹：咳嗽洒涕、流泪喷嚏，麻疹欲出或出而不透。感冒：发热、发冷、头痛。大头瘟：头面燉肿，恶心呕逆、心烦。

【处方】

犀　角三钱	朱　砂二钱	柴　胡三钱
蒲　黄五钱	枳　壳三钱	生石膏三钱
麦　冬五钱	黄　芩三钱	郁　金三钱
薄　荷三钱	酒白芍三钱	半　夏三钱
桔　梗三钱	黄　连二钱	栀　子三钱
胆　草三钱	羌　活三钱	甘　草二钱

【制法】共碾细面，炼蜜为丸，一钱重。

【用法】1—7岁小儿服半丸至一丸，8—15岁服1—2丸，白开水送下。

【备注】此方对温热病时"热入心包"，出现神昏谵语等有效。

肺炎、气管炎

方一：安宫三黄散

【适应症】肺炎、喘息、高烧抽风，癫痫症、精神分裂症（癫狂症）。

【处方】

人造牛黄一两	黄　连一两	黄　芩一两
雄　黄一两	栀　子一两	郁　金一两
朱　砂一两	青　黛一两	冰　片二钱半
石　膏一两		

1949

新 中 国
地 方 中 草 药
文 献 研 究
(1949—1979年)

1979

【制法】共碾研细面每包二分重。

【用法】1－7岁小儿，轻者服半包，病重者服一包，日2－3次，白开水送下。

方二：月石散

【适应症】肺炎、支气管炎、咽炎、支气管喘息：发热咳嗽、气喘痰鸣、烦渴思饮、惊恐不宁、咽痛、喉痹，甚则吞咽困难、不得平卧、便秘尿红、肺部干湿性罗音。

【处方】

月　石五钱　　朱　砂一钱　　生石膏五钱

贝　母五钱　　青　黛五钱

【制法】将粗料碾细面，研入朱砂，调匀，每包二分重。

【用法】1－7岁服1－2包，8－15岁服2－3包，日1－2次，白开水送服。

方三：月矾散

【适应症】肺炎、气管炎、哮喘：发热咳嗽，气喘痰鸣，烦渴思饮，惊恐不宁。喉炎：咽痛，喉痹。扁桃腺炎：吞咽困难，扁桃腺化脓。

【处方】

月　石五钱　　白　矾二钱半　　朱　砂一钱

生石膏五钱　　贝　母五钱　　六神丸250粒

【制法】先将粗料碾成细面，再研入朱砂、六神丸，和匀后每包二分重。

【用法】1－7岁小儿服一包，8－15岁服2包，病重者可增加一倍，每日2－3次。

【备注】忌食辛辣食物。

方四：牛黄清肺散

【适应症】哮喘、肺炎、气管炎：喘鸣，咳嗽如吼，痰

—100—

稠、咽喉拽锯、鼻翼扇动，气憋颜面紫红或青紫，痰壅气道。

癫痫：癫痫发作，抽搐频繁，抽后如好人一样。

【处方】

大　黄二两　　　酒　芩五钱　　　青礞石五钱

生石膏一两　　　贝　母一两　　　朱　砂二钱

牛　黄三钱　　　沉　香二钱

【制法】共为细面，每包二分。

【用法】1—7岁小儿服一包，8—15岁小儿服2包，病重者加倍，白开水送下。

【备注】此方对百日咳亦有效。服药后大便次量较多，无他反应。

方五：泻肺散

【适应症】气管炎、支气管哮喘：

咳嗽喘息、呕吐、便秘、顿咳、胸高胀满、息不得卧、脘腹痞闷、日轻夜重。以宽胸利膈、行水散结。

【处方】

黄　连三两　　　半　夏四两　　　瓜　蒌四两

贝　母四两　　　郁　金五两　　　葶苈子五两

杏　仁五两　　　茯　苓四两　　　大　黄六两

桔　梗四两　　　甘　草二两

【制法】共为细面，每包二分重。

【用法】1—7岁服一包，8—15岁服2包。

方六：清肺散

【适应症】气管炎：咳嗽痰少或干咳。咽炎：咽喉疼痛，甚则红肿。扁桃腺炎：发烧，头昏目干，盗汗乏力，扁桃腺嫩肿，瘖哑，鼻衄，手足心热。

【处方】

1949

新 中 国
地 方 中 草 药
文 献 研 究
(1949—1979年)

1979

桑　皮	地骨皮	粳　米 各三两
麦　冬	桔　梗	知　母
花　粉	贝　母	牛蒡子
防　风	荆　芥	甘　草 各五两

【制法】共为细面，每包二分。

【用法】1—7岁小儿服一包，8—15岁服2包，日服2—3次。

方七：寒水石散

【适应症】小儿肺炎、百日咳、气管炎：发烧气喘，咳嗽痰鸣，鼻衄，出汗，阵发性顿咳，呼吸急促，鼻翼扇动，久咳面肿，食欲减退等状。

【处方】

煅寒水石四两	朱　砂六钱	知　母一两
生石膏二两	贝　母一两	甘　草一两
粳　米五钱		

【制法】共研细面，每包二分重。

【用法】1—7岁儿童服一包，8—15岁服2包，每日2—3次。

【备注】肺寒咳嗽勿服。

方八：加味麻杏石甘汤

【适应症】小儿肺炎、气管炎：发热，咳喘鼻扇，鼻衄，面虚浮，痰涎壅盛，便秘，无汗。

【处方】

麻　黄二钱	杏　仁一钱	石　膏一两
桑　皮三钱	贝　母钱半	甘　草钱半

【用法】水煎60毫升，为一日量。可分4—6次服完。

【备注】较小的孩子或婴儿，麻黄不宜多用，一般用三

—102—

至五分。石膏用量比较大,应用时慎重。在临床上灵活掌握。麻黄用量过大,有烦躁不安副作用。

方九：痰嗽合剂

【适应症】小儿肺炎：发烧发冷，痰喘咳嗽,无汗身痛,呼吸气促,肺部有干、湿罗音等。

【处方】

麻　黄三钱	牛蒡子二钱	前　胡二钱
青　蒿二钱	白　薇二钱	杏　仁二钱
贝　母二钱	橘　红三钱	连　翘二钱
金银花二钱	紫　苏二钱	茯　苓三钱
猪　苓三钱		

【制注】水煎一次100毫升，再煎共200毫升。

【用法】小儿每服50毫升，日四次服完。

百　日　咳

方一：百麻汤

【适应症】百日咳：久嗽顿咳，怄气痰涎，咯之不爽，甚则鼻衄或呕吐。

【处方】

麻　黄一钱	杏　仁钱半	石　膏二钱
甘　草五分	川贝母一钱	沙　参钱半
白　前二钱	百　部三钱	

【制法】水煎二次，每次100毫升。

【用法】1—7岁小儿每服30—50毫升，其他酌服或遵医嘱。

1949

新 中 国
地 方 中 草 药
文 献 研 究
(1949—1979年)

1979

【备注】此方对咳喘（支气管哮喘）有效。便秘者加大黄五分。

方二：镇咳汤

【适应症】百日咳：阵发性顿咳，痰涎不利，气喘，食少，便秘等状。

【处方】

青礞石二钱	大　黄二钱	枳　壳二钱
厚　朴二钱	瓜蒌仁二钱	白　矾一钱
甘　草一钱		

【制法】水煎一次100毫升，共煎二次。

【用法】1—7岁小儿服30毫升，8—15岁服50毫升，日2—3次。

【备注】服药腹泻甚者，减大黄钱半。

方三：加味温胆汤

【适应症】百日咳、气管炎、痰鸣气喘。

【处方】

半　夏二钱	陈　皮二钱	茯　苓二钱
枳　实二钱	竹　茹二钱	葶苈子二钱
白芥子二钱	大　黄二分	苏　叶一钱
杏　仁二钱	甘　草一钱	

【制法】水煎100毫升，每剂煎两次。

【用法】1—7岁小儿每服30—50毫升，日2—3次。

【备注】此方对成人痰饮、气管炎、肺气肿亦有效。

方四：百咳散

【适应症】小儿百日咳、小儿久嗽不止。

【处方】

| 马勃粉三两 | 月　石两半 | 青　黛一两 |

—104—

生杏仁一两

【制法】共研细末。

【用法】周岁小儿每服二分，每日服四次或六次。

方五：鸡胆方

【适应症】百日咳。

【处方】

鸡苦胆一个　　白　糖二钱

【制法】取新宰鸡苦胆二至三个，取胆汁，加白糖六钱，搅匀备用。

【用法】小儿每服一个，每日一次。

【备注】此方味苦，对小儿可徐徐喂下，连服两日可见效。

消 化 不 良

方一：琥珀止泻散

【适应症】消化不良，腹泻：食后腹泻，完谷不化，腹胀或稠粘绿便，睡眠不稳，二目不合，头囟凹陷。脉纹青紫，舌苔薄黄，脾虚热泻，惊泻。治以健脾镇静。

【处方】

人　参两半	茯　苓一两	白　术一两
扁　豆一两	陈　皮一两	山　药一两
莲　肉一两	砂　仁一两	薏　米一两
桔　梗一两	甘　草一两	滑石粉三两
朱　砂一两	琥　珀一两	

【制法】先将粗料碾研细面，再研入朱、珀、滑石粉。

1949

新　中　国
地方中草药
文　献　研　究
(1949—1979年)

1979

和匀后，每包二分重。

【用法】1—7岁小儿服1—2包，8—15岁服2—3包。白开水送下。

【备注】人参可以用党参代替。脾虚热泻配合犀角避瘟散有效。

方二：加味平胃汤

【适应症】消化不良,腹泻：腹胀腹满,腹泻黄色溏便,甚则水样便，脱肛，滑泻，尿少。

【处方】

苍　朮二钱	厚　朴二钱	陈　皮二钱
茯苓皮二钱	内　金二钱	赤石脂二钱
訶　子二钱	木　香五分	当　归二钱
甘　草二钱		

【用法】水煎至100毫升。1—7岁小儿服30毫升,8—15岁服50毫升。日2—3次。

【备注】此方有收涩固脱之作用，对脱肛有效。

方三：藿香汤

【适应症】消化不良,腹泻：恶心呕吐,腹泻腹满腹胀,甚则嗳气吞酸，纳呆。

【处方】

藿　香二钱	香　薷二钱	枳　壳二钱
苍　朮二钱	竹　茹二钱	葛　根二钱
草　叩二钱	薏苡仁二钱	甘　草一钱

【用法】水煎至100毫升,1—5岁服30毫升，6—10岁服50毫升,日2—3次。

—106—

痢　　疾

方一：加味芍药汤

【适应症】细菌性痢疾：发烧发冷，腹痛肠鸣，腹泻，继则里急后重，便脓血，食欲不振。

【处方】

白　芍二钱	黄　芩二钱	黄　连二钱
当　归二钱	木　香一钱	枳　壳二钱
桂　枝一钱	红　花二钱	槟榔片二钱
大　黄五分	槐　花二钱	甘　草一钱

【用法】水煎至100毫升。1—7岁小儿每服30毫升，日三次；8—15岁服50毫升，日二次。

【备注】成人服量，按小儿量加倍。

方二：加味白头翁汤

【适应症】痢疾：发冷发烧，腹痛腹泻，脓血便，里急后重，甚则脱肛等。

【处方】

白头翁三钱	黄　连二钱	秦　皮三钱
槐　花二钱	公　英二钱	防　风二钱
甘　草二钱		

【用法】水煎一次100毫升，共煎二次。1—5岁服30毫升，6—10岁服50毫升，日服2—3次。

【备注】此方对肠风下血亦有效。

—107—

传染性肝炎

方一：青黄饮

【适应症】急性黄疸或无黄疸型传染性肝炎：发烧发冷，恶心呕吐，四肢怠惰，精神萎靡不振，小便短赤，大便灰白，脘腹胀痛，右胁隐痛或刺痛，肝、脾肿大，全身、二目黄染或有浮肿者。

【处方】

大青叶钱半	姜 黄钱半	大 黄五分
栀 子钱半	瓜 蒌钱半	半 夏钱半
胡黄连钱半	白 术钱半	茯 苓钱半
官 桂钱半	甲 珠钱半	红 花钱半
甘 草钱半		

【制法】水煎一次100毫升，二次共200毫升。

【用法】1—7岁小儿每服30毫升，8—15岁服50毫升，日2—3次，白糖水送服。

【备注】①大便燥：加芒硝五分；黄疸消退迟缓者：加茺蔚子钱半，肝区痛甚者：加皂刺钱半。②成人量再加一倍。服药后大便次量较多。③青黄饮治疗小儿肝炎，一般在急性期服4—6剂，症状基本消失时，改为加味消瘀散早服，犀角避瘟散晚服，三周为一个疗程。

方二：加味消瘀散

【适应症】传染性肝炎(黄疸与无黄疸型)：肝脾肿大，两肋下疼痛，腹满胀大，身体消瘦，食欲不振，黄疸，便秘，

—108—

尿黄等。

【处方】

生牡蛎四钱	鳖　甲三钱	内　金三钱
三　棱三钱	莪　术三钱	青　皮三钱
茯　苓三钱	枳　壳三钱	柴　胡三钱
赤　芍三钱	大力参二钱	茵　陈三钱
甲　珠三钱	西红花四钱	

【制法】先将粗料碾成细面，再研入西红花、大力参，合匀后每包二分重。

【用法】1—7岁小儿每服一包，8—15岁服二包，日服1—2次。白开水送下。

【备注】小儿肝脾肿大、回缩迟缓者，在每十包药内增加西红花五分，疗效更佳。

方三： 加味茵陈蒿汤

【适应症】传染性肝炎（黄疸与无黄疸型）：发冷发烧，疲乏无力，食欲不振，恶心呕吐，脘腹作胀，两肋疼痛，小便赤，大便灰白或浅黄，面目黄染或全身黄染（黄疸）。脉浮缓或浮数，舌质鲜红，舌苔黄腻发干，肝肿大或脾大，检查肝功异常者。

【处方】

茵　陈二钱	栀　子二钱	大　黄五分
瓜　蒌二钱	半　夏二钱	黄　连二钱
皂　刺二钱	鳖　甲二钱	猪　苓二钱
泽　泻二钱	甘　草二钱	红　花二钱

【制法】水煎一次100毫升，煎二次共200毫升。

【用法】成人每服100毫升，1—7岁每服30毫升，8—15岁服50毫升，每日服2—3次。

1949

新　中　国
地 方 中 草 药
文　献　研　究
(1949—1979年)

1979

【备注】加味茵陈蒿汤与青黄饮作用同，治疗肝炎先用此方4—6剂，主要症状好转，继用加味消瘀散早服，犀角避瘟散晚服，一个疗程三周至四周。

方四：软坚汤

【适应症】传染性肝炎：食欲不振，恶心呕吐，肝大较硬，疼痛，腹满腹胀，便干尿黄，口苦口干，倦怠乏力。

【处方】

龟　板二钱	鳖　甲二钱	甲　珠二钱
红　花一钱	白　芍二钱	白　术二钱
柴　胡二钱	甘　草一钱	

【制法】水煎100毫升，煎二次共200毫升。

【用法】1—7岁服30毫升，8—15岁服50毫升，日服2—3次。

【备注】①成人服用量加倍，此方适用于肝炎恢复期，肝区痛，肝大者。②常期服用配成散剂，日服二次。

急 惊 风、癫 痫

方一：定风散

【适应症】急惊风、癫痫：发烧发冷，抽搐痉挛，颈项强直，牙关紧闭，痰鸣或阵发性抽掣。

【处方】

珍　珠一两	牛　黄一两	朱　砂三两
琥　珀三两	巴豆霜一两	全　蝎三两
薄　荷三两	勾　藤三两	皂　角三两

【制法】共为细面，每包二分。

【用法】一个月内婴儿每服五厘，2—6月服半包，7月至三岁服一包，日2—3次。

万二：钩藤散

【适应症】惊风，惊恐抽搐。

【处方】

勾 藤一两	天 麻五钱	薄 荷四钱
全 蝎三钱	僵 蚕三钱	当 归五钱
蜗 牛四钱	朱 砂三钱	琥 珀二钱
赤 金20张		

【制法】共碾研极细面，每包二分。

【用法】1—5岁每服一包，6—10岁服2包，日2—3次，白开水送服。

【备注】有表热者以芦根一两煎水为引。

肾炎、肾盂肾炎

方名：和解汤

【适应症】急性肾小球肾炎、急性肾盂肾炎、急性膀胱炎。以上各病兼有往来寒热，口苦咽干，胸胁苦满，默默不欲食，心烦喜呕，目眩耳聋（鸣），头痛头昏，浮肿等。

【处方】

柴 胡二钱	半 夏钱半	党 参钱半
黄 芩二钱	黄 芪二钱	防 已二钱
白 术钱半	生 姜三片	红 枣二枚
甘 草钱	灯 心一钱	竹 叶一钱

【制法】水煎100—150毫升。

1949

新 中 国
地方中草药
文 献 研 究
(1949—1979年)

1979

【用法】 1—7岁每服30毫升，8—15岁服50—70毫升，每日2—3次。

【备注】

1.成人此方量加一倍，每煎100毫升，顿服，日二次。血尿黄芩用炭，内热柴胡改银胡。高血压加生石决五钱。

2.此方治疗肿胀症（肾炎）为肝胆实热，脾虚湿盛型。

流行性脑脊髓膜炎

方名：清脑汤

【适应症】流行性脑脊髓膜炎：发烧发冷，头痛，恶心呕吐呈喷射状，甚则神昏意乱，抽搐痉挛，角弓反张，颈项强直，二便失禁，病势急暴。以消热熄风，解痉。

【处方】

胆 草三钱	石 膏三钱	丹 皮二钱
生 地三钱	玄 参三钱	天 麻二钱
黄 连钱半	大青叶三钱	连 翘二钱
栀 子二钱	黄 芩三钱	

【制法】水煎100毫升。

【用法】每日1—3次，每服20毫升或酌服。

贫 血、紫 癜

方一：扶元散

【适应症】贫血：畏寒，食欲不振，全身疲劳，肌肤干热，面黄肌瘦，便秘，有时鼻衄，齿龈出血，心悸气短，精神萎靡不振，尿清白，脉象弦数有力。

【处方】

人　参二两　　麦　冬一两　　五味子五钱

当　归二两　　杞　果一两　　赤石脂五钱

【制法】共为细面，每包二分。

【用法】1－7岁每服一包，8－15岁每服二包，日服2－3次。

方二：纳新散

【适应症】贫血、失血、紫癜：久病不愈，颜面苍白，口腔粘膜苍白，全身无力，精神不振，食欲逐渐减退，心慌气短，指甲苍白，畏寒，容易感冒，鼻衄、齿衄，或内出血。脉浮弦细数有力，舌淡苔黄。

【处方】

黄　芪一两　　当　归一两　　枣　仁一两

紫河车粉一两　茯　神五钱　　附　子二钱

甘　草二钱　　西红花一钱

【制法】先碾粗料，再研入西红花、紫河车粉，合匀后每包二分。

【用法】1－7岁服一包，8－15岁服二包，日2－3次，白开水送服。

【备注】此方为温经补血药,对于实热症候忌用或慎用。

流 行 性 腮 腺 炎

方一：消结汤

—113—

1949

新 中 国
地 方 中 草 药
文 献 研 究
(1949—1979年)

1979

【适应症】流行性腮腺炎（痄腮）：发冷发烧，头痛，两腮部肿胀、疼痛，咽痛，全身不适,尿黄红,有时呕吐等。

【处方】

薄荷叶 钱半　　牛蒡子 钱半　　炒僵蚕 钱半

贝　母 钱半　　勾　藤 钱半　　蝉　蜕 一钱

莱菔子 钱半　　橘　红 钱半　　芥　穗 一钱

【制法】水煎100毫升。

【用法】每日一剂，分三次服。

方二：普济消毒饮

【适应症】流行性腮腺炎（痄腮）：发冷发烧，头痛，两腮肿，恶心呕吐。大头瘟：头面浮肿，烦燥不安。

【处方】

黄　芩 钱半　　黄　连 钱半　　牛蒡子 钱半

元　参 一钱　　桔　梗 一钱　　板兰根 钱半

升　麻 一钱　　柴　胡 钱半　　马　勃 钱半

连　翘 一钱　　陈　皮 一钱　　僵　蚕 一钱

薄　荷 一钱　　甘　草 一钱

【制法】水煎100毫升，第一煎。

【用法】1—7岁每服30毫升，日三次；8—15岁每服50毫升，日二次。

【备注】

①忌食发性食物。

②便秘加大黄五分。腮腺炎肿消后，遗有硬结不散者改服仙方活命饮。

③外用双解化瘀散醋调涂涂患处，日涂5—6次（如无此药，以防风通圣丸钱半、血竭五分合研，用法同上）。

方三：双解化瘀散

—114—

【适应症】流行性感冒：恶寒发热，头痛，便秘尿赤。湿疹：皮肤湿疹。腮腺炎：两腮肿胀。

【处方】

防风　荆芥　大黄　芒硝　麻黄　栀子　白芍　连翘　川芎　当归　薄荷　白术各二两半　　桔梗　　石膏　黄芩各五两　　血竭一斤　甘草一斤　滑石粉四斤半

【制法】将粗料碾细面，研入血竭，调匀后，每包二分重。

【用法】

①口服，成人每服五包，小儿服一包，日2—3次，白开水送服。

②外用，逢红肿热痛之症，如腮腺、乳腺炎早期者，用醋调药涂患处，日4—5次。注射某种药吸收不好，局部出现硬结者，亦用此法有效。

1949

新 中 国
地 方 中 草 药
文 献 研 究
(1949—1979年)

1979

五 官 科

急 性 结 膜 炎

方一：止泪补肝丸

【适应症】迎风流泪。

【处方】

当归　熟地　白芍　川芎　木贼　防风　白蒺藜等量

【制法】共研细面，散剂包装，或制成水丸，每包一钱半。

【用法】每日早晚各服一次，每次钱半，用茶和酒送服。

【临床疗效】对于泪道冲洗通畅的流泪症，效果颇为满意。

方二：止痒丸

【适应症】春季卡他性结膜炎。

【处方】

川乌(炮)　川芎　荆芥各五钱　羌活　防风各二钱半

【制法】共研细面，制蜜丸，每丸二钱。

【用法】温开水送服，每日二次，每次一丸。

角 膜 炎

方名：蝉花散

【适应症】溃疡性或非溃疡性角膜炎，肝经风热。

【处方】

蝉蜕　菊花　谷精草　羌活　炙甘草　白蒺藜　草决明　防风　栀子　川芎　密蒙花　木贼　芥穗　黄芩　蔓荆子等量

【制法】共研细面，制水丸。

【用法】每日二次，每服二钱，也可做汤药加减使用。

玻 璃 体 出 血

方名：眼内出血消血散

【适应症】一切外伤性玻璃体内积血。

【处方】

生地炭二两　　当归二两　　丹参一两

红花三两　　桃仁二两　　花蕊石三两

生蒲黄一两　　水蛭一两　　藕节炭二两

车前一两半　　石蟹一两　　荆芥五钱

穿山甲一两　　醋柴胡八钱　　山楂炭两半

赤芍一两　　白蒺藜一两　　石斛一两

枸杞子二两　　桔梗五钱　　防风五钱

【制法】共为细面，做水丸，每次服一钱，每日服1—2次。

1949

新 中 国
地 方 中 草 药
文 献 研 究
(1949—1979年)

1979

翼 状 胬 肉

方名：胬肉散

【适应症】翼状胬肉。

【处方】

白丁香一钱　　白芨　白牵牛各三钱

【制法】共研为极细粉剂，每包五分。

【用法】用棉签蘸药，轻敷于胬肉处，每日早晚各一次。

【临床疗效】临床使用可使胬肉发展缓慢，转为静止。

【备注】其他单位使用，有胬肉生长反而增剧的情况，出现这种情况或使用一月无效时停用。

角 膜 云 翳

方名：退云散：

【适应症】角膜云翳：发冷发烧，二目赤红，视物昏花。角膜充血愈甚，凉血过甚，云翳火蒙加深，年深日久，不易退之。畏光羞明，流泪。

【处方】

珍　珠二分　　朱　砂二分　　琥　珀二分

牛　黄二分　　麝　香二分　　冰　片二分

熊　胆二分　　硇　砂二分　　甘石粉二分

芒　硝二分　　硼　砂二分

【制法】共研极细面，瓶内贮存。

—118—

【用法】用点眼用的玻璃捧蘸凉水,再沾药面夹角膜处,合目休息,日点二次。

中 耳 炎

方一：冰栀柏滴耳油

【适应症】中耳炎。

【处方】

　栀　子三钱　　黄　柏三钱　　冰　片一钱

【制法】用香油或素油将药炼焦去渣用油滴入耳内,效果良好。

方二：珍珠冰片膏

【适应症】中耳炎：耳内流黄脓,刺痒难忍,日久耳聋。

【处方】

　珍　珠一颗　　冰　片一分　　核桃油适量

【制法】将珍珠、冰片研成细面,用核桃油调好,备用。

【用法】用干棉球将耳内脓汁拭出,将此膏滴二三点于耳内,日点1—2次。

【备注】疗效好。核桃制油法：将核桃用**火烤黄**趁热用纱布包裹后，挤压出油。

方三：双丁散

【适应症】中耳炎。

【处方】

　紫花地丁二钱　黄花地丁三钱　　白菊花一钱

【制法】以上三味，共为细面。

【用法】每服二钱，白菊花汤送下。

1949

新 中 国
地 方 中 草 药
文 献 研 究
(1949—1979年)

1979

【临床疗效】消炎镇痛，连服数日多可奏效。

美 尼 尔 氏 病

方一：

【适应症】美尼攸氏病。

【处方】

枸杞子三钱		远　志三钱
勾　藤三钱	枣　仁三钱	朱茯神三钱
元　肉三钱	薄荷叶三钱(后入)	橘　红三钱
白蒺藜三钱	菊　花三钱	

【用法】水煎服，每天一剂，煎二次，早晚分服。

方二：二陈汤加味

【适应症】美尼攸氏病。

【处方】

陈　皮三钱	法　夏三钱	茯　苓四钱
竹　茹三钱	枳　壳三钱	菊　花三钱
菖　蒲二钱	黄　柏二钱	制南星三钱
生　姜三片		

【用法】水煎服，每日早晚空心服。

鼻　炎

方一：辛鹅蜜剂

【适应症】干燥性鼻炎。

—120—

【处方】

辛　夷二钱　　鹅不食草二钱　　元　参二钱

【制法】水煎20毫升，加蜂蜜20毫升，混匀，装入瓶中备用。

【用法】每日滴鼻3—5次。

方二：蒂黄锭

【适应症】鼻炎（鼻渊症）。

【处方】

瓜　蒂三钱　　雄　黄二钱　　明　矾一钱

麝　香五厘　　辛　夷二钱

【制法】各药研为细末，以生猪板油调成硬膏状，做成枣核状细锭，冷藏备用。

【用法】纳入鼻孔中，外塞以棉花，左右交替用，或在患侧用。

【备注】用后有刺激痛者，可停几天。

方三：辛夷散

【适应症】鼻渊：流黄浊涕、额头痛、脉浮缓。

【处方】

辛夷五钱至一两　　苍耳子五钱　　白　芷三钱

公　英五钱　　金银花五钱　　荆　芥五钱

【用法】水煎服，每日一剂，连服7—10天。

【备注】鼻痔（鼻息肉）也可试用。

副　鼻　窦　炎

方名：川芎防风散

1949

新　中　国
地 方 中 草 药
文 献 研 究
(1949—1979年)

1979

【适应症】副鼻窦炎（以慢性上颌窦炎为主）。

【处方】

川芎　防风　羌活　干姜　荆芥各一两

甘草　甘松各三钱　白芷半两

【制法】共为细面，每包三钱。

【用法】早晚饭后各服三钱，用酒送服，不能饮酒者用茶送服。

【临床疗效】一般服用一料即可见到效果。有效者可继续服用至愈。服一料后病情无变化者，不宜继续服用。

鼻　　　衄

方名：治鼻衄验方

【适应症】鼻出血。

【处方】

艾叶　柏子仁（去净油）　山萸肉　丹皮各三钱

大生地六钱　白莲肉　山药各四钱　泽泻二钱

生荷叶三钱

【制法】水煎服，每日一剂。

咽 炎、扁 桃 体 炎

方一：

【适应症】咽炎、声音嘶哑。

【处方】

新鲜鸡蛋一个　　冰糖五钱

【用法】将新鲜鸡蛋打碎，冰糖沸水冲服，连服三天。

【备注】如乳蛾化脓加猪油少许冲服。

方二：金银花饮

【适应症】咽炎、扁桃体炎。

【处方】

夏枯草三钱　　金银花五钱　　桔　梗二钱

牛蒡子一钱

【用法】水煎服。头二煎混合，作三次服。

【临床疗效】消炎止痛。

方三：喉痛散

【适应症】扁桃体炎、急性咽炎。

【处方】

朱　砂一钱　　琥　珀三钱　　硼　砂三钱

雄　黄三钱　　珍　珠五厘　　麝　香三厘

冰　片二分

【制法】研极细末，贮瓶中备用。

【用法】外吹患处，一日3—4次。

【备注】若化脓加象皮(炒黄)五分、龙骨五分。

口　腔　溃　疡

方名：养阴生肌散

【适应症】口腔溃疡。

【处方】

青　黛二钱　　煅石膏一两　　明雄黄一钱

1949

新　中　国
地方中草药
文　献　研　究
(1949—1979年)

1979

　　冰　片二钱　　龙胆草一钱　　牛　黄五分

　　黄　柏一钱　　薄荷冰一钱　　甘　草一钱

　　【制法】牛黄、冰片、薄荷冰三味与其他各味分别研成细末调匀，密闭备用。

　　【用法】用棉花蘸取药粉撒布于溃疡面上，片刻后合嘴，用量适当。

牙　痛

方一：一笑散

　　【适应症】牙痛。

　　【处方】

　　火　硝一钱　　冰　片一分　　雄　黄二分

　　元明粉五分

　　【用法】共为细末，痛时涂敷患处，痛可立止。

方二：荆防石膏汤

　　【适应症】风火牙疼：牙床红肿疼痛，得凉痛减，得热痛甚。

　　【处方】

　　荆　芥四钱　　防　风三钱　　生石膏一两

　　生　地一两　　熟　地五钱　　甘　草二钱

　　黄　柏三钱

　　【用法】水煎服，每日一付，可服2—3付。

　　【备注】风寒牙疼、胃寒者忌用。

方三：镇痛方

　　【适应症】牙疼。

—124—

【处方】荜　拨五分

【用法】选整个荜拨，将荜拨咬在牙最疼的地方。

方四：椒芷防风汤

【适应症】牙疼、牙床红肿疼痛；经用寒凉药后，虽已减轻，但再服用而不痊愈者。

【处方】

　白　芷三钱　　川　椒三钱　　防　风三钱

【用法】水煎服，每日一剂，可连服 3 — 4 付。

【备注】火盛者，忌服。虫蛀牙疼也可用。

肿 瘤 科

肺 癌

方名：509丸剂

【适应症】肺癌。

【处方】

瓜　蒌五两　　冬瓜子四两　　清半夏三两

毛　菇三两　　七爪红三两　　海浮石四两

葶苈子三两　　双　皮三两　　生石膏四两

杏　仁四两　　薤　白三两　　炙麻黄三两

甘　草二两　　紫　苏三两　　黄　芩三两

苏　子三两

【制法】共为细末，炼蜜为小丸（二分重）。

【用法】每服一丸，日服2次。

【备注】如胸背疼痛可配合服508丸剂（方见158页）。

消 化 系 统 癌

方一：延中丸

【适应症】用于各类癌症。

【处方】

干　蟾二十个　　鳖　甲二十两　　黄　精十两

丹　参十两　　三　棱五两　　莪　术五两

白花蛇十两　　僵　蚕十两　　青　蒿十两

【制法】共为细末以代赭石为衣，水泛为丸。

【用法】一日三次，每次1—2钱。

方二：肿瘤1号

【处方】

马钱子二两（炒至焦黄）

五灵脂二两（水泡去渣）

生川乌二两　　地　龙二两　　白胶香二两

乳　香一两二钱　没　药一两二钱　当　归一两二钱

麝　香四钱　　京　墨四钱半

【制法】

1．选五灵脂十两加水一斤，煮沸十分钟，用细纱布过滤，取汁慢火熬干，取净末二两。

2．选马钱子二两刮去皮毛，加水十两浸7—8日去水，将马钱子切成小块，用白陶土或滑石粉炒至焦黄去土，用马钱子配药。

3．把所有的药（麝香另研）焙干研细末，加入麝香和匀，加入少量的水做丸，每丸重1克。

【用法】每次服3—4丸，一日二次。

方三：儿茶大枣丸

【适应症】各种肿瘤。

【处方】

大　枣五斤　　儿　茶一斤

【制法】将大枣洗净加适量的水煮后去皮去核，在筛上揉取枣泥，后加入儿茶面搅匀，团成丸剂共制成210丸。

【用法】一日三次，每次一丸。

方四："癌04"

1949

新　中　国
地 方 中 草 药
文　献　研　究
(1949—1979年)

1979

【适应症】用于消化系统癌。

【处方】

乌梢蛇一两　　蜈　蚣二十条　　土　鳖一两

山　甲一两　　地　龙一两　　三　七一两

【制法】共为细末，炼蜜为丸，每丸一钱。

【用法】每日三次，每次一丸。

方五：症积散

【适应症】症瘕积聚、消化道癌瘤。

【处方】

火　硝一两　　雄　黄五分　　冰　片一分

麝　香一分

【制法】共为细面，每包三分。

【用法】成人每服一包，日 2 — 3 次，白水送下。

【备注】曾治疗鼠蹊部癌肿，疗效较好。

方六："804"

【适应症】适用于消化系统癌。

【处方】

海藻　昆布　瓜蒌　川贝母　丹参　蜈蚣　夏枯草

蜂房各五斤　糖浆适量

【制法】作成糖浆剂。

【用法】日三次，每次60毫升。

方七：黄药子酒

【适应症】食道癌、胃癌。

【处方】

黄药子十两　　白酒三斤(65度)

【制法】将黄药子打碎，放入三斤白酒内，密封于陶瓷罐中，小火烧24小时（谷糠火最好），然后放入冷水中七昼

—128—

夜去渣即得。

【用法】每服约50毫升左右，以口中不离酒味，但又不醉为宜。

【备注】对肝功能有不同程度损害的肝癌病人，应慎重使用。

方八：

【适应症】食道癌、胃癌、直肠癌、宫颈癌、鼻咽癌。

【处方】菝葜一斤

【用法】菝葜一斤至一斤半浸入六至七斤水中一小时，连同浸液文火煎三小时，去渣加肥肉一至二两。再煎一小时，得浓煎液两小碗（约500毫升），于一天内多次饮服。

方九：

【适应症】胰腺癌。

【处方】

青　黛　　　人工牛黄各四钱　　　紫金锭二钱

野菊花二两

【用法】上药共研末，每次服一钱，日服三次。

食　道　癌

方一：再生丹

【适应症】食道癌、胃癌。

【处方】

急性子五钱　　　知　母五钱　　　硼　砂五钱

枯　矾三钱　　　灵　脂三钱　　　雄　黄二钱

硇　砂三钱　　　郁　金二钱半　　青　盐一钱

1949
新 中 国
地方中草药
文 献 研 究
(1949—1979年)
1979

麝　香一钱　　陈石灰五钱（炒黄色）　　　牛　胆一个

【制法】将前药共为细面，与牛胆汁拌成不干不湿，再装入牛胆内阴干备用。

【用法】成人每服一分二厘，烧酒送下，痰火者则用蜜水调服。日2—3次。

方二：急熊月甲水

【适应症】食道癌。

【处方】

急性子一两　　　熊　胆七分　　　月　石五钱

人指甲五分

【制法】共研细面，分六包，每包加冰糖二两用之。

【用法】每服一包，日二次。

【备注】此方药量较大，当服一钱时有胃热、肠鸣等反应。

方三：参赭培气汤

【适应症】食道癌。

【处方】

潞　党五钱　　　生赭石一两　　　天　冬五钱

当　归四钱　　　苁　蓉三钱　　　清　夏四钱

生白芍四钱　　　炒苏子二钱半　　竹　茹二钱

【用法】水煎200毫升，每服100毫升，日二次。

方四：逐瘀培气汤

【适应症】食道癌。

【处方】

桃　仁三钱　　　红　花一钱　　　赭　石八钱

法　夏三钱　　　天　冬三钱　　　当　归六钱

花　粉三钱　　　麻　仁三钱　　　杏　仁三钱

—130—

芦　根三钱　　　山　药四钱　　　丹　皮三钱

党　参五钱　　　三　七钱半（研面）

【制法】先将三七和红花研面冲服，佘药水煎服。

【用法】每服100毫升冲三七、红花面。

【备注】上药约服五剂后，党参加重一两，赭石一两，山药六钱，天冬、花粉各四钱，土虫三个，服数剂好转去掉土虫、三七、花粉。天冬改三钱，赭石改八钱。

方五： 加味参赭培气汤

【适应症】食道癌。

【处方】

党　参五钱　　　赭　石五钱　　　枳　壳二钱

薤　白三钱　　　二　冬各四钱　　芦　根三钱

甘　草钱半　　　苁　蓉三钱　　　火麻仁五钱

法　夏三钱　　　当　归五钱　　　郁李仁四钱

萝　卜七片引

【用法】水煎200毫升，成人每服100毫升早晚温服。

【备注】在服药期间，可酌加降气药如苏子，加化瘀药如桃红等，并用搜风顺气丸二丸。效果如不好，继加生津破瘀之品如花粉、浙贝、桃红等，服药数剂稍好转。根据病人气血两亏，胃气虚弱，再可用逐瘀培气汤临床加减。

方六： 桃仁代赭汤

【适应症】食道癌。

一、【处方】

桃　仁三钱　　　红　花三钱　　　代赭石一两

山　药六钱　　　花　粉六钱　　　天　冬三钱

土鳖虫五钱　　　党　参五钱　　　汉三七面二钱（冲服）

【用法】水煎服。

1949

新 中 国
地 方 中 草 药
文 献 研 究
(1949—1979年)

1979

二、【处方】桃三硼甘丸

桃　仁一两　　三　七一两　　硼　砂六钱
甘　草四钱　　碘化钾15克　　胃蛋白酶20克

【制法】共为细面，炼蜜为丸，每丸重三钱。

三、【处方】慈菇膏

山慈菇四两　　白　蜜半斤

【制法】将山慈菇研细面，与蜂蜜混合成膏。

【用法】先服桃仁代赭石汤，隔日再服丸药一丸，服至症状大减，能吃流食，再服慈菇膏每次五钱至一两，日两次。

方七：解结汤

【适应症】食道癌、胃癌、肝癌。

【处方】

天雄片一两　　炙川乌三分　　炙草乌三分
木　香二分　　香　附三分　　血木通三分
花　通三分　　木　通三分　　当　归五分
赤　芍三分　　桃　仁二分　　红　花二分
灵　仙三分　　枯　草一两　　细　辛一分

【用法】水煎成300毫升，每服100毫升，日二次。

【备注】加减法：阳不甚虚者去天雄，脉细小者不去，气血虚者加潞党一两、黄芪一两。方中天雄川乌、草乌三昧药先煎两小时，再入诸药，继续煎一小时。

方八：消癌片

【适应症】食道癌。

【处方】

乌　蛇一斤　　蜈　蚣四两　　全　虫四两
生薏苡仁二斤　　硇　砂五钱　　皂　刺半斤
瓜　蒌一斤

—132—

592

【制法】研成细面，压成0.5克片。

【用法】一日三次，一次十片。

【备注】上方蜈蚣、全虫缺，可用露蜂房八两代。

方九：启膈散加减

【适应症】肝气郁结，用于食道癌。

【处方】

沙 参一两	丹 参一两	白 术五钱
云伏苓五钱	砂 仁一钱	郁 金三钱
香 附四钱	贝 母三钱	乌 蛇四钱
蜈 蚣六条	全 虫三钱	甘 草一钱

【用法】水煎服，一日一剂。

方十：枳朴六君子汤加味

【适应症】脾胃虚寒，用于食道癌。

【处方】

枳 实四钱	厚 朴四钱	党 参一两
白 术四钱	陈 皮三钱	半 夏四钱
茯 苓三钱	乌 蛇四钱	全 虫三钱
生薏苡仁一两	甘 草一钱	

【用法】水煎服，一日一剂。

方十一：败酱瓜蒌汤

【适应症】脾胃湿热，用于食道癌。

【处方】

败酱草一两	瓜 蒌一两	生薏苡仁一两
青 黛三钱	硼 砂三钱	山豆根四钱
白 术四钱	忍冬藤一两	

【用法】水煎服，一日一剂。

方十二：开管散

1949

新　中　国
地 方 中 草 药
文　献　研　究
(1949—1979年)

1979

【适应症】食道癌之吞咽困难。

【处方】

全　虫一两　　麝　香二分　　乌　梅一两

蜈　蚣一两　　冰　片一钱

【用法】共为细末，每次一钱含化。

方十三：毛茛水酒煎

【适应症】食道癌梗阻症严重者。

【处方】

毛　茛五钱至一两（全草）

【用法】以水300毫升煎沸30分钟左右，加酒30毫升煮沸 3分钟去渣，分数次服，一日服完。

【备注】毛茛又称老虎草、鸭脚板、毛水芹菜，系毛茛科植物。

方十四：加味小金丹

【适应症】食道癌咽下疼痛者，可长期服用。

【处方】

白胶香三钱　　草　乌三钱　　五灵脂三钱

地　龙三钱（血压低可减少）　　制乳香三钱

制没药三钱　　当　归三钱　　白　尤三钱

陈　皮三钱　　儿　茶二钱　　制土鳖三钱

麝　香一厘

【制法】共为细末，最后加入麝香，炼蜜丸（一钱重），每服一丸，每日二次。

方十五：

【适应症】食道癌。

【处方】

板兰根一两　　猫眼草一两　　人工牛黄二钱

—134—

硇　砂一钱　　威灵仙二两　　制南星三钱

【用法】上方制成浸膏干粉，每天服四次，每次五分。

方十六：

【适应症】食道癌。

【处方】紫硇砂

【制法】将紫硇砂放入瓷器内碎成细末（避金属）加水煎沸，过滤取汁，加醋（一斤汁加一斤醋）再用火煎，先武火后文火，煎干成灰黄色结晶粉末。

【用法】每服二至五分，每日三次。最大剂量每次不超过八分。

方十七：鱼鳔

【适应症】胃癌、食道癌。

【处方】

鱼　鳔　　香　油

【制法】香油滚开炸鱼鳔，再研细面备用。

【用法】成人每服5克，日三次。

【效果】用后均得到不同程度的缓解，有的存活了三年以上，有的贲门和幽门梗阻病人用后可吃软普食。

方十八：嚼化Ⅱ号

【适应症】食道癌病变部溃疡及疼痛，少许出血。用以消炎，收敛止疼，清洁管腔部病变，防止溃疡。

【处方】

硼　砂一两　　金银花五钱　　牙　硝三钱

柿饼霜五钱　　五倍子五钱

【制法】共为细末，炼蜜为丸三钱重，嚼化，每日2—4丸。

方十九：八一号

1949

新　中　国
地方中草药
文　献　研　究
(1949—1979年)

1979

【适应症】食道癌。

【处方】

　　白砒2毫克　　　山药粉98克

【制法】水泛为丸作绿豆大，每次4粒，一日三次。

　　八二号

【适应症】食道癌。

【处方】

　　干　蟾0.3克　　山药粉五分

【制法】水泛为丸，作成绿豆大，每次4粒，一日三次。

方二十：抗癌乙丸

【适应症】食道癌

【处方】

　　白　砒120毫克　　草河车二斤半　　山豆根五斤

　　夏枯草五斤　　　白鲜皮二斤　　　败酱草五斤

【制法】炼蜜为丸，每丸3分重，一日三次，每次2丸。

方二十一：复方乌梅汤

【适应症】食道癌。

【处方】

　　乌　梅　　半枝莲各100克

【制法】半枝莲加水1000毫升，煎成750毫升，过滤后去渣，乌梅放入1500毫升水中浸泡24小时，再煮沸半小时去渣，浓缩50毫升，倾入半枝莲煎剂中，即得复方乌梅汤。每天三次，每次5毫升。

方二十二：

【适应症】贲门癌。

【处方】

　　代赭石四钱　　　复　花三钱　　　清　夏三钱

—136—

596

桃　仁二钱	蜈　蚣三条	党　参三钱
海浮石四钱	内　金三钱	麦　牙三钱
苏　子三钱	芦　根四钱	毛　菇三钱
竹　茹三钱	川　连二钱	

【用法】水煎服。

【备注】根据不同情况辨证施治如下：

软坚：加生牡蛎四钱、海昆布四钱、海藻三钱。

疼痛：加乳香三钱、没药三钱。

胸闷痰多：加瓜蒌五钱。

大便如球状：加火麻仁五钱。

大便干燥：加大芸五钱。治疗中可配合507丸剂（方见138页）或508丸剂（方见158页）。

胃　　癌

方一：加减代赭旋复汤

【适应症】胃癌。

【处方】

生赭石一两	复　花二钱	清　夏四钱
生水蛭二钱	蜈　蚣八条	生牡蛎一两
海　石五钱	党　参八钱	内　金三钱
生麦芽三钱	苏　子三钱	竹　茹五钱
苇　根一两		

【用法】水煎服三次，每隔一小时服一次，三小时服完，连服五六剂。

方二："70519"

1949

新 中 国
地 方 中 草 药
文 献 研 究
(1949—1979年)

1979

【适应症】胃癌、食道癌。

【处方】

雄　黄三钱　　白　矾三钱　　冰　片二钱

硼　砂三钱　　元明粉三钱　　生石膏三钱

朱　砂二钱

【用法】中为细末，每日三次，每次一至二钱

方三："7069—Ⅰ"

【适应症】胃癌、直肠癌。

【处方】

砒　霜八分　　青　黛四两　　冰　片五钱

枣　肉一斤

【用法】前三味研细，以枣泥为丸，加绿豆大，一日三次、每次五粒。

方四："7069—Ⅱ"

【适应症】胃癌、直肠癌。

【处方】

癞蛤蟆皮一斤　　硇　砂半斤　　硼　砂半斤

雄　黄五钱　　公　英一两　　大青叶二两

黑豆面一斤半

【用法】共为细末，以黑豆面为丸，如绿豆大，每次三至五粒。

方五：507丸剂

【适应症】食道癌、胃癌。

【处方】

炙马钱子二两　炙硇砂二两　　大蜈蚣十条

全　虫十个　　皂　角五钱　　代赭石四钱

土鳖虫三钱　　自然铜三钱　　麝　香一钱

—138—

乳　没六钱

【制法】共为细面，江米糊为绿豆大丸。

【用法】每服十丸，日服三次。

方六：

【适应症】胃癌。

【处方】

柿　蒂四钱	陈　皮三钱	砂　仁三钱
半　夏三钱	白　术三钱	白茯苓三钱
厚　朴三钱	莱菔子三钱	毛　菇三钱
枯　草四钱	复　花四钱	木　香二钱

引用生姜大枣。

【用法】水煎服。

【备注】随症加减如下：

气虚：加人参二钱；有潜血：加海蛸五钱、大贝四钱；大便枯干：加蜂蜜三钱；幽门梗阻：加川军五钱、元明粉三钱；软坚：加海昆布四钱、海藻四钱；小便不利：加泽泻三钱、桂枝二钱；疼痛：加元胡三钱、乳没五钱；呕吐酸臭打饱嗝：加炒三仙九钱。治疗中可配合505或508丸剂（方见157页、158页）。

肝　癌

方一：开结汤

【适应症】肝癌、胃癌、食道癌。

【处方】

| 三　棱三钱 | 莪　术三钱 | 桃　仁五钱 |
| 西红花一钱（冲面） | | 甲　珠二钱 |

1949

新　中　国
地方中草药
文　献　研　究
(1949—1979年)

1979

皂　刺三钱　　当　归三钱　　丹　皮三钱

丹　参三钱　　土鳖虫三钱

沉　香三钱（冲面）　　　　　木　贼二钱

卷　柏四钱　　木　通二钱　　甘　草三钱

【制法】先将西红花、沉香压成细面，均成三包，其余药水煎，三次共300毫升。

【用法】每服100毫升冲服一包。

方二：水红花汤

【适应症】肝癌。

【处方】

水红花子一两　　丹　皮三钱　　桃　仁二钱

橘　红二钱　　桂　枝二钱　　砂　仁一钱

茜　草三钱

【用法】水煎至200毫升。每服100毫升，早晚各一次。

【备注】有黄疸加茵陈、姜黄、郁金、内金，肝脾肿大加鳖甲、柴胡、莪术。

方三：救肝败毒至圣丹

【适应症】肝癌。

1.【处方】

轻　粉六分四厘（炒黄）

斑　蝥二分二厘　　豆　霜二分二厘　　防　风钱半

蝉　蜕钱半　　土茯苓四钱

【制法】共为细面，炼蜜为丸，共作成七丸。

2.【处方】犀黄丸

犀　角钱半　　牛　黄三分　　麝　香三分

乳　香四钱半　　没　药四钱半

【制法】共为细面，炼蜜为丸一钱重。

—140—

3.【处方】清肝汤

当　归三两　　　白　芍三两　　　黑栀子三钱

金银花十两

【制法】水煎服300毫升。

【用法】

①清肝汤每服100毫升，日三次。

②犀黄丸每服一丸。

③救肝败毒至圣丹，每日早晨服一丸。

用以下引子送此丸药。

【处方】上伏苓六钱、金银花一两均分为七包，每日早晨
用一包煎汤送至圣丹。

【备注】

①救肝败毒至圣丹可连服用二星期，停一星期再继续服。
共用四周为止。

②服救肝败毒至圣丹，有腹泻，黑色粘液样，便一日二
至三次。

③服清肝汤，犀黄丸则痛减，无下痢。

方四：灭癌汤

【适应症】肝癌。

【处方】

马钱子三分　　　板兰根一两　　　金银花一两

龙胆草五钱　　　枯　草一两　　　山　楂三钱

麦　芽三钱　　　神　曲三钱　　　紫草根一两

【用法】水煎服一日一剂。

方五：811—24号

【适应症】肝癌、低酸溃疡。

【处方】

1949

新 中 国
地 方 中 草 药
文 献 研 究
(1949—1979年)

1979

当归　川芎　赤芍　红花　桃仁　香附　元胡　姜黄

石膏　灵脂　莪朮　川军　油桂　鳖甲　桂枝　川柏

半夏　郁金　橘红　柴胡　茜草　茵陈　山楂　桔梗

木香　甘草　青皮　杏仁　百部　生漆　百合

以上各等分1.8克，共55.8克，胰酶10克，蛋白酶15克，人造赭石20克。

【制法】共为细面，每包一钱。

【用法】成人每服一包，日2—3次。

【临床疗效】外地应用此药有存活二年以上的病例，本院应用也见一定效果，个别病人肝肿物缩小。

方六：肝癌一号

【适应症】肝癌。

【处方】

半枝莲四两　　瓦楞二两　　漏芦二两

丹参一两　　乌梅二两　　山豆根四两

栀子一两　　郁金一两　　党参一两

白朮一两　　陈皮一两　　半夏一两

【制法】共为细面，每包一钱。

【用法】成人每服一包，日2—3次。

方七：肝病一号方

【适应症】肝癌（适用一般病例）。

【处方】

当归五钱　　丹参五钱　　红花三钱　　半枝莲二两

石燕五钱　　漏芦三钱　　薏苡仁一两　　八月扎五钱

白芍五钱　　陈皮三钱　　瓦楞五钱

【用法】水煎服。

方八：

—142—

【适应症】肝癌。

【处方】

白　芍三钱	郁　金三钱	丹　参四钱
鳖　甲五钱	毛　菇三钱	桃　仁三钱
银柴胡三钱	生牡蛎一两	人　参一钱
清　夏三钱	全　虫一钱	

【用法】水煎服。

【备注】随症加减如下：

疼痛：加川楝子三钱、乳没四钱；腹胀：加砂仁三钱、木香二钱；有腹水：加胡芦巴一两、甘遂二钱；腹泄：加白朮四钱、车前子三钱；黄疸：加茵陈五钱、元柏三钱；下肢浮肿：加猪苓四钱、防已三钱、泽泻四钱、大腹皮四钱、食欲不振：加陈皮三钱、焦三仙四钱。治疗中可配合505或508丸剂（方见157页、158页）。

乳　腺　癌

方一：蛋清膏

【适应症】乳腺癌。

【处方】

冰片　麝香　硼砂　硇砂　珍珠　樟脑各等分

【制法】共为细面，用鸡蛋清调和成糊状备用。

【用法】将蛋清膏装入油纸袋内，背面刺几个小孔置癌肿面上，并予固定，干则再换。

方二："癌0.5"

1949

新 中 国
地 方 中 草 药
文 献 研 究
(1949—1979年)

1979

【适应症】乳腺癌。

【处方】

土贝母一斤　　香　附半斤　　山　甲半斤

【制法】共为细末，水泛为丸，每丸一钱。

【用法】每日二次，每次一丸。

方三：

【适应症】乳腺癌。

【处方】

全瓜蒌一两　　白　芍三钱　　西当归四钱

生贯众一两　　公　英一两　　青　皮三钱

漏　芦三钱　　夏枯草四钱　　生　地三钱

大贝母三钱　　毛　菇三钱　　香　附四钱

【用法】水煎服。

【备注】随症加减如下：

肿块坚硬：加海藻五钱、海昆布五钱、牡蛎三钱；溃破：加人参二钱、鹿胶三钱，熟地三钱，去生地、青皮；疼痛：加乳香三钱、没药三钱；有转移配合505或508丸剂（方见157页、158页）。注意切忌金石之药。

直　肠　癌

方一："癌0.3"

【适应症】直肠癌。

【处方】

10％鸦胆子注射液。

【用法】供肌肉注射和口服胶囊剂两种，隔日或两日一次，五次为一个疗程。口服日三次，每次一个胶囊，十五天为一疗程。

方二：

【适应症】直肠癌。

【处方】

西当归四钱　　白　芍三钱　　生贯众一两
川　连三钱　　金银花一两　　毛　菇三钱
黄　芩四钱　　地　龙三钱　　薏苡仁三钱
甘　草三钱　　公　英五钱　　地　丁五钱

【用法】水煎服。

【备注】随症加减如下·

肛门堕胀：加木香二钱、李仁三钱；大便干燥：加川军五钱、火麻仁四钱；肛门内肿瘤：加乳没六钱、白芷三钱；大便浓血便：加桃仁三钱；大便带鲜血：加藕节炭五钱、生地三钱、血余炭四钱；元气不足：加人参三钱、元芪五钱、元肉三钱。晚期大便失禁、贫血、肝转移、有腹水可配合505或508丸剂（方见157页、158页）。外用止疼、消毒、润便：加熊胆一钱、梅片五分，用温水调之以棉球沾药涂患处。

方三：506—2〔坐药〕

【适应症】直肠癌。

【处方】

生石膏三钱　　硇　砂三钱　　梅　片五分　　川连面五钱
贯众面四钱

【制法】共为极细面蜜作成药。

【用法】将肛门洗净，将药送入，每周三次。

1949

新　中　国
地 方 中 草 药
文　献　研　究

(1949—1979年)

1979

膀　胱　癌

方一：加味桃仁承气汤

　　【适应症】膀胱癌。

　　【处方】

　　桃　仁三钱　　　芒　硝三钱　　　大　黄三钱

　　桂　枝二钱半　　甘　草五钱　　　栀　子四钱

　　当　归三钱　　　灵　脂三钱　　　犀　角二钱

　　海金沙二钱

　　【制法】水煎服。

方二：

　　【适应症】膀胱癌。

　　【处方】

　　金银花一两　　　藕　节五钱　　　泽　泻二钱

　　元　柏四钱　　　猪　苓三钱　　　车　前三钱

　　毛　菇三钱　　　萆　薢四钱　　　甘　草三钱

　　公　英五钱　　　地　丁五钱　　　生贯众五钱

　　栀　子三钱

　　【用法】水煎服。

　　【备注】随症加减如下：

　　尿血多：加茅根四钱、二蓟炭四钱；尿紫血块：加桃仁三钱；疼痛：加乳没六钱、甘草三钱；尿道刺痛：加海金砂三钱、竹叶三钱；腹股沟转移：配合505或508丸剂（方见157页、158页）。

宫　颈　癌

内服方

方一：六味地黄汤加减

【适应症】腰痰背困，手足心热，头昏耳鸣，口干，大便干，常有阴道出血，舌红或舌苔白，脉细数或弦细。

【处方】

生　地四钱　　萸　肉三钱　　生山药五钱
丹　皮三钱　　泽　泻二钱　　车　前三钱
阿　胶三钱　　川　断四钱

【用法】水煎服，早晚分服。

方二：逍遥散加减

【适应症】情志郁闷，心烦口干，胁胀不适，喜叹息，夜间梦多，少腹痛，白带多，脉弦或清。

【处方】

当　归四钱　　赤　芍三钱　　柴　胡三钱
云茯苓三钱　　白　尤二钱　　青　皮二钱
香　附三钱

【用法】水煎服，早晚分服。

方三：

【适应症】精神疲乏，腰背痰痛，四肢困倦畏冷，纳呆，大便溏或先干后溏，白带多，舌苔白或滑，舌质胖，脉沉细或缓。

【处方】

党　参五钱　　白　尤三钱　　海螵蛸三钱

1949

新 中 国
地 方 中 草 药
文 献 研 究
(1949—1979年)

1979

附　子二钱　　小茴香一钱　　云茯苓四钱

山　药五钱　　莲　肉三钱　　大　枣三枚

【用法】水煎服，早晚分服。

方四：

【适应症】阴道分泌物多，色如米泔，或混黄或杂有粉色，气臭，下腹痛，口干或苦，或秽臭，舌暗红舌苔白或黄腻，脉滑数，宫颈局部肿物常有坏死或感染。

【处方】

丹　参五钱　　赤　芍三钱　　土茯苓五钱

金银花五钱　　薏苡仁一两　　丹　皮三钱

白花蛇舌草五钱

【用法】水煎服，早晚分服。

外用方

方一：

【适应症】糜烂型、菜花型子宫颈癌。有促使局部肿瘤组织脱落，退变止血和抗感染等。

【处方】

鸦胆子一钱半　　生马钱子一钱半　　砒　石二钱

青　黛三钱　　硇　砂二钱　　乌梅炭五钱

冰　片五分　　麝　香一钱

【制法】①乌梅炭：取干乌梅适量（按配方用量12—14倍）放入盆中，用温水湿润，但水不宜过多，均匀湿透为度，以防浸去药性，然后以湿毛巾盖上，一昼夜后，用小刀刮取乌梅肉，干之，置于密闭器中，泥封盖严，勿使漏气，加火煅之，约一小时左右（以手摇罐，有炭之轻声为度），离火候冷，揭盖取炭备用；②鸦胆子去壳取仁；③生马钱子，可不去毛，干之碾碎过120号筛；④香附子，去黑皮切片，焙

—148—

干碾碎过120号筛;⑤余药除冰片、麝香外,分别研细,过120号筛备用;⑥将乌梅炭同鸦胆子仁共研细过120号筛,然后加入其他药,共研匀,最后加入麝香、冰片合匀即成。

【用法】将阴道及局部病灶冲洗干净,用棉球或消毒匙将药末敷于疮面即可。

方二:

【适应症】有控制感染、杀灭阴道滴虫、霉菌等作用,常与方一交替使用。

【处方】

黄 连五钱	黄 芩五钱	黄 柏五钱
紫 草五钱	硼 砂一两	枯 矾一两
冰 片一钱		

【制法】先将前四味研为细末,再把硼砂枯矾研为细末与前四味和匀,最后加入冰片研细调匀即可。

【用法】将阴道冲洗干净,用棉球蘸药末敷局部病灶,初用每日一次,以后可隔日一次,以后则不必每次冲洗。

方三:

【适应症】局部病灶分泌物减少,但疮面久不愈合,用以活血防腐,生肌收敛,促使组织恢复,多用于修复期。

【处方】

血 竭三钱	炉甘石三钱	白 芨三钱
石 膏三两	象 皮三钱	枯 矾五钱
青 黛三钱		

【制法】①先将血竭、炉甘石、白芨、象皮、枯矾、青黛共为细末。②胆石膏制法:取生石膏三两,放入猪胆汁中泡浸,以胆汁浸透石膏为度,取出阴干,研为细末与以上诸药和匀即成。

1949

新 中 国
地 方 中 草 药
文 献 研 究
(1949—1979年)

1979

【用法】同前方

【备注】通过以上内服、外用方剂，先后观察18例妇瘤患者详见附表及说明。

表一、　　　　　　　18例病人临床分期情况

临 床 分 期	例 数
Ⅰ 期	3
Ⅱ 期	2
Ⅲ 期	2
外 阴 癌	1
阴 道 癌	1
放射治疗后又用中药治疗	9

注：放疗后又用中药治疗的9例，是放射量已够，局部情况不好的，其中一例是放疗后半年余。

表二：　　　　　　　18例病人的疗效情况

治 疗 效 果	例 数
近 期 治 愈	3
显 效	2
有 效	11
无 效	2

疗效标准：

近期治愈：1.中药治疗，未用放疗或化疗者。

2.宫颈光滑，病理检查未见癌。

3.宫旁浸润消退或控制。

4.病人自觉症状完全消失或基本消失。

—150—

显效：　1.采用中药治疗，肿物已消失 但 颈管 内未消失（后改用放疗）。

　　　　2.自觉症状明显好转。

有效：　1.放疗后局部无明显痊愈者而采用中药治疗好转者。

　　　　2.自觉症状明显好转。

无效：　病变未控制，而用放疗或化疗等。

表三　　　　　18例病人辨证分型情况

辨证分型	肝肾阴虚	肝郁气滞	瘀毒	脾肾阳虚	未分型
例　数	7	6	1	2	2

注：辨证分型参照山西医学院第三附属医院妇产科 中西医结合治疗宫颈癌的辨证分型法。

说明：

近期治愈：患者刘××，50余岁，李××60余岁，都是Ⅰ期菜花型宫颈鳞状上皮癌，均有病理证实，经过口服中药与局部上药，初是每日上药，后是隔日一次，治疗近 3 个月，局部肿物消失，连续三次做宫颈与颈管内涂片（细胞学检查），未见癌细胞，妇科检查宫颈光滑、子宫正常大，双侧附属器与宫颈旁均无肿块，活动良好。目前，这两名患者正在门诊观察。

显效：两例均系Ⅱ期菜花型，经过治疗两个月宫颈外肿物已消失，三次宫颈涂片检查未见癌细胞。在观察中，患者有自觉症状，白带多，有时流淡血水，我们又给宫颈管内放药栓，每日一次，20余次。颈管内涂片检查，还有癌细胞，后因患者与家属要求放疗，而停止中药治疗。

有效：11例，其中两例是Ⅲ期菜花型，口服药，局部上药，用药线结扎，菜花型癌组织脱落，局部上药，基底较大，上

1949

新 中 国
地 方 中 草 药
文 献 研 究
(1949—1979年)

1979

药月余效果进展慢,其中一例因孩子多,回家准备过冬一去未归。另一例家属与患者要求放疗而停用中药。余下9例均系放疗后的患者,但局部情况不好,有的是结节空洞型的患者,经过放疗后空洞已缩小,有的从小空洞中不时的流出脓性分泌物,有的是放疗后局部溃疡面四周明显炎性反应,触之而出血。涂片检查有不典型的癌细胞。经过中西医结合再治疗10余次至30余次明显好转。

无效:经过治疗,病变未被控制。

方名:501丸剂

【**适应症**】宫颈癌

【**处方**】

当 归五钱	白 芍三钱	生贯众一两
藕节炭一两	川 连三钱	金银花一两
毛 菇三钱	西红花五分	制乳没六钱
甘 草二钱	海螵蛸三钱	公 英一两
地 丁一两	白茯苓三钱	

方名:502丸剂

【**适应症**】宫颈癌阴道出血

【**处方**】

当 归三钱	白 芍三钱	贯众炭一两
藕节炭一两	川 连二钱	金银花一两
毛 菇三钱	煅龙牡六钱	制乳没六钱
甘 草二钱	海螵蛸四钱	公 英一两
地 丁一两	白茯苓三钱	阿 胶三钱

【**用法**】以上二方均为细面,炼蜜丸二钱重,早晚各一丸,501主方改服汤剂时,随症加减如下:

1.阴道流血淋漓不断:加龙骨三钱、牡蛎三钱、阿胶三

—152—

612

钱，去西红花。

2.阴道流紫色血块：加桃仁四钱、生地三钱。

3.大流血不止：加汉三七面冲服（两钱分三包）。

4.臀髂部疼痛：加制马钱子片五分。

5.肛门坠胀：加郁李仁三钱、火麻仁五钱、木香二钱。

6.大便燥结：加川军五钱、元明粉三钱。

7.小便不利：加泽泻三钱、竹叶三钱。

8.阴道流黄水：加黄柏三钱、土茯苓五钱。

9.尿道瘤疼：加萆薢五钱。

10.晚期气血亏：加人参三钱、黄芪五钱。

11.腹内有肿物：加夏枯草五钱、三棱三钱、莪术三钱。

12.贫血大便燥：加大芸一两。

13.肛门肿疼：加云茯苓四钱、米壳一钱。

14.放疗后有浓血便：加金银花一两、茜草四钱、血余炭四钱。

15.阴道流淘米泔样水有恶臭味：加白芷三钱。

方名：503散剂

【适应症】晚期宫颈癌

【处方】

制硫磺四钱　　粉甘草面一两

【用法】共为细面，每次五分，日二次。

方名：504熏剂

【适应症】宫颈癌，肛门疼痛厉害难忍。

【处方】

| 公　英二钱 | 地　丁三钱 | 双　花三钱 |
| 毛　茹三钱 | 大　戟三钱 | 梅　片一钱 |

【用法】上药煎水熏之或洗阴道。

1949

新　中　国
地 方 中 草 药
文 献 研 究
(1949—1979年)

1979

方名："681"

【适应症】宫颈癌

【处方】681—卤碱

【用法】全身给药与局部给药相结合。口服卤碱，每日三次每次一片（0.5克）。肌肉注射每次用5％溶液5—10毫升，每日2—3次。静脉注射，可用注射剂1—2克加入葡萄糖或生理盐水250—500毫升中缓滴。宫颈注射可在正常粘膜处向癌灶基底部注入药液，或在肿瘤表面体多点注药，每点相隔3—5毫米，根据肿瘤组织的厚度，每点可注入0.2—0.4毫升，每天或隔日一次。宫颈注射一般用10％卤碱溶液，阴道注射一般用5％以下卤碱溶液。治疗中，病人无严重的副作用，缺点是疗程较长。

方名：506—1

【适应症】宫颈癌（外用药）。

【处方】

　生贯众面三钱　　硇　砂三钱　　红升丹五分

【用法】上药共为细面调均，用棉球蘸药敷宫颈部病灶处，每周上药三次。

绒 毛 膜 上 皮 癌

方名：绒毛膜上皮癌方

【适应症】绒毛膜上皮癌

【处方】

　当　归五钱　　白　芍三钱　　紫草根一两

　生贯众五钱　　毛　菇三钱　　血余炭四钱

人　参一钱　　藕节炭五钱　　金银花五钱

甘　草二钱　　枯　草四钱

【用法】水煎服。

【备注】随症加减如下：肺转移吐血：加白芨三钱、川贝母三钱、生地三钱；肺转移大咯血：加汉三七二钱、川贝母五钱、生地四钱；胸痛：加瓜蒌四钱、紫菀三钱；发烧：加地骨皮三钱、生地三钱；大便干燥：加大芸五钱。

皮　肤　癌

方一：皮癌净

【适应症】皮肤癌。

【处方】

红　砒4克　　头　发0.5克　　指　甲0.5克

大　枣十个　　碱发面适量

【制法】红砒碾面，头发指甲剪碎均放于枣肉中，用碱发面包好，直接火烧，以炭化冒火蓝烟为度，取出研细，香油调成糊状，于患处涂抹。作成栓剂，可用于宫颈癌与直肠癌。

方二：抗癌3号

【适应症】皮肤癌。

【处方】同方一去碱发面。

【制法】红砒煅透，指甲和头发炒成炭共为细末，溶解于浸泡两昼夜的大枣液内，灭菌后即可使用。

【用法】把溶液注射到瘤体内，根据瘤体大小，一般每次注射1毫升左右，两天一次至瘤大部脱落后，改换皮癌净药涂抹至瘤体全部脱落后停用。

1949

新 中 国
地 方 中 草 药
文 献 研 究
(1949—1979年)

1979

白 血 病

方一：除根汤

【适应症】白血病。

【处方】

板兰根一两　　紫草根一两　　丹　参六钱

郁　金三钱　　茯　神三钱　　甘　草三钱

【用法】水煎服，一日一剂。

方二：四物汤加减

【适应症】白血病。

【处方】

生　地五钱　　白　芍五钱　　川　芎二钱

当　归三钱　　阿　胶三钱　　首　乌五钱

鸡血藤三钱

【用法】水煎服。

脑 瘤

方名：安庆膏

【适应症】脑瘤。

【处方】

①安庆消瘤散：雄黄　老生姜

②安庆膏：香油十二斤六两　铅粉五斤半

【制法】

—156—

①安庆消瘤散：将姜中央挖个洞，选厚约半厘米，然后将雄黄撒入，封其口，用炭火焙干至成金黄色，研粉。

②安庆膏：先将香油放入铁锅内烧开以后，将铅粉慢慢少量放入，不停搅拌至满锅都是深金黄色大泡时，取下继续搅动数分钟，放入冷水一碗，膏就变稠，摊于牛皮纸上即成。

【用法】将粉撒于膏药上，放于要贴的皮肤上均可，再贴上膏药即效。

一 切 肿 瘤

方一：505注射液

【适应症】一切肿瘤。

【处方】

贯 众100克　硇 砂53克　（制成注射液100毫升）

【制法】取贯众洗净，浸泡约2小时，再煎煮约1小时。用纱布过滤，收滤液，滤渣再加水煎煮，合并二次滤液浓缩。浓缩液加药二倍或三倍量95%酒精，搅拌静置，使沉淀充分生成。过滤，滤液收回酒精，加注射水约900毫升，加入硇砂，同时加1%苯甲醇，加0.5%吐温80，加水至1000毫升，搅拌过滤，分装，高热灭菌即得。

【用法】穴位注射0.5—1毫升。

方二：505丸剂

【适应症】一切肿瘤。

【处方】

贯众面二两　制硇砂一两

【制法】共为细末，用江米面糊丸为黄豆大。

—157—

1949

新 中 国
地方中草药
文 献 研 究
(1949—1979年)

1979

【用法】每服四丸，日服二次。

方三：508丸剂

【适应症】一切肿瘤。

【处方】

制马钱子二两　　乳　香一两　　没　药五钱

粉甘草面三钱

【制法】江米糊丸为绿豆大。

【用法】每服五丸。

方四：701

【适应症】一切晚期肿瘤。

【处方】

制硇砂三两　　　　　　雄　黄五钱（研水飞）

制白砒二钱　　　　　　朱　砂五钱

蟾　蜍三钱（乳制）　　火　硝一两（焙干）

食　盐一两（焙干）　　绿　矾一两（焙干）

水　银一两　　　　　　枯　矾一两

【用法】共为细末，每服一分，日服二次。

【备注】治疗子宫颈癌，置钴或放疗后阴道直肠漏效果
尤佳。

癌 瘤 外 用 方

方名：血竭膏

【适应症】适用肿瘤疼痛。

【处方】

香　油五钱　　血　竭二钱　　松　香二两

—158—

羊　胆五个　　冰　片　　木　香各适量。

【制法】香油煎沸，加大块松香，待液面上升离火，均匀撒血竭面于液面上，至纸片蘸油呈深赤色为度，再加羊胆汁，加至起黄色大泡为止，待冷加入冰片，搅即成。

【用法】外涂患处。

1949

新 中 国
地方中草药
文 献 研 究
(1949—1979年)

1979

附：新医疗法

（一）常用新医疗法

新针疗法

伟大领袖毛主席教导我们说："中国医药学是一个伟大的宝库，应当努力发掘，加以提高。"

这个新生事物一出现，就受到广大医务人员和工农兵群众的热烈欢迎，把许多所谓"不治之症"变为可治之症。为发扬祖国医学遗产开辟了新途径，使古老的针灸疗法获得了新的生命力。

新针疗法的特点

1.取穴少，2.透穴多，3.进针深，4.刺激强，5.一般不留针，6.操作简便。

针刺法

针刺手法是根据病人病情轻重和病人体质强弱而决定刺激强弱。针刺手法分三种：

1.强刺激：进针深、捻转大，或用力提插为强刺激，也叫泻法。适用于体质强壮，热症实症的病人。

2.中等刺激：轻于强刺激，一般捻转小，也叫平补平泻。适用于一般体质，虚寒症或寒热虚实混在一起的病人。

—160—

3.轻刺激：轻于中等刺激，病人有轻度针感，也叫做补法，用于肌肉薄的部位，适用于体弱、老年慢性病、虚寒症。

取穴原则：

1.局部取穴：就是对症取穴，如腰痛取肾俞；胃痛取中脘等。

2.邻近取穴：就是病变附近取穴，如头痛取风池。

3.远端取穴：也就是循经取穴，此种取穴是临床最常用的方法，如胃痛取足三里等。

注意事项：

1.首先要作好政治思想工作，使病人树立战胜疾病的信心，消除不必要的恐惧和顾虑。

2.扎针前仔细检查针有无异常之处，如针尖是否有钩，针柄是否牢固等。

3.针刺穴位的皮肤常规消毒。

4.病人处于舒适的体位，使肌肉放松。

疗　程：

1.急性病可根据病情进行治疗，疗程依病情决定，症状消失后即停止治疗。

2.慢性病一般以十次为一疗程,若病情需进行第二疗程,中间休息五天至一周。对某些疾病，症状消失后，为巩固疗效，可适当延长治疗时间。

耳针疗法

耳针疗法是用一寸长毫针扎在耳壳上进行治疗疾病的一种方法。

1949

新 中 国
地方中草药
文 献 研 究
(1949—1979年)

1979

耳壳的表面解剖名称如下图所示：

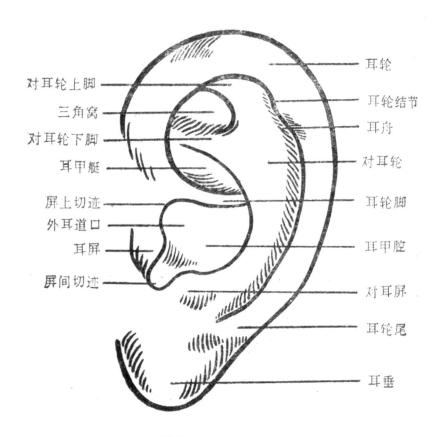

对耳轮上脚
三角窝
对耳轮下脚
耳甲艇
屏上切迹
外耳道口
耳屏
屏间切迹

耳轮
耳轮结节
耳舟
对耳轮
耳轮脚
耳甲腔
对耳屏
耳轮尾
耳垂

耳壳的解剖名称

　　耳针的穴位及分布：两耳与全身的经络、脏腑有着密切的联系。在十二经脉中的手三阳经、足三阳经六个经脉都循于耳周围，而手三阴、足三阴经与手三阳、足三阳经又是表里关系，所以，两耳和十二经脉有密切联系，在耳内有内脏器的代表区，某种脏器有病时，就在该代表区有反应点，这些相应区域及压痛点就是治疗时针刺的部位，称为耳穴。

—162—

　　耳穴的分布有一定的规律性，从分布规律来看，耳壳好似子宫内一个倒置的胎儿，头部朝下，臀部朝上，分布如下图：

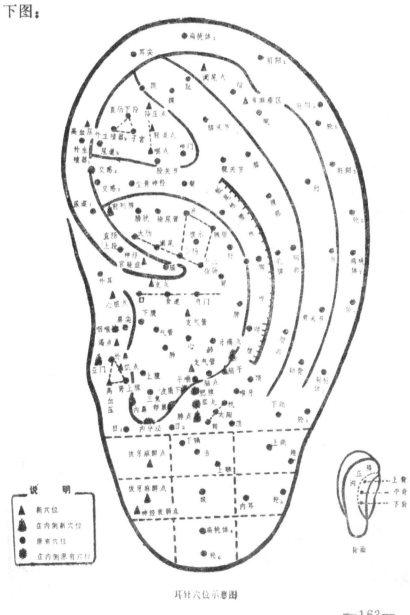

耳针穴位示意图

1949

新 中 国
地方中草药
文 献 研 究
(1949—1979年)

1979

1.耳垂相当于面部：包括上、下腭，上、下颌，眼、耳道、扁桃体、舌等穴位。

2.对耳屏相当于头部：包括皮质下、枕、额、平喘、腮腺等穴位。

3.对耳轮相当于脊椎：内侧面包括颈椎、胸椎、腰椎、骶椎，外侧面包括颈、胸、腹等穴位。

4.对耳轮上脚相当于下肢：包括趾、跟、踝、膝等穴位。

5.对耳轮下脚相当于臀部：包括坐骨神经、臀、交感神经等穴位。

6.三角窝相当于生殖器官：包括子宫、神门、股关节等穴位。

7.耳舟相当于上肢：包括锁骨、肩关节、肩、肘、腕、指等穴位。

8.耳屏相当于内鼻部、咽部、屏尖、肾上腺等穴位。

9.屏上切迹相当于外耳。

10.屏间切迹相当于内分泌、卵巢等穴位。

11.耳甲艇相当于腹部：包括膀胱、肾、胰、胆、肝、脾等穴位。

12.耳甲腔相当于胸部：包括心、肺等穴位。

13.耳轮脚相当于膈肌。

14.耳轮脚周围相当于消化道：包括口、食道、贲门、胃、十二指肠、小肠、阑尾、大肠等穴位。

15.耳壳背面相当于背部：包括上、下背，降压沟等。

操作方法和步骤：

1.首先我们要树立全心全意为人民服务的精神，对病人说明耳针疗法的性质，使病人思想有准备，以便配合治疗，

—164—

预防晕针的发生。

2.检查压痛点,在诊断后按其反应区域进行痛点的探查,探查时手法要轻、慢、均匀,当压到痛点时病人呼痛或有痛之表情等。有条件可用耳穴探测器在耳壳上探查穴位。

3.按反应区探得耳穴,抓住主要矛盾进行治疗,一般可采3—5穴。耳壳、皮肤和针具消毒,将针刺进痛点,进针深度以不穿透耳壳为原则。一般留针30分钟,慢性病可留针1—2小时,治疗四肢关节疾患时,留针中间可捻针1—2次,同时活动该关节,可增加疗效。十次为一疗程,每日或隔日一次。

耳针疗法的有效率较高。对四肢关节疾患,消化道疾患,神经官能症等,疗效更加显著。但耳针在某些人正常情况下也可查出反应点来,所以我们必须用一分为二的观点正确估计耳针的作用。

附:耳针外其他疗法

1.埋针法:用皮内针或钳针,刺入耳穴后,上用胶布固定,埋针作用持久,对某些慢性病及发作性疾病较适用,对路程远、工作忙的病人较方便,并嘱其定时按压埋针部位,加强刺激,增强疗效,留针时间一周。

2.针刺放血法,在耳后小血管用三棱针挑刺出血,对治疗急性扁桃体炎、咽炎,有退热、止痛、消肿作用,一般1—3次可治愈。

3.划破疗法:用三棱针按耳穴划破,以划破表皮将见血渗出为宜,然后敷以大蒜胡椒剂,用于失眠、神经官能症有良好疗效。

1949

新 中 国
地 方 中 草 药
文 献 研 究
(1949—1979年)

1979

水针疗法

水针疗法是中西医结合创造出来的，是用葡萄糖等药液注射在得病部位的痛点或穴位内治疗疾病的一种新方法。

适应症：凡慢性腰腿痛或伴有麻木者，均可适用。对急性坐骨神经痛及肥大性脊柱炎有明显近期疗效。远期疗效待进一步观察。

治疗方法：

1.痛点的选择

腰痛：凡第四、五腰椎两侧肌肉痛，腰骶部疼痛并影响下肢者，其痛点多在髂后上棘、骶髂关节髂脊边缘、骶骨缘，凡臀部、大腿、小腿外侧麻木酸软、怕冷、疼痛，痛点在髂嵴下缘和髂前上棘的软组织。若痛点不明显，可选穴位，如腰痛取肾俞，腿痛取环跳穴。

2.操作方法：

痛点选准后，用5—10%葡萄糖注射液，按病情可加入维生素B_1和维生素B_{12}准确地注入疼痛部位。用量及注射深度按病变部位的大小、深浅而定，一般一次局部注射10毫升，最多20毫升。

注意事项：

1.注射后局部有胀感，8—12小时可有轻度不适和疼痛，但可自行消失，一般隔日一次为宜，也有少数病人当日晚有轻度不适或发烧，次日自愈，无需处理。

2.无特殊禁忌症，对孕妇、发烧、感冒、急性传染病者暂不适用。

3.药液不应注入关节腔内。

附：蛋清穴位注射

应用小剂量蛋清注射到治疗穴位内，而治疗急慢性咳喘病。此种方法不但节约药物还能提高疗效，是新疗法之一。

操作方法：

1.主穴肺俞、定喘，根据病情配穴。

2.用五毫升空针直接抽取新鲜蛋清，针垂直刺入穴位，提插捻转，有针感后将蛋清推入，每穴1—2毫升。

3.每次每组注射两个穴位，隔日一次，十次为一疗程。

注意事项：

1.必须选新鲜鸡蛋，抽取蛋清时仔细抽取，不可混有鸡蛋黄及混浊物。

2.注意患者胸壁薄厚，勿刺入过深。

3.注射后可引起全身发烧反应，次日即退，无需处理。

挑治疗法

适应症：内痔、外痔、混合痔、肛裂、肛门搔痒、轻度脱肛等疾病。

治疗方法：

1.寻找痔点：

①病者坐位，暴露背部，凡患有痔疮的病人，在背部多数有痔点可见。

②痔点的部位：上起七颈椎，下至四、五腰椎，两侧至腋后线，在此范围内均为痔点出现的部位，多见于中下部。

③痔点的特点：似丘疹样，稍突起表皮，针冒大小，略带色素，多见为灰色、暗红、棕褐色、浅红色不等，压之不退色，有的点上还长有一根毛。

1949

新 中 国
地方中草药
文 献 研 究
(1949—1979年)

1979

④寻找方法：痣点必须与痣、毛囊炎、色素斑等相鉴别，然后再去寻找痣点，在背部可能出现数个痣点，选其明显的一个，每次只挑一个；如果背部找不到痣点，就选其最特殊的一点作试验性治疗。痣点越靠近脊柱，越靠下，效果越好。

2.操作方法：痣点确定后，用碘酒、酒精消毒皮肤，用粗针挑破痣点表皮，然后向内深入，可拨出白色纤维物数十条，挑尽后伤口用无菌纱布敷盖1—2天即可。

注意事项：

1.注意无菌操作防止感染。

2.挑痣后当日禁止重体力劳动，防止进刺激性食物。

3.手法宜强刺、重刺疗效显著。

4.痣在炎症期疗效明显。

5.妊娠暂不用，以免引起流产。

6.挑治除治疗痔疮外其他疾病也可采用。

埋线疗法

埋线疗法是在开展群众性防治常见病、多发病的运动中涌现出来的新疗法。对溃疡病及腰腿痛效果较好。

操作办法：

1.依病情选穴位，如胃及十二指肠溃疡病，埋线用透穴的方法，胃俞穴透脾俞穴、中脘透上脘穴；腰腿痛选肾俞、关元、梁丘、阳陵、内外膝眼，另可选最痛点（阿是穴）。

2.穴位必须准确，方能保证疗效，穴位取好后，皮肤常规消毒，用0.5—1％奴佛卡因麻醉标定好穴位，再用不锈钢三角针，穿以1号羊肠线，埋线深度（皮下层）留线长度1—1.5公分，方向与经脉交叉，线头不露出皮面，伤口用无菌纱布敷盖1—3天勿污染。

—168—

注意事项：

1.埋线后可出现疲倦无力、周身不适、畏寒、局部疼痛，个别疼痛较重者，七日内自然消失，一般不需治疗。

2.近期疗效均佳，须重作时可用原部位或另换部位，每次至少隔一周后再做第二次。

3.两种适应症同时进行，一次不超过五个部位。

4.注意无菌操作，用力轻巧，避免断针。

5.对骨性疾病如骨结核、骨肿瘤等器质性疾病效果欠佳，不宜采用。对活动性肺结核、严重心脏病、妊娠者禁用。

割治疗法

割治疗法是在针灸的理论基础上，在穴位上进行强刺激达到治疗目的。

适应症： 胃病、哮喘、淋巴结核、癫痫等病。

割治方法： 选定穴位，如胃病割治手部穴位；颈淋巴结核割治鸠尾穴；癫痫割治长强穴等。

在穴位上常规消毒，局部用奴佛卡因麻醉，用刀割开一小口0.5—1厘米，切至皮下。用血管钳按摩局部，可钳出少量脂肪组织或肌膜。伤口是否缝合，可据部位大小而定。

注意事项：

1.无特殊禁忌，但孕妇、婴儿、发热与传染病者可暂不作割治。

2.割治后，一般在1—5日内出现暂时性的症状加重，可对症处理。

穴位刺激结扎疗法

穴位刺激结扎疗法，用于治疗小儿麻痹后遗症，及其他

1949

新 中 国
地 方 中 草 药
文 献 研 究
(1949—1979年)

1979

原因引起肌肉萎缩等慢性病。

1.取穴：应注意麻痹部位、病情轻重、病程长短、合并畸形以及治疗反应等具体情况不同，区别对待。下肢：迈步、前进、直立、上风市、落地、纠外翻。上肢：抬肩、举臂。

2.选穴后局部麻醉，在穴位两侧1.5—2厘米。

3.用刀在穴位一侧上切一小口约3毫米，以切皮肤为度。

4.用血管钳插入，向穴位处按摩。

5.用大圆针带粗羊肠线，由切口处刺入，经穴位深层穿过，于穴位对侧麻醉点穿出，来回抽动，进行刺激，患者稍有热感为度。

6.再由原穿出口刺回，经穴位浅层穿过，由进针口出针，两线头结扎，结扎松紧度可有伸缩。

7.线头不可露出皮肤，结扎的方向应与经络的走向呈垂直方向。

（二） 新穴位补充

治聋1
穴位：耳屏水平线，耳廓后凹陷中。
针法：针尖向下刺5分—1寸。
适应症：耳聋、耳鸣。

治聋2
穴位：翳风上5分凹陷处。
针法：针尖向前下方，斜刺1.5—2寸。
适应症：耳聋、耳鸣、哑。

治聋3

—170—

630

穴位：耳门与听宫之间，靠耳区0.2公分处。

针法：直刺1.5—2寸，轻刺激。

适应症：耳聋。

听穴

穴位：听宫与听会之间。

针法：直刺1—2寸。

适应症：耳聋、耳鸣、癔病。

听灵

穴位：听穴与听会之间靠后0.2公分。

针法：直刺1.5—2寸。

适应症：耳聋。

治瘫1

穴位：肩锁关节，锁骨头下方取之。

针法：刺2—3寸。

适应症：瘫痪，上肢不能抬者。

治瘫2

穴位：肩部肱三角肌正中点取之。

针法：直刺1—2寸。

适应症：瘫痪，上肢不能上举者。

治瘫3

穴位：伸臂仰掌，肘横纹与腕横纹联线中点，尺桡骨之间。

针法：直刺1—2寸。

适应症：上肢瘫痪，前臂运动不灵或手麻者。

治瘫4

穴位：膝髌骨上缘向上3寸。

针法：直刺1—2寸，亦可斜向下刺进3寸。

适应症：膝关节疼、下肢麻痹、肌无力、疼痛。

1949

新 中 国
地方中草药
文 献 研 究
(1949—1979年)

1979

治瘫5

穴位：足三里下2寸。

针法：直刺1—2寸。

适应症：瘫痪抬腿困难、胃下垂。

治瘫6

穴位：治瘫5下1—1.5寸。

针法：直刺1—2寸。

适应症：矫正足外翻。

治瘫7

穴位：太溪上5分。

针法：直刺1—1.5寸。

适应症：足跟不着地，足跟疼。

安眠1

穴位：翳风与翳明之间，耳垂底平线上。

针法：直刺1.5—2寸。

适应症：失眠、精神分裂症。

安眠2

穴位：翳风与风池之间，耳垂水平线上。

针法：直刺1.5—2寸，捻转可向耳后上方串。

适应症：失眠、神经官能症、精神分裂症。

外定喘

穴位：大椎旁开1.5寸。

针法：斜刺5分—1寸，切不可直刺，亦不可过深。

适应症：支气管喘息。

中喘

穴位：第5—6胸椎之间，旁开2—4分，切不可多开。

针法：直刺1—1.5寸，可扎到横突，捻转时针感沿脊柱

—172—

632

放散。

适应症：支气管喘息。

上廉泉

穴位：仰头取之，下颌骨颏部下1寸处。

针法：针尖向上斜刺，1.—2寸，达舌根部。

适应症：哑。

肾脊

穴位：命门旁开2—4分。

针法：直刺1.5寸。

适应症：下肢瘫痪。

截瘫

穴位：命门旁开3寸。

针法：斜向脊柱方向，刺入2—3寸，捻动时下肢均有感觉。

适应症：截瘫。

胃上穴

穴位：下脘旁开4寸。

针法：斜刺，向神阙方向透针。

适应症：胃下垂、慢性胃炎。

兴奋穴

穴位：乳突后缘安眠2上5分。

针法：针5分—1寸。

适应症：兴奋。

提托穴

穴位：髂前上棘前5分腹股沟部上1寸处。

针法：斜向子宫方向刺入2—3寸。

适应症：子宫脱垂、少腹疼。

1949

新 中 国
地方中草药
文 献 研 究
(1949—1979年)

1979

迈步穴

穴位：髀关穴下2.5寸。

针法：直刺1—3寸。

适应症：小儿麻痹后遗症。

前进穴

穴位：风市穴上2.5寸。

针法：直刺1.5—2.5寸。

适应症：小儿麻痹后遗症。

直立穴

穴位：委中穴上4.5寸，偏内5分。

针法：直刺1—3寸。

适应症：小儿麻痹后留症。

上风市穴

穴位：大腿外侧，直立两手自然下垂中指尖上2寸。

针法：直刺1.5—3寸。

适应症：下肢偏瘫、坐骨神经痛、小儿麻痹后遗症。

落地穴

穴位：腘窝横纹中央直下9.5寸，相当于小腿中、下$\frac{1}{3}$交界处。

针法：直刺1—2寸。

适应症：小儿麻痹后遗症。

纠外翻穴

穴位：三阴交穴下5分。

针法：直刺1—2寸。

适应症：小儿麻痹后遗症足外翻。

抬肩穴

穴位：肩峰前下1.5寸。

—174—

针法：直刺1—2寸。

适应症：小儿麻痹后遗症。

举臂穴

穴位：抬肩穴下2寸。

针法：直刺1—3寸。

适应症：小儿麻痹后遗症。

健明

穴位：睛明穴下四分向外两分，眶下缘处。

针法：从眶下缘进针，沿眶壁刺入1—1.8寸。针感为整个眼球麻胀并向球后放射。

适应症：白内障、视网膜炎、夜盲等。

健明4

穴位：眼眶内上方眶上切迹处。

针法：从眶缘稍下处进针，直刺1—1.5寸，针感眼球麻胀突出感。

适应症：近视、青光眼、白内障等。

鱼下

穴位：瞳孔直上，眶缘处。

针法：沿眶上壁刺入1—1.5寸，针感眼球麻胀。

适应症：近视、角膜翳等。

东明4

穴位：瞳子髎穴上四分内两分眶上缘处。

针法：从眶上缘进针，沿眶壁刺入1—1.5寸。针感全眼球麻胀，并向球后放射。

适应症：视网膜炎症、白内障、外斜等。

近视1

穴位：内眦角直下眶下缘处。

1949

新 中 国
地方中草药
文 献 研 究
(1949—1979年)

1979

针法：直刺1.5寸。

适应症：近视、迎风流泪等。

近视2

穴位：外眦角直上眶上缘处。

针法：直刺 1 —1.5寸。

适应症：近视、外斜等。

近视3

穴位：外眦角直下眶下缘处。

针法：直刺 1 —1.5寸。

适应症：近视、外斜、角膜翳等。

（三）几种常见病的治疗方法

外伤性截瘫

用中西医结合的方法,对外伤性截瘫患者进行治疗,在九个多月的时间里,共治35名外伤性截瘫患者,有6名治愈,其余的都全部站起来了,其中最多的能扶拐走1500米,少的能走70—80米,但大部分患者需要辅助工具,如扶车、架双拐、膝关节绑板等。有效率高,但治愈率却很低。进一步提高疗效,尚需继续努力。

现将我们的治疗方案作一介绍,供研究参考。

外伤截瘫是由于脊柱受到外力所致之骨折后脊髓受压所引起，多发生在胸椎下段和腰椎。在损伤面以下肢体感觉和运动消失，大小便失禁。轻伤患者只须平卧在木板床上休息，以后每天积极作身体后仰运动，2—3周后可下床活动。对重症患者，如有手术指征时，应考虑手术。

从祖国医学来看，督脉循行贯脊，统督全身诸阳经，即手足三阳经，督脉损伤后，经气运行不畅，甚至阻滞不通，不能营养筋骨，肾气虚则筋骨萎软不用。

治疗上要抓主要矛盾。由于脊柱损伤程度的轻重和部位不同以及个体差异等，因而临床表现也不相同，但又有其共同的规律，大致可分为痉瘫与软瘫两类。

一、软瘫，也称迟缓性瘫痪，下肢知觉和运动完全丧失，损伤面以下肌肉松弛无力，大小便失禁，膝髋关节可被动屈伸无阻力。受伤久者，有下肢肌肉萎缩，辨证属肾气虚，筋骨软萎。

治法：补肾强筋骨，兴奋脊髓神经。

处方：以九分散为主并辅以补肾丸、补益地黄等。

九分散方：牛膝、甘草、苍术、麻黄、全蝎、乳香、没药、僵蚕各一两二钱，生马钱子十两（具体制法、用法及注意事项，详见风湿性关节炎条）。

二、硬瘫，也称痉挛性瘫痪，即损伤面以下，感觉和运动功能消失，肌肉出现痉挛现象，轻者肌肉偶见不规则的抽动，重者稍有刺激即可引起广泛而明显的肌肉痉挛现象，髋膝关节屈曲，甚至拉伸不开，腹肌痉挛，尿潴留，大便闭结。

1949

新 中 国
地 方 中 草 药
文 献 研 究
(1949—1979年)

1979

辨证：肝血不足，筋失濡养而挛急。

治法：养血、柔肝、解痉。

方以止痉散为主或辅以柔肝息风汤或鸡血藤浸膏片。

止痉散方：蜈蚣50条，全蝎二两，南星二两，祁蛇四两，
地龙二两，天竺黄二两，土鳖虫二两。

制法：共为细末，分包150包。

服法：早晚各服一包，白开水送下。

柔肝息风汤：伸筋草一两，当归三钱，南星四钱，桑寄
生五钱，蝉蜕五钱，地龙五钱，地榆五钱，
白芍四钱。

用法：水煎服。

另全蝎一钱五分，蜈蚣10条，共研细末分20包。早晚每
服一包用前汤药送服。

三、并发症的治疗：

1.泌尿系统感染，是外伤性截瘫患者一个主要并发症之
一，主要原因是由于长期尿潴留而插导尿管所引起的，无尿
道刺激症状，大多是发现尿混浊，或发高烧而检验尿发现的，
大部有腰痛。

辨证：属肾虚湿热。

治法：清利湿热为主，兼以补肾。

处方用加减分清饮：萆薢四钱，栀子四钱，黄芪四钱，
竹叶三钱，公英一两，知母五钱，
黄柏四钱，车前子四钱。水煎服。

若发高烧者，以解毒通淋法治之。

清热解毒通淋汤：柴胡八钱，黄芩五钱，银花五钱，黄
柏三钱，知母五钱，萹蓄四钱，黄连二
钱，菊花三钱，甘草二钱。水煎服。

—178—

导赤散，八正散也可选用。

2.褥疮处理：由于长期卧床，翻身不便而造成褥疮，有的甚至多处，再加上瘫痪肢体营养状况欠佳，而褥疮不易愈合，根据毒热轻重分别用褥疮膏和生肌膏。

毒热重者，即疮面红肿，用褥疮膏。

处方：黄连五钱，黄柏五钱，生地一两，当归一两，紫草五钱，冰片一钱，凡士林一斤。

制法：上药研细末，先将凡士林烊化冷至40度，将药面放入调匀备用。

毒热已消或甚轻者，疮面周围不红肿或很轻者。

生肌膏即：血蝎一两，儿茶一两，乳香一两，没药一两，冰片五钱，米珍珠五分，制象皮一两。

制法：将上药研成细末，加凡士林适量，调匀备用。

用法：将药膏涂于纱布上，贴于伤面，1—2天换一次。对褥疮久不愈合，疮面色浅淡者，用生姜捣烂涂之，一日一换，连续涂2—3日，疮面色变红有肉芽生长者，再涂生肌膏。生姜可交替用几次，不必久用。

另有蛇虱子、蛋黄油涂之也可。即蛇虱子焙干研面，用蛋黄油调匀，涂患处，一日或隔日一换。

四、新针疗法：

包括针刺，穴位注射当归液、维生素B_1和维生素B_{12}、地龙注射液等。

对痉挛型宜用地龙注射液，针刺宜用弱刺，留针方法。

对弛缓型，针刺宜用强刺法，当归注射液，维生素B_1，维生素B_{12}等两型均可用。

取穴：共用的穴位，大体可分两组。

第一组：迈步，治瘫，四强，足三里，阳陵泉透阴陵泉，

1949
新 中 国
地 方 中 草 药
文 献 研 究
(1949—1979年)
1979

解溪上一寸，上风市，环跳。

第二组：新环跳，华佗夹脊，承扶，委中上，承山，昆仑。

辨证选穴：

1.腰痛不能坐者：取肾夹脊，胸 8 —12，至高（即损伤面以上）至低（即损伤面以下）

2.尿失禁和尿潴留者：取关元透曲骨，利便（即白环俞下二寸取之）。

3.大便闭结者：取八髎，长强，或昆仑向足根方向刺二寸。

4.膝软无力，站立困难者：取四强向膝盖方向沿皮刺四寸，直立（即委中上二寸取之）。

5.足掌下垂者：取解溪上二寸，公孙下；曲池上一寸取之，手指挛曲者：取上池（曲池上一寸）。

6.小腿肌萎缩较重而无力者：取承筋。

7.腿凉者：取急脉（轻刺）。

8.腰骶部无力不能坐者：取华佗夹脊，腰健Ⅰ，即第一、二腰椎间旁开三寸，腰健Ⅱ，即第二、三腰椎之间旁开三寸。

五、功能锻炼：

坚持功能锻炼是治疗外伤性截瘫患者诸措施中重要的措施之一███。

对脊柱骨折愈合良好（大约五周左右时间）的患者，首先解除病人思想上的瘫痪问题，并加强功能锻炼，对长期卧床如几个月，几年甚至更长时间的患者，加强功能锻炼尤为重要。对新鲜骨折患者，需要卧床一段时间。

—180—

功能锻炼大致可分为：

1.站立，2.倒步，3.扶车走，4.架双拐走（膝软无力要绑板），5.扶单拐走，6.独立走。

上述功能锻炼，要根据患者的具体情况而定。每项锻炼，均需有人照料、保护，以免摔伤。

每日锻炼次数、时间，也需根据具体情况而定，即达到既要坚持功能锻炼，又要使身体不过度疲劳这样两个目的。

典型病例：李××，男，28岁，汉族，工人，70年12月14日因公被压伤，下肢瘫痪，而住县医院治疗。71年元月15日转来内蒙医院外科治疗，X光检查第十二胸椎第一腰椎压缩性骨折，下肢瘫痪，知觉消失，大小便失禁，臀部3厘米×3厘米之褥疮，71年2月12日参加本战瘫学习班治疗，属于弛缓型。治疗：新针采用：华佗夹脊穴，长强，环跳，关元透曲骨，战瘫穴，四强，承扶，解溪，阳陵泉透阴陵泉，隔日一次强刺激，不留针，另取12胸椎旁开5分，局部注射当归液1毫升，隔日一次，内服中药九分散，经治疗10个多月，现能扶单拐行走1500米，大小便自理，基本恢复。

风湿性心脏病

本院学习了外地的先进经验后，开展了这一项工作，兹介绍其新针疗法治疗风湿性心脏病的基本方法和常用穴位如下。

（一）基本方法：除针刺外，常用的药物及医疗方法有：

1.10%（或5%）681注射液，10毫升静注，每日一次，十天一疗程。

1949

新 中 国
地方中草药
文 献 研 究
(1949—1979年)

1979

2.10％当归注射液作经络注射。

3.如有感染，可用双花注射液或其它中草药抗感染注射液。

4.对痰喘、失眠等症状，效果不明显时，可配合电针或赤医针。

5.西药为洋地黄类药物、双氢克脲寒、安体舒通类药物，激素类药物亦可配合使用，尤其在抢救时更应合理的予以选用。

（二）治疗措施：

1.针刺治疗：

常用穴位：

主穴：①内关、间使、少府。

②内关、郄门、曲泽。

起强心和安眠作用，使心跳减慢，不气短。

配穴一：阴陵泉透阳陵泉、足三里、解溪、昆仑。

起抗风湿作用。

配穴二：中脘、天枢、气海、足三里。

起调节胃肠机能帮助消化作用。

配穴三：①太冲、阴陵泉透阳陵泉、水分。

②中极透曲骨、殷门、水泉、飞扬。

起消水利尿作用。

配穴四：①肺俞、少府、合谷。

②天突、少府、膻中。

起减轻咳嗽、气短及祛痰作用。

以上为常用穴位。

治疗心动过缓：内关、通里。

治疗心动过速：内关、间使、耳针心区。

—182—

治疗腹胀：中极、归来、气海、赤医针五穴。

治疗肝大：太冲、章门。

以上穴位，主穴可选用①或②，配穴根据病情选用。每次针刺穴位一般六至七个左右，上下肢针双穴。

手法：采取深扎、强刺，用鸡捣米提插和捻转，刺激时，一般患者有酸、麻、胀或有通电感，得气后退针。

疗程：每个疗程七至十天。根据患者身体强弱酌情休息几天，再进行下个疗程。通常每日扎，但根据病人的具体病情，灵活应用。如不能每日接受治疗的体弱患者，可隔日针刺等。

2. 681的应用：

10%681溶液10毫升静脉注射，10天为一疗程，每日一次，可起到心率稳定，睡眠转好，食量增加的作用。

3. 当归液经络疗法：

用当归液一个穴位注射0.5毫升。

常用穴：内关、间使、定喘、肺俞、心俞。

4. 双花液的应用：

通常3—4毫升，每日二次，肌肉注射，可起抗感染作用。

5. 中药：

①茯苓、猪苓、泽泻、木通、大腹皮，可根据病情辨证施治。

②猪牙草。③竹叶。水煎服。

6. "电针"治疗机的应用：

丰隆穴：可起镇咳、祛痰、痰鸣减少的作用。

三里穴：可起到减轻夜间气短作用。通常留针十五至二十分钟，每日或隔日一次，十天为一疗程。

—183—

1949

新 中 国
地方中草药
文 献 研 究
(1949—1979年)

1979

7.赤医针：五穴稳心助消化，七穴镇静作用。

8.西药应用：

洋地黄类药物：打破过去长期维持的框子，临时应用和短期维持相结合。用法是用一至二次注射剂后，用681、新针代替或短期口服维持，但用这类药物必须在病情重或用新针效果不佳才配合应用。

间断配合利尿剂：如双氢克尿塞，与利尿穴位的针刺相配合，可减少用量，如1次量为100毫克，配合针刺用50毫克即收到较满意效果。

聋　哑　症

穴位：耳前区穴：耳门、听宫、听会、治聋3、聋穴、听敏；耳后区穴：翳风、治聋2、后听宫、治聋1、上耳根；四肢配穴：中渚、外关、足益聪、治哑穴、哑门、廉泉、增音。

方法：每日针耳前穴、耳后穴与四肢穴各一个，可交替使用，强刺激，随听力发音情况，而改为中、弱刺激或交替使用。每针10次为一疗程，每疗程间隔3—5天。治哑穴交替使用，并加强语言训练。

角　膜　炎

主穴：睛明、攒竹、健明、瞳子髎。

配穴：太阳、四白、角孙、合谷、阳溪。

方法：每日选主穴配穴各1—2个，每五日为一疗程，每疗程间隔2—3天。根据病人自觉症状，疼痛部位，可少用或增用某一穴位。中等度刺激。

角 膜 翳

方一：

主穴：睛明、承泣、健明、球后。

配穴：太阳、阳溪、四白。

方法：每日选主穴 1—2 个，配穴 1—2 个，每10日为一疗程，每疗程间隔 3—5 天。中度刺激与弱刺激交替使用。

方二：

沿角膜缘外 5 毫米处理入 3 "0" 号肠线或丝线。环角膜一周，肠线由它自行吸收，丝线于 5—7 天时拆除。吸收或拆除后 7—10 天，可做第二次。本方可与第一方交替或共同使用。

白 内 障

主穴：睛明、球后、健明、健明$_4$东明$_4$。

配穴：风池、医明、肝俞、肾俞、太阳。

方法：每次选用主穴 1—2 个，配穴一个，每针10次为一疗程，每疗程间隔 5—7 天，中度刺激，可留针20—30分钟。

以早期、未成熟期之白内障疗效好。成熟期白内障短期针刺不能见效，仍以手术治疗为好。

视神经视网膜炎

主穴：健明、睛明、东明$_4$、健明$_4$、球后、承泣。

1949

新 中 国
地 方 中 草 药
文 献 研 究
(1949—1979年)

1979

配穴：风池、医明、太阳、肾俞、肝俞。

方法：同白内障，可配合四肢穴位埋线，或主、配穴物注射。

近 视

穴位：健明$_4$、鱼下、承泣、近视$_1$、近视$_2$、近视$_3$。

针法：每日针眶上缘穴位与眶下缘穴位各一个，交叉穴，轮替使用，每9次为一疗程。每疗程间隔3—5天。疗程的交叉方向可以变换。根据情况可以间隔配合四肢位。

慢 性 鼻 炎

穴位：鼻通、鼻流、迎香、上迎香。

方法：每日针1—2穴位，各穴可交替使用，强刺激每5次为一疗程，每疗程间隔2—3天。

口 腔 溃 疡

主穴：地仓、廉泉。

配穴：合谷、足三里。

方法：每日针主穴、配穴各一个，强刺激留针15—20钟，每5次为一疗程，每疗程间隔2—3天。

尿 潴 留

第一组：膀胱俞、上、中髎、关元透中极、归来、三交透悬钟。

第二组：中极、归来、足三里、三阴交。

子宫脱垂

第一组：关元透曲骨、维胞、足三里、三阴交、阴陵泉、子宫透归来、百会。

第二组：子宫、昆仑、八髎（交叉取二穴）。

小儿腹泻

取穴：天枢、中脘、三里、止泻，重者针长强。呕吐配地仓、隐白。发烧配曲池、大椎、鱼际。

痛　经

取穴：子宫、上、中髎、中极、归来、三阴交、阴陵泉。

癫　痫

取穴：大椎、长强、风池、百会、脊中、涌泉、人中。

美尼尔氏病、癔病

主穴：耳门、透听宫、听会。

方法：取穴在耳珠上切迹，嘱病人张口取穴，以2.5寸呈45度角刺入耳门透入听宫听会，用捻转强刺激，留针10分钟，起针后症状随即缓解。

1949

新　中　国
地方中草药
文　献　研　究
(1949—1979年)

1979

疗效：美尼尔氏病8例，癔病25例，均在1—5次达到基本治愈。

备注：病例Ⅰ：南××，男，46岁，京剧演员，旋转性眩晕耳鸣三月，伴有呕吐恶心，站立不稳，诊断为美尼尔氏病。经内服镇静药治疗无效。针刺耳门透听宫听会，症状随即缓解。门诊随访已恢复正常工作。

病例Ⅱ：刘××，男，16岁，学生，摇头40天。因木棍击中头部受惊为发病诱因，开始头颤动，忧郁善惊，发展为妨害饮食，诊断为癔病。经服镇静药无效，用针刺耳门透听宫听会后，摇头症状完全消失，随访已告痊愈。

三 叉 神 经 痛

主穴：太阳、睛明、风池。

配穴：合谷、大迎。

方法：以新针疗法，用强刺激针刺各主穴，深度为2.5寸，留针10分钟。

备注：病例：宋××，女，55岁，突感发烧，继后右下颌部，电烙样疼痛已半月。每次发作数秒或1分钟，疼痛发作时，常以手掩面颊部，服镇痛药无效。经口腔科会诊，确诊为三叉神经痛。经针刺太阳、睛明、风池，强刺激，留针10分钟，配穴合谷、大迎，疼痛随着缓解。在复诊时仅感口唇麻木。经治疗4次，而告痊愈。

针刺、七星针、闪火多罐综合疗法

适应症：软组织周围炎、面神经麻痹。

—188—

操作方法：以新针疗法，根据不同疾病，选定穴位进针，达到一定的刺激，起针后，随着用七星针叩打，使皮下组织出血，然后用闪火多罐，拔于七星针叩打出血处。拔火罐多少，决定于患者疼痛范围，务使肌组织涨力增高，局部充血，血液循环改善。

注意事项：针刺取穴要准，闪火多罐疗法，须熟练操作，使火罐吸力大，留针10分钟。

疗效：软组织周围炎20例，面神经麻痹12例，均在3—10次后治愈或基本治愈。

备注：病例Ⅰ陈××，女，49岁，患左肩关节周围炎三月，疼痛逐渐加重，不能举臂及外展，牵引头痛，影响梳头，经内服镇痛药及针刺无效。经针刺左风池、举臂、曲池、合谷，随着用七星针叩打肩关节周围，使皮下组织出血，然后在肩关节周围拔九个火罐，经用此法，治疗5次，而告痊愈。

病例Ⅱ张××，女，34岁，患右面神经麻痹。清晨漱口，发现右面颊动作障碍，病侧面部表情丧失，前额无皱纹，眼裂扩大，鼻唇沟平坦，不能闭眼、作鼓气等动作，经服药针刺无效。经针刺阳白、四白、地仓、颊车、合谷、中渚及七星针叩打，在病侧面部拔了6个火罐，局部充血，经治疗三次而告痊愈。

1949

新　中　国
地方中草药
文　献　研　究
(1949—1979年)

1979

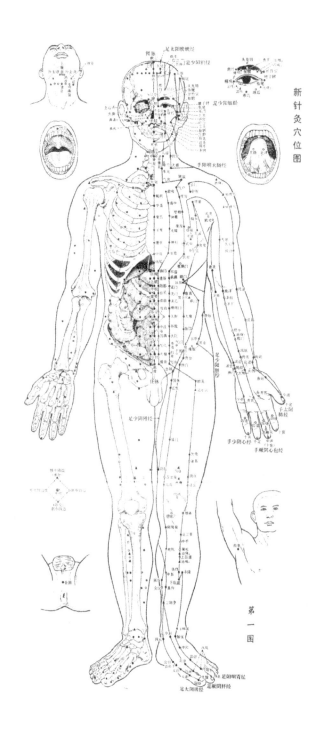

新针灸穴位图

第一图

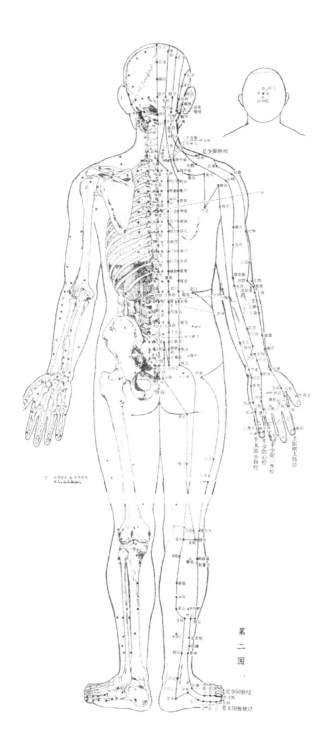

第二图

1949

新 中 国
地方中草药
文 献 研 究
(1949—1979年)

1979

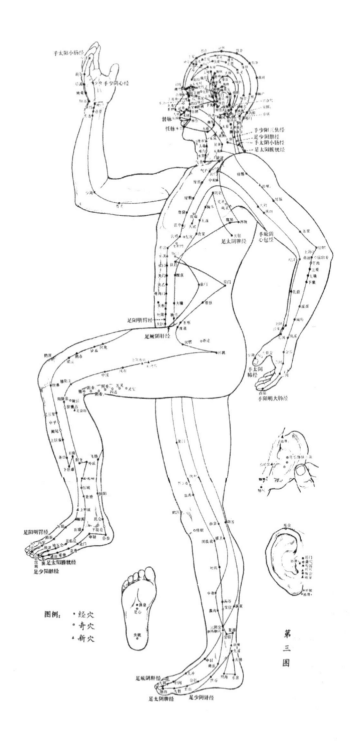

第三图